国家内镜诊疗技术临床应用规范化培训系列教材

儿科消化内镜诊疗技术

国家卫生和计划生育委员会医政医管局　指导
国家卫生计生委人才交流服务中心　组织编写

人民卫生出版社

图书在版编目（CIP）数据

儿科消化内镜诊疗技术 / 国家卫生计生委人才交流服务
中心组织编写 . —北京：人民卫生出版社，2016
国家内镜诊疗技术临床应用规范化培训系列教材
ISBN 978-7-117-23875-5

Ⅰ. ①儿…　Ⅱ. ①国…　Ⅲ. ①小儿疾病 - 消化系统疾病 -
内窥镜检 - 技术培训 - 教材　Ⅳ. ①R725.704

中国版本图书馆 CIP 数据核字（2017）第 008341 号

| 人卫智网 | www.ipmph.com | 医学教育、学术、考试、健康，购书智慧智能综合服务平台 |
| 人卫官网 | www.pmph.com | 人卫官方资讯发布平台 |

国家内镜诊疗技术临床应用规范化培训系列教材
儿科消化内镜诊疗技术

组织编写：国家卫生计生委人才交流服务中心
出版发行：人民卫生出版社（中继线 010-59780011）
地　　址：北京市朝阳区潘家园南里 19 号
邮　　编：100021
E - mail：pmph @ pmph.com
购书热线：010-59787592　010-59787584　010-65264830
印　　刷：北京人卫印刷厂
经　　销：新华书店
开　　本：850×1168　1/16　　印张：19
字　　数：562 千字
版　　次：2017 年 7 月第 1 版　2017 年 7 月第 1 版第 1 次印刷
标准书号：ISBN 978-7-117-23875-5/R·23876
定　　价：178.00 元

国家内镜诊疗技术临床应用规范化培训系列教材编委会

3

《儿科消化内镜诊疗技术》编委会

顾　　问　董永绥

主　　编　许春娣

副 主 编　龚四堂　陈　洁　王宝西　黄　瑛

编写委员　(按姓氏笔画排序)

万盛华　江西省儿童医院

王宝西　第四军医大学唐都医院

王朝霞　吉林大学第一医院

朱　莉　贵州省贵阳市儿童医院

许春娣　上海交通大学医学院附属瑞金医院

孙　梅　中国医科大学附属盛京医院

李　玫　南京医科大学附属南京儿童医院

李小芹　郑州市儿童医院

李在玲　北京大学第三医院

肖　园　上海交通大学医学院附属瑞金医院

张　琳　河北医科大学第三医院

张艳玲　首都儿科研究所附属儿童医院

陈　洁　浙江大学医学院附属儿童医院

徐俊杰　山东大学齐鲁儿童医院

徐晓华　天津市儿童医院

徐樨巍　首都医科大学附属北京儿童医院

黄　瑛　复旦大学附属儿科医院

黄开宇　温州医科大学附属第二医院

黄永坤　昆明医科大学第一附属医院

黄志华　华中科技大学同济医学院附属同济医院

龚四堂　广州市妇女儿童医疗中心

董永绥　华中科技大学同济医学院附属同济医院

蒋丽蓉　上海交通大学医学院附属上海儿童医学中心

游洁玉　湖南省儿童医院

谢晓丽　成都市妇女儿童中心医院

秘　　书　张　晖　国家卫生计生委人才交流服务中心

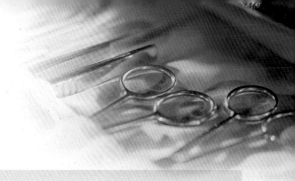

主 编 简 介

许春娣,主任医师,教授,博士生导师,儿科消化专业学术带头人,中华医学会消化内镜分会儿科组组长,中国妇幼保健学会儿科消化内镜微创学组主任委员,兼任国家卫生计生委儿科内镜专家组副组长,上海交通大学医学院附属瑞金医院儿内科主任。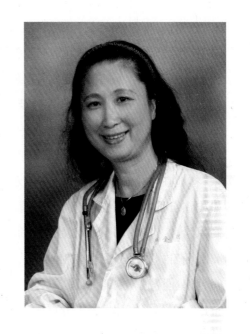

许春娣教授被誉为我国儿科消化内镜创始的先驱者之一。20世纪80年代末,在国内率先开展了小儿的消化内镜诊疗技术,在临床工作中,结合儿童解剖及疾病特点,对多项儿童胃肠病的内镜下微创治疗关键技术进行优化与改进;同时也把自己积累的儿科消化内镜的诊疗技术,通过学习班,手术演示,论文交流和学术研讨的形式传播给全国的儿科医生,对推动中国儿科消化内镜学科的发展做出了重要的贡献。

许春娣教授从事儿科消化临床工作30余年,发表学术论文160余篇,SCI收录文章20篇。主编《儿科消化病临床新技术》等著作4部,参编《儿科学》等国家规划教材2部。主持或指导学生参与国家自然科学基金、国家卫生计生委科研基金、上海市科委项目等8项;获得第九届宋庆龄儿科医学奖、华夏医学科技二等奖,上海市科学技术进步三等奖,上海医学科技三等奖,原卫生部吴阶平医学杨森药学研究三等奖和上海医学科技(成果推广)奖等10项。

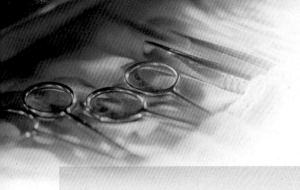

序

  一直以来在临床诊疗领域存在三大重点问题：出血、疼痛、感染。随着诊疗技术和医学材料的发展，这些问题都陆续得到了很好地控制和解决，特别是以内镜为代表的微创诊疗技术的出现，有效地缓解了出血、疼痛和感染问题，为患者提供了微创、安全、有效的治疗手段。自20世纪改革开放以来，随着我国经济发展水平不断提高，内镜诊疗技术传入我国并得到了快速发展，现已成为我国医疗机构众多临床专业日常诊疗工作中不可或缺的重要技术手段，为保障人民群众身体健康和生命安全发挥了重要作用。

  内镜诊疗技术涉及临床诸多专业领域，部分技术专业性很强，操作复杂，风险高、难度大。长期以来，各地在内镜诊疗技术临床应用水平、内镜医师培养等方面参差不齐，发展十分不平衡。有的医疗机构在自身条件和技术能力尚不满足的情况下，盲目开展新技术和复杂技术，忽视了技术的复杂性和高风险性，对患者的身体健康和生命安全带来隐患。

  随着深化医药卫生体制改革工作不断深入，基本医疗保障制度不断健全，人民群众看病就医需求得到快速释放。内镜诊疗技术作为适宜医疗技术，城乡需求都比较大，应当在规范管理的前提下进行推广。国家卫生计生委十分重视以内镜技术为代表的微创诊疗技术管理工作，先后下发了《内镜诊疗技术临床应用管理暂行规定》以及普通外科、泌尿外科、妇科等10个专业13类内镜诊疗技术管理规范，初步建立起我国内镜诊疗技术临床应用准入管理制度。今后一段时期，要继续完善内镜技术临床应用管理机制，加强内镜诊疗技术质量管理与控制，健全医师内镜技术规范化培训体系，进一步推广适宜的内镜诊疗技术，促进学科持续、科学发展。

  为做好内镜技术规范化培训工作，国家卫生计生委医政医管局委托卫计委人才交流服务中心组织专家，在借鉴西方发达国家内镜诊疗技术临床应用管理经验的基础上，结合我国实际，历时两年，攻坚克难，数易其稿，完成了内镜诊疗医师规范化培训系列教材编写工作。该教材凝聚了全国知名专家的智慧和心血，重点对四级内镜诊疗技术进行了详尽讲解，供医务人员在内镜诊疗技术临床管理和实践中使用。在此，谨向本书的出版表示热烈地祝贺，并向付出艰苦、细致、创造性劳动的各位医学专家和相关工作人员表示衷心地感谢！

  小镜子里有大学问，微"镜界"里要有大视野。希望各位临床工作者能够从中受益，不断提高我国内镜诊疗技术临床应用水平，满足人民群众日益增长的医疗服务需求。

国家卫生和计划生育委员会医政医管局

2016年1月

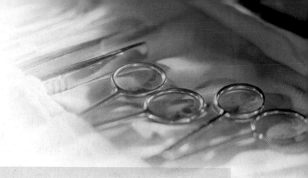

前　言

　　消化内镜作为一门先进的医疗诊断手段在儿科已有较广泛的应用，临床机构开展小儿胃镜、结肠镜检查已经比较普遍，一些技术实力雄厚的机构也逐渐在儿科临床中开展了双气囊小肠镜、超声内镜和逆行性胰胆管造影等需要更复杂和更高难度技术的内镜诊治项目。随着各类内镜诊疗在儿科的普及，消化内镜已经不再是一项单纯的技术，而是成为有理论、有技术、有诊断、有治疗的一门新兴学科，即儿科消化内镜学。由于儿童与成人在年龄、解剖结构、病种等方面存在明显差异，故儿科消化内镜有其自身的特点。因此，各医院急需培养出一批专职的儿科消化内镜医生以满足儿科临床的需要。在我国儿科消化内镜医生的教育和培训起步之初，编写一本儿科消化内镜教材，不仅使儿科消化医生掌握相关技术操作规范有章可循，又使得医疗安全得以保证，患儿利益得到保护，实在是儿科消化界的幸事。

　　回顾中国儿科消化内镜的发展，我们应该清醒地认识到，尽管在消化内镜的新器械及新技术的应用上，我国与国际儿科消化专业的差距不是很大，但是消化内镜规范化的诊断与治疗水平还是有较大的差距。到目前为止，我国儿科消化内镜培训基地的设立还在起步阶段，缺乏儿科消化内镜专科医生的正规化培训，也无系统的儿科内镜诊治适应证、禁忌证，以及并发症预防和术后处理等措施。

　　内镜技术是一门专业性很强、要求很高、在人体腔内进行诊疗工作的学科。儿科消化内镜医生还需要同时掌握医学、影像学等多学科知识。因此，要求从业医生具备很高的专业素质。对于儿科内镜医生的培养，必须通过专科教育及继续教育来完成。而建立消化内镜中心培训基地是我们首先要做的工作。

　　在国家卫生计生委的指导下，邀请了国内该领域有专长的儿科中青年专家和学者执笔撰写了消化内镜规范化培训教材，即《儿科消化内镜诊疗技术》一书。本书系统、全面地阐述了内镜在消化疾病各个领域中的应用和新进展。全文分为消化内镜基础篇、内镜检查篇和内镜下介入治疗篇，共计三十九章。在基础篇除了介绍消化内镜的基本原理、结构知识外，还提出了儿童内镜的麻醉监护、内镜消毒及质控要求等。在内镜检查篇重点结合儿童消化道解剖特点，阐述了小儿的胃、肠镜、ERCP等操作技巧，以及消化道病变的内镜下表现和诊断。在治疗篇主要介绍了儿科目前已开展的各种介入治疗项目，如取消化道异物术、息肉摘除术、消化道支架置入术、胰胆道介入治疗等。为使广大读者易于理解，本书中还配有操作示意图和各种儿童消化道病变的彩图及说明。

　　另外，在本书中还对每项内镜操作的适应证、禁忌证、术前准备、注意事项和并发症等也做了详解。内容全面，条理清晰，对于规范儿科消化内镜操作，保障医疗安全，提高诊断治疗水平有重要指导作用。所以，本书对有经验的儿科内镜医师是一本有实用价值的参考书，对经验尚少的内镜工作者是一本系统的教科书，也是内镜培训的良好教材。

　　由于每个专家的编写方式不尽相同，水平局限，本书中一定存在许多不足之处，恳请广大读者提出批评与指正。另外，非常感谢所有为本书出版作出贡献的人员。

2017 年 6 月

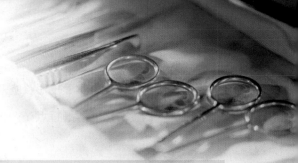

目　录

第一篇　消化内镜基础

第一篇

消化内镜基础

第一章
儿科消化内镜发展史

自 1805 年德国的 Bozzini 提出内镜（endoscope）的设想以来，已经过了 200 多年。内镜的技术更新经历了由硬式内镜、纤维内镜到目前电子内镜的三大阶段。并与超声、染色、放大等技术相结合，使内镜在消化系统疾病诊治中越来越显示出其特定的优势。内镜技术曾被誉为是医学史上的一次革命，具有划时代的意义。内镜的临床应用已从单纯的诊断走向诊断与治疗相结合。近年来国内外儿科消化内镜的诊断和治疗有了长足的发展，将迎来儿科消化内镜新时代的来到。

1932 年，Wolf 和 Schindler 共同研制成功半可曲式胃镜，能观察到大部分胃黏膜，为胃镜的发展奠定了基础。1957 年，美国 Hirscho Witz 研制成了第一台纤维胃镜，利用冷光源和光导纤维进行传像。1984 年 Olympus 公司推出大钳孔全防水内镜系统，标志着纤维内镜的发展趋于成熟。1983 年美国 Welch Allyn 公司首先研制出电子内镜，通过 CCD 经光敏集成电路摄像系统，将图像清晰显示在监视器上并可通过视频处理系统对图像储存、编辑和传输，使内镜的应用进入全新时代。近年来随着新一代内镜诊断技术的陆续涌现，提出了生物内镜（bioendoscopy）和光学活检的概念，前者指除常规内镜做出形态学诊断外，新的内镜技术可在分子水平做出诊断；后者指通过内镜能得到与组织学活检相似的结果。

自 20 世纪 80 年代末消化内镜开始运用于儿科以来，其作为一门先进的医疗诊断手段在儿科已有较广泛的应用，许多医疗机构相继开展了小儿胃镜、结肠镜检查和各种内镜治疗项目。近年来随着双气囊小肠镜、超声内镜、胶囊内镜及内镜下逆行胰胆管造影（ERCP）在儿科的普及，消化内镜已经不再作为一项单纯的技术，而是成为有理论、有技术、有诊断、有治疗的一门新兴学科，即儿科消化内镜学。

1984 年国内首先报告了纤维内镜在儿科中的临床应用。此后，该项检查在全国各地普遍展开。在中华儿科杂志编委会的主办下，我国首届小儿消化内镜临床应用学术会议于 1996 年 5 月在上海瑞金医院举行，此次会议对普及儿童内镜在儿科临床应用，提高儿科消化道疾病的诊治水平有积极地促进作用。该会议做了五个专题的报告，有十篇论文在大会中进行了交流。随后，1999 年 7 月，由中华儿科杂志编委会和中华医学会儿科学分会感染消化学组在昆明举办了第二届儿科消化内镜会议，会议收录了 173 篇论文，进行了 7 个专题的讲座和 20 篇论著的大会发言，有力地推动了中国儿科消化内镜的进一步发展。

目前国内儿科内镜发展水平不平衡，东部沿海大城市，如上海、杭州、广州等地水平接近或与国外一致，部分项目甚至处于国际领先水平，如瑞金医院许春娣教授率先在国际杂志上报道了双气囊小肠镜在儿科中的应用，在国内外引起了极大的反响。然而，一些中西部地区比较落后，仅少数几家医院能开展胃镜和（或）结肠镜检查，内镜治疗项目更少。一些基层医生对儿科内镜适应证的认识也较少，或存在一些误区。在内镜开展过程中存在一些迫切需要解决的问题。因此，我们应建立儿科消化内镜的培训基地，实施儿童内镜的规范化管理。

（黄志华）

第二章
电子内镜的原理与构造

一、电子内镜的发展简史和特点

1930年Schindler和Wolf合作制成了部分可弯曲的胃镜,并应用于临床,称硬式胃镜。镜硬弯曲度小,受检者较痛苦,且检查有盲区。1957年Hirchowitz研制成光导纤维胃镜,被称为胃镜的革命,推动了胃肠病学的发展。30年来,纤维内镜不断改进,显示了极好的性能。随着科学技术的发展,1983年美国Welch Allyn公司首先向市场推出电子内镜(video endoscope,electronic endoscope),包括胃和肠镜,随即日本富士(Fujinon)公司、奥林巴斯(Olympus)公司和东芝-盯田(Toshiba-Machida)公司也研制成电子内镜,成为第三代内镜。内镜经历了从硬性光学内镜到光导纤维内镜再到电子视频内镜的过程。20世纪80年代开始,国外运用超小型电荷耦合器件技术制造电子视频内镜产品,中国是在20世纪90年代初应用该技术制作电子视频工业内镜。

电子内镜的内镜部分与纤维内镜形状相似,但它无光导纤维,而是微电子摄像系统。与纤维内镜不同的是,电子内镜远端安装有一个微型图像传感器或电荷耦合器件或光电耦合元件(charge coupled device,CCD),能捕捉内镜下图像使之变为电子信号,并将其显示在监视器屏幕上。由于电子内镜的图像非常清晰,色彩逼真,且可以供多人共同观察、会诊,又可以同步录像及图像采集存储,所以深受内镜工作者的欢迎,并已逐步取代纤维内镜。消化电子内镜系列包括上消化道和下消化道内镜,前者观察食管、胃及十二指肠,后者观察小肠、大肠。

电子内镜与纤维内镜相比有以下优点。

1. 图像清晰,色泽逼真,分辨率高,电子内镜图像经过特殊处理,将图像放大,对小病灶的观察尤为适合。

2. 具有录像、储存功能,能将病变储存起来,便于查看及连续对照观察。

3. 快速照相,减少内镜检查时间。

4. 避免了光导纤维易于折断、导光亮度易于衰减、图像放大易于失真等缺点。

5. 一人操作,多人可以同时观看。便于疾病诊断、会诊、教学。

二、电子内镜的主要构造

电子内镜主要由内镜(endoscopy)、视频系统信息中心(video information system center)和电视监视器(television monitor)三个主要部分组成(图2-1)。

电子内镜的成像主要依赖于镜身前端装备的CCD,CCD就像一台微型摄像机将图像经过图像处理器处理后,显示在电视监视器的屏幕上。电子内镜的构成除了内镜、视频信息系统中心和电视监视器三个主要部分外,还配备一些辅助装置,如键盘、录像机、照相机、吸引器及用来输入各种信息的键盘和诊断治疗所用的各种处置器具等。

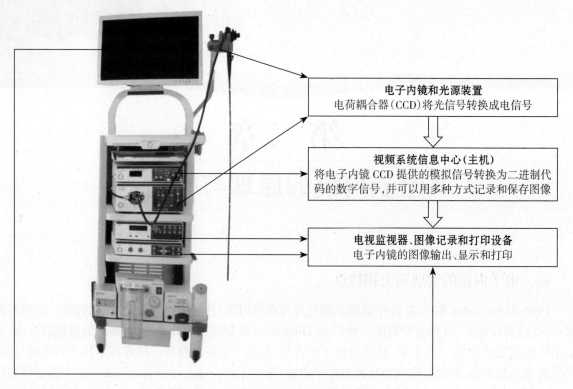

图 2-1 电子内镜结构和原理示意图

CCD 是一种用电荷量来表示不同状态的动态移位寄存器。是一种半导体装置,用来实现存储和传递电荷信息的固态电子器件,能够把光学影像转化为数字信号。主要应用于固态成像、信号处理和大容量存储器三个方面。它在遥感、雷达、通信、电子计算机、电视摄像等领域也具有重要应用。CCD上植入的微小光敏物质称像素(pixel)。一块 CCD 上包含的像素数越多,其提供的画面分辨率也就越高。

(一) 电子内镜

电子内镜系统中,电子内镜的结构较复杂,但其外部结构的名称和纤维内镜基本相同。不同的地方在于:① CCD 及其传导电缆线代替了导像束;②没有操作部的目镜,增加了一些遥控按钮,这些遥控按钮用于固定图像、打印图片、测光调节等;③光源接入部体积更大,内部装有电接口及内镜信息芯片等。

1. 操作部的结构及功能,包括活检阀、吸引钮、注气注水钮、角度钮及角度固定钮。操作部有若干个遥控开关和图像处理中心联系,每个控制开关的功能在图像处理中心选择。

2. 先端部包括 CCD、钳道管开口、送气送水喷嘴及导光窗。

3. 插入部包括两束导光纤维、两束视频信号线的 CCD 电缆、送气管、注水管、角度钮钢丝和活检管道。这些管道和导索的外面包以金属网样外衣,金属外衣的外层再加上一层聚酯外衣。

4. 弯曲部转动角度钮弯曲部可向上、下、左、右方向弯曲,最大角度可达上 180°~210°,下 180°,左 160°,右 160°。

5. 电子处理部包括导光纤维束和视频信号线,视频信号线与电子内镜先端部的 CCD 相连,并与导光纤维一起经插入部及操作部,由电子内镜电缆和光源及图像处理中心耦合。另外,送气、注水管也包括在内。

6. 连接部和纤维内镜不同,电子内镜连接部除有光源插头、水瓶接口外,还有视频接头。

7. 送气送水系统及吸引活检与纤维内镜相同,电子内镜光源内亦装有电磁气泵,与送气、送水管道相通,内镜和光源接头处有吸引嘴和负压吸引器相接。

与纤维内镜一样,因为电子内镜的插入管长度、直径、先端部等结构不同,所以就构成了能够在不同部位使用的内镜,如电子胃镜的长度为 1m 左右,外径通常小于 10mm;电子结肠镜则需要 1.33m 以上,外径通常在 13mm 左右,而电子小肠镜可以达到 2m。

(二) 影像处理中心或视频系统信息中心

影像处理中心是将 CCD 接收的信号进行处理的设备,成像原理不同的内镜影像处理中心也不同,不能互换连接和使用,在使用电子内镜时需要注意内镜和影像处理中心的匹配性,否则容易造成不必要的误操作。影像处理中心的内部结构及功能类似于日常使用的摄像机,许多操作时常用的功能,如测光模式、快门速度等均属于摄像机的范畴。目前,在医学领域里越来越注重影像的数字化处理和传输,医院经常需要将内镜的图像进行更有效地分析及保存,甚至在医院内进行远程传输,因此,对影像处理中心的数字化要求更加严格。下面是几种常见的影像处理中心。

1. CV-260

(1) 成像方式:RGB 顺次成像。

(2) 图像输出方式:HDTV YPbPr 输出,RGB 输出等。

(3) 内置图像处理功能适应型 IHb(血红蛋白指数)色彩强调等。

2. CV-145

(1) 成像方式:同时成像。

(2) 图像输出方式:RGB 输出;BNC,Y/C 等。

(3) 内置图像处理功能轮廓强调,用于设定电子强调内镜图像中的轮廓。通过前面板上的 ENH 按键选择 3 档强调模式 1,2,3。用户预设功能可以设定,ENH 按钮是构造强调或轮廓强调。

3. CV-70

(1) 此主机与普通主机不太一样,采用了主机、光源一体化的设计,因此,使用此主机时不需再添加冷光源,内镜连接只需要一步操作即可。

(2) 成像方式:同时成像。

(3) 图像输出方式:RGB 输出;BNC,Y/C 等。

(4) 内置图像处理功能轮廓强调。

(三) 冷光源

冷光源是利用化学能、电能、生物能激发的光源(萤火虫、霓虹灯等),几乎不含红外线光谱的发光光源。具有十分优良的光源,变闪特性。物体发光时,它的温度并不比环境温度高,这种发光称冷发光,这类光源称冷光源。例如,现在比较流行的 LED 光源就是典型的冷光源。而传统的白炽灯和卤素灯光源则是典型的热光源。这种冷光源拥有无热、亮度高、色温与日光光谱一致,发光效率高,能耗低的优点。

冷光源内部需要关注的主要是灯泡和气泵。冷光源通常使用的灯泡为氙气灯泡和卤素灯泡,因这两种灯泡在制作时增加了吸收红外线的涂层,可以减少热量的产生,故被称为冷光源。氙气灯泡的色温接近太阳光,因此,图像的色彩更显逼真,但价格昂贵。卤素灯泡价格便宜,但灯光颜色偏黄,色温较低,图像稍差。黑白 CCD 内镜必须配备氙气灯泡的冷光源,因其需要更高亮度的光线;彩色 CCD 内镜则可以选择氙气或卤素冷光源,可根据医院的使用情况选择产品。气泵是完成内镜送水、送气的动力来源,在冷光源外部前面板都有气泵电源的开关,有些型号的气泵还提供了气泵大小的选择,如高档用于普通镜检,低档用于儿童或消化道异常时的检查。由于冷光源的灯泡发光时会有较高的热量,所以过往冷光源和影像处理中心大多是独立的,随着冷光源散热系统的不断完善,过热保护等技术的改进,许多一体化的主机应运而生。因此,主机光源是否分开设置已经不再是判别机器档次高低的标准。

(四) 监视器

监视器用于电子内镜的图像输出,它的好坏也直接影响到图像的质量。以往许多医院在选择监视器时都偏重于分辨率的高低,其实颜色的还原性更为重要,目前许多医院已经开始选择液晶监视器,而 CRT 监视器的色彩普遍比液晶监视器要好。另外,监视器在出厂时已经做了基准的调整,对电子内镜系统进行颜色的调整时,尽量不要调节监视器,而以影像处理中心的调节为主,以减少不必要的误操作。

(五)图像记录设备

消化内镜已能将内镜下所见的图像通过照相机、录像机、电子计算机等把静止和动态的图像记录下来,图像还可以经计算机处理后储存和打印出来,这对进一步研究病变表现、会诊和教学都有很重要的作用。

三、电子内镜的成像原理

电子内镜工作原理是通过物镜成像传至 CCD 靶面上,然后 CCD 再把光像转变成电子信号,把数据转送至视频内镜控制组,再由该控制组把影像输出至监视器或计算机上,这样经过图像处理器便可"重建"高清晰度的、色彩逼真的图像。

(一)电子内镜的成像

电子内镜的成像原理是电子内镜的氙灯产生白光并透过以 20~30r/s 速度旋转的红/绿/蓝(RCB)三原色滤光片照射到被摄物体上,即通过利用电视信息中心装备的光源所发出的光,经内镜内的导光纤维将光导入受检体腔内,CCD 图像传感器接受到体腔内黏膜面反射来的光,将此光转换成电信号,通过导线将信号输送到电视信息中心,再经过电视信息中心将这些电信号贮存和处理,最后传输到电视监视器中,并在屏幕上显示出受检腔器的彩色黏膜图像。电子内镜的成像过程如下。

1. 信号采集部分(照亮主体的光源) 内镜镜头是用来进入身体内部进行观察的,可以简单认为是图形采集部分,一般内镜镜头的视场、观察角度、方向等都可以调节。电子内镜不是通过光学镜头或光导纤维传导图像,而是通过装在内镜先端被称为"微型摄像机"的光电耦合元件 CCD 将光能转变为电能,再经过图像处理器"重建"高清晰度的、色彩逼真的图像并显示在监视器屏幕上。电子内镜的主要结构由 CCD 耦合腔镜、腔内冷光照明系统、视频处理系统和显示打印系统等部分组成。CCD 耦合腔镜将 CCD 耦合器件置于腔镜先端,直接对腔内组织或部位进行直接摄像,经电缆传输信号到图像中心。

2. 信号传输处理部分(引导光照的管道) 内镜中端部分是图形信号传输处理部分,无论是哪种内镜,都需要把内镜镜头所采集的图像信号传输到图像显示部分,因此,内镜前端的"微型摄像头"所观察到的图像信号需要经过一定的技术手段才能高清晰度地显示在显示屏上。电子内镜工作原理是冷光源对所检查或手术部位照明后,物镜将被测物体成像在 CCD 光敏面上,CCD 将光信号转换成电信号,由电缆传输至视频处理器,经处理还原后显示在监视器上。电子内镜图像质量的好坏主要取决于 CCD 的性能,其次还有驱动电路和后处理系统的技术指标,包括分辨率、灵敏度、信躁、光谱响应、暗电流、动态范围和图像滞后等。这些要看内镜的具体光电性能。

3. 信号处理显示部分(采集从主体反射的光的镜头或光纤系统) 现在的内镜都采用视频处理器及显示打印系统,视频处理器的作用是将电子内镜 CCD 提供的模拟信号转换为二进制代码的数字信号,并可以用多种方式记录和保存图像,此系统与计算机相连可以记录临床资料和诊断记录。

(二)电子内镜的图像质量

图像质量的好坏直接影响着内镜的使用效果,也标志着内镜技术的发展水平。电子内镜不是通过光学镜头或光导纤维传导图像,而是通过装在内镜先端被称为"微型摄像机"的光电耦合元件 CCD将光能转变为电能,再经过图像处理器"重建"高清晰度的、色彩逼真的图像。

图像质量是电子内镜的本质和最重要的性能指标,也是用电子技术对图像进行合成再处理的技术基础,图像质量可以从清晰度、色彩还原性等几个方面来评价。

光电耦合元件(CCD)是决定电子内镜图像质量的核心部件,它如同电子内镜的心脏,其基本构造是采用高精度的光刻技术在对敏感的半导体硅片上分割出数十万个栅格,每一个栅格代表一个成像元素,像素数越多,图像的分辨率越高,画面越清晰。CCD只能感受光信号的强弱,电子内镜的彩色还原是通过在CCD的摄像光路中添加彩色滤光片,并对彩色视频信号进行处理后获得的。

电子内镜冷光源对所检查部位或手术部位照明后,物镜将被测物体成像在CCD光敏面上,CCD将光信号转换成电信号,由电缆传输至视频处理器,经处理还原后显示在监视器上。

CCD光敏面由规律排列的二极管组成,每一个二极管称一个像素(picture element),像素的多寡决定像质的优劣。目前的制作工艺普遍可达到30万~41万像素。电子内镜靶面和有效尺寸为Fi(外径)=2mm左右,而且CCD输出信号的一级放大电路也要包含在2mm的圆柱体积内。

(三) 视频处理器

视频处理器的作用是将电子内镜CCD提供的模拟信号转换为二进制代码的数字信号,并可用多种方式记录和保存图像。

(四) 电子视频内镜构造原理

1. 按照结构分类　一类电子视频内镜CCD在探头前部,视频处理在探头后部,它的优点是探头直径可以很小,但缺点是长度会受到限制。另一类是CCD和视频处理都在探头前面,它的优点是线缆的长度不受限制,可以按照客户要求定制,但缺点是探头头部直径过大,影响探头进入部件的有效工作范围。

2. 按照照明方式分类　一类电子视频内镜采用LED发光管照明,传输电信号,它的优点是线缆的长度不受限制,但发光亮度受限。另一类采用光纤照明,光源在控制箱内,它的优点是发光亮度高,但缺点是长度受限,易损易断。

3. 按照视角方式分类　探头可分为前视和侧视两种。①前视式:观察窗位于探头前方,视场角150°,调节CCD位移,实现电动调焦,可以观察前方有无异物或缺陷。②侧视式:观察窗位于探头筒壁侧面,视场角360°,利用悬挂动圈方式实现电磁调焦,通过微型马达及滑环结构实现无角度限制任意旋转,可以观察内壁有无缺陷。它们的优点是长度不受限制,但缺点是探头直径过大。

另外,还有一种采用钢丝牵引方式,在头部加装四根钢丝控制方向。它的优点是头部可以随意摆动,以扩大观察区域,消除盲区。但是它的长度会受到限制,而且容易折断。

电子视频窥镜技术水平代表了内镜类最先进的水平。它不但具备硬镜和纤维内镜的技术性能,而且增加了计算机应用技术,可供多人同时观察和分析清晰的图像,从而避免了由于个人知识和经验的不足而发生的漏检、误检、误判等弊端。电子工业内镜选用的CCD图像元素28万~43万个,它的分辨率高、图像清晰、色彩逼真、被检部位形状准确。另外,工业电子管道内镜还具有有效探测距离长、操纵灵活等优点。加入计算机图像处理系统后,还可对图像进行抓拍、录像、存储处理,可以方便地对资料进行存档和调阅。

四、电子内镜的常见故障原因分析

1. 外包聚乙烯胶管老化问题　这主要由几方面因素决定,如环境、温度、湿度、操作使用等,这几项一般容易控制,容易忽略的是消毒液的浓度、温度、浸泡时间,对外包聚乙烯胶管影响很大。因此,在清洗、消毒过程中对外包聚乙烯胶管进行护理和保养尤为重要,要按清洗、消毒规则处理,同时参照Olympus公司清洗、消毒提议和注意事项。

2. 打气、打水通道阻塞　Olympus电子胃镜出气、出水通道设计成"Y"形,出气、出水管道经过胃镜操作部"送气、送水"按钮共用一个通道,由喷嘴喷出,喷嘴呈扁平状,口径只有几毫米,极易被黏液、胃黏膜中的蛋白质凝固物所阻塞,一旦梗阻极难疏通。虽然可用酶类消毒剂浸泡,及时分解凝固的蛋白质,再用Olympus公司配置的全管道灌流器冲洗,疏通一般的阻塞问题,但是如果严重阻塞,只能由公司方维修才能解决,切不可用针类器具自行疏通,会很容易造成漏气、漏水,轻则引起内部器件锈蚀,重则摄像CCD受到损害,使电子胃镜不能正常工作。

3. 镜身过软,操作部、弯曲部失灵　这些现象可能与环境温度、湿度等情况有一定关系,有时冷光源散热不畅,操作时间过长也是影响因素之一。操作部与弯曲部失灵,可能是某一方位(或多方位)的角度钢丝脱落或者拉长,这可能与操作手法有一定的关系,应尽量避免角度调节时动作过猛、用力过大、强行转动,以致鼓轮挤压和摩擦角度钢丝绳,造成拉长及断丝或者端头脱出等故障。

4. 镜面模糊,导光束断裂　在冬季使用时,容易发生此类现象,主要因环境温度与人体温度短时反差过大所致,使用前应用温湿纱布反复擦洗镜身或用温水浸泡(最好是在空调环境下)。另外,擦镜面时应用专业擦镜布(麂皮),不可用其他(如纱布)材料代替。导光束断裂的原因:①镜身过软,昼夜温差过大;②软管部分折绕直径太小(小于12cm);③电子胃镜导光接头从冷光源拔下时,触摸或触及温差大的物体。因此,电子胃镜不用时最好放入专用恒温消毒柜内或24小时不间断开启空调的环境中。

五、电子内镜的发展与应用

电子内镜系统是由影像处理中心(主机)、冷光源、监视器加上各种用途的内镜构成的一整套内镜平台,这个平台的每一部分性能都决定着整体性能的高低。目前常见的内镜系统平台有:EVIS-LUCERA电子内镜系统、EVIS-EXERA电子内镜系统、V70电子内镜系统、4400电子内镜系统、2200电子内镜系统、99电子内镜系统。其中档次最高的LUCERA系列采用的是顺次成像技术,而且采用了HDTV高清晰图像处理技术,是目前性能非常强大的内镜系统平台,常称之为260系列。EVIS-EXERA电子内镜系统(通常称160)和V70电子内镜系统(通常称V70)则是采用同时成像技术的代表系统。富士能公司的4400、2200、99系统均采用同时方式的成像原理,最高档次的4400系统同样具备HDTV的图像处理技术,同时还可以连接超级CCD的内镜。

目前消化内镜已发展成一套完整的体系,按其发展及成像构造分类,可大体分为三大类:硬式内镜、纤维内镜和电子内镜。近年随着CCD技术的进步,电子内镜也不断改进,出现了高分辨电子内镜、双气囊内镜、放大电子内镜、经鼻内镜、红外线电子内镜、电子染色内镜、激光共聚焦电子内镜和超声内镜等。纤维内镜技术在不断发展,现已能制成极细的内镜,如胆道子母镜、细径胰腺镜(直径3.1mm)、极细径胰管镜(直径0.45~0.8mm)。经口推进式及探条式小肠镜也有发展,随着光学技术的不断发展,内镜图像的放大效果也在不断进步,过去只能将内镜图像放大到30~40倍,很难对消化道黏膜细胞进行观察,而目前已有能够放大200倍的放大内镜,可以清晰地对黏膜腺管形状、细胞核的变异进行判断和分析,极大地提高了早期癌症的诊断率。比放大内镜放大倍率更高的是激光共聚焦内镜,其原理是通过激光共聚焦显微镜的原理,在内镜下对细胞进行模拟切片,可以放大1000倍,对细胞核的观察更确切。另外,国外已开展有关"智能内镜"和自我推进内镜方面的试验,将来必将会研制出遥控诊断仪器(即只需吞咽后检查)。另外,值得一提的是CT仿真内镜(virtual endoscopy,VE),这是将先进的计算机科学与现代医学影像学结合的一种无创性虚拟现实的检查手段。CTVE利用特殊的计算机软件将螺旋CT容积扫描获得的图像数据进行处理,重建出空腔器官的内表面立体图,从而达到内镜检查的效果。

1. 电子内镜窄带成像(narrow band imaging,NBI)　传统的电子内镜使用氙灯作为照明光,这种被称为"白光"的宽带照明光实际是由中心波长分别为600nm、540nm、415nm的红、绿、蓝三种光组成。白光照射组织后,大部分光波发生散射或被吸收,仅小部分光波发生反射,起到了成像的作用。光波波长越短,光的散射越少,黏膜显像越清晰。相反地,光波波长越长,光的穿透能力越强,在同样的组织中到达的黏膜层次越深,故普通氙灯(波长分布于400~700nm)的穿透深度从150nm到300nm不等。另外,光谱的吸收、反射还受到组织结构与血流的影响,如血液中主要的吸光物质血红蛋白对可见光的吸收峰位于415nm,同时对540nm的光谱也有较强吸收。因此,穿透深度为240nm的红色波段可以用于显示黏膜下血管网;绿色波段穿透深度达200nm,则能较好地显示中间层的血管;蓝色波段穿透深度较浅,仅为170nm,因此,对于黏膜表面的血管观察效果非常好,故而黏膜浅层的血管主要呈现为深棕色,较深层的则呈现出蓝绿色,这对显示血管丰富的病变部位(如炎症、恶性肿瘤)及评估病变深度极为重要。

普通电子内镜采用的是广谱滤光片,覆盖了可见光 400~800nm 波谱范围,与普通照明光类似,图像逼真清晰。但是不能提高毛细血管和皮下微血管的对比度。Olympus 公司的窄带成像技术(narrow-band imaging,NBI)、Fujinon 公司的智能电子分光比色技术(Fujinon intel-ligent chromoendoscopy,FICE)及 PENTAX 公司的 I-Scan 三项技术利用光波与组织相互作用时的物理特性进行特殊光学处理,从而实现"电子染色",力图达到 3 个主要目的。①提高图像清晰度;②突显消化道黏膜表层的微血管形态及细微黏膜结构的成像;③加强正常黏膜与病变黏膜之间的对比。进而提高内镜在消化道疾病诊断中的价值。

放大内镜在内镜前端安装了不同放大倍数的镜头,可使消化道病变细节放大 60~170 倍,接近显微镜的放大倍数。NBI 技术联合放大内镜对消化道黏膜微血管形态及腺管开口的观察更加清晰、直观,方便诊断疾病。

2. 自体荧光成像(auto fluorescence imaging,AFI) 短波长光(如紫外光、蓝光或紫光)照射在人体组织上,由于体内组织细胞内多种荧光基团的作用会产生自发荧光,并且消化道正常黏膜和病灶组织的自发荧光光谱有很大不同。AFI 系统采用波长为 395~475nm 的蓝光,结合波长为 540~560nm、600~620nm 的绿红窄带光作为激发光源。并在荧光内镜 CCD 前面安装了只允许波长 490~625nm 的光线通过的截止滤光片,这样就阻断了蓝光的通过。CCD 采集产生的自体荧光、绿反射光和红反射光并构建自体荧光图像。激发光照射到黏膜下层后会产生强荧光。荧光如果遇到发育异常的病灶(例如,浅表血管的异常聚集或黏膜增厚),会出现光线减少、荧光变弱的情况。AFI 系统会将这些细微变化转换成色彩信息,使正常黏膜和病灶之间的细微区别得以显现。

3. 共聚焦激光内镜 是将共聚焦激光显微镜整合于传统电子内镜之上,在内镜检查时可获取活体内表面及表面下结构的组织学图像,对黏膜做高分辨率的即时组织学诊断,并根据组织学诊断即时采取治疗措施或指导靶向活检,避免了重复的内镜检查和多次活检,极大地提高了早期消化道疾病的检出率。随着光学技术、电子技术及对比剂的进一步发展和完善,可以加深共聚焦激光内镜的扫描深度,使之不再局限在黏膜层,可对进展期肿瘤进行分级、分期,还可以在亚细胞水平上观察各种细胞器,重建生物三维结构及进行细胞间通信等功能研究。使共聚焦激光显微镜成为形态学、分子细胞生物学、病理学、功能学等领域中的新一代重要工具。

4. 超声内镜检查术 是指在内镜的先端装有高频超声探头,在内镜的直视下探头被送入胃肠腔内,直接对胃肠病变进行超声检查,或透过胃肠壁更贴近地对肝、胆、胰病变进行观察。其特点是分辨率高,不受肠气的干扰,是近年应用于消化系统疾病诊断的新技术。目前已出现了三维腔内超声、彩色多普勒内镜超声和超声引导下穿刺活检等新技术。

5. 胶囊内镜 是一项新的技术,涉及医学、光学和电子学等多科技术。胶囊内镜基本结构包括胶囊内镜、图像记录仪、图像处理工作站三部分。胶囊内镜的组成为:外壳 LED 光源、光学镜头、图像传感器、图像处理器、电池、射频模块。胶囊被吞服后,在人体消化道内借助胃肠道的蠕动移行,同时每秒钟拍摄 2 幅图像并向外发射传输信息,发射频率为 432MHZ,持续工作时间 8~10 个小时,前后共发射 4 万 ~6 万张图像。吞服 8~72 个小时后,胶囊会随粪便排出体外。胶囊内镜具有安全无创、操作简单、图像清晰稳定等优点,成为胃肠镜检查阴性而怀疑小肠疾病的首选检查方法,患者对胶囊内镜有良好的耐受性,值得临床推广使用。

(黄永坤)

参考文献

1. 韩玉山,王东学,刘令仪.整合内镜学——消化内镜基础.天津:天津科技翻译出版有限公司,2014:9-30.

2. 万学红,卢雪峰.诊断学.第8版.北京:人民卫生出版社,2013:555.

3. 钱之欣,占强.消化内镜特殊光学处理成像技术及其应用.医学综述,2010,16(18):2829-2832.

4. Jonathan Cohen.消化内镜:高清内镜和窄带成像综合图谱.黄志刚,译.北京:人民卫生出版社,2012:7-19.

5. 张平,董卫国,汤绍迁.电子内镜窄带成像与自体荧光成像系统的选型研究.医疗卫生装备,2011,32(1):101-104.

6. 吕庆友,官丽梅.医用内镜使用与维修技术.沈阳:辽宁科学技术出版社.2006:74-75.

7. 郭涛,钱家鸣,杨爱明,等.窄光谱成像(NBI)在消化内镜中的应用.中华消化内镜杂志,2007,24(3):234-236.

8. 宗晔,张澎田.窄带成像内镜在消化道疾病诊断中的应用.中华消化内镜杂志,2008,25(4):222-224.

9. 何琼,智发朝.双气囊小肠镜(DBE)和胶囊内镜(CE)对可疑小肠疾病诊断价值研究.广州:南方医科大学,2013.

10. 廖专,李兆中.消化道智能胶囊:从内镜到机器人.中华消化内镜杂志,2012,29(3):121-125.

第三章
超声内镜的原理和结构

一、定义与分类

内镜超声检查术（endoscopic ultrasonography，EUS）是指在内镜引导下，在消化道腔内对消化道及其周围脏器进行超声扫描的检查方法。目前 EUS 分为两类：一种是应用超声内镜（echoendoscope）进行检查，即将微型高频超声探头安置在内镜顶端，当内镜插入体腔后，通过内镜直接观察腔内的形态，同时又可进行实时超声扫描，以获得管道层次的组织学特征及周围邻近脏器的超声图像。另一种是应用微探头（miniature probe）进行检查，通过钳道将微探头插至消化道腔内，甚至胰胆管内来进行超声检查，特别适于微小病变的早期诊断。

因 EUS 插入探头接近病变，故缩短了声路而降低声衰减。同时采用高频技术，使图像分辨率增加，可以观察深层脏器的病变，并诊断黏膜表面隆起性病变，以及病变的浸润度和范围（图 3-1）。内镜超声检查术可在超声引导下实施深层脏器内病变部位的穿刺和治疗。

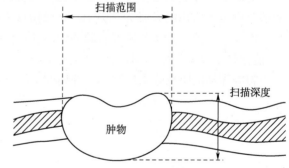

图 3-1　超声探查病变的浸润度及范围示意图

超声内镜的分类目前尚无统一标准，按超声探头扫描平面分为：纵轴超声内镜（longitudinal echoendoscope）和横轴超声内镜（transverse echoendoscope）。按探头运动方式分为：电子触发式；机械旋转式。按器械结构和原理分为：纤维超声内镜；电子超声内镜；多普勒超声内镜；三维立体超声内镜；经内镜的微超声探头等。按检查部位分为：超声食管镜；超声胃镜；超声十二指肠镜；超声肠镜；超声腹腔镜和超声直肠镜等。按内镜视野分为：直视超声内镜；侧视超声内镜和斜视超声内镜。

二、发展历史与新技术

1956 年，Wild 和 Reid 首次报道经直肠腔内超声诊断前列腺疾病，1957 年 Wild 和 Reid 采用 15MHz 的腔内超声探头经直肠对结肠癌进行超声诊断。1976 年 Franzin 首先将 M 型超声探头置于食管腔内进行心脏检查。1980 年美国的 Di Magno 首次采用"ultrasonic endoscope"一词，并在柏林欧洲胃肠学会上报道了应用内镜与超声组合在一起的电子线阵式超声内镜所做的动物实验获得成功。同年，日本 Aloka 与 Olympus 公司合作制造了机械环扫式超声内镜。此后，超声内镜产品层出不穷，20 世纪 90 年代以来，穿刺内镜及三维超声内镜相继应用于临床，并生产出了适合不同消化系统器官的专用超声内镜，例如，通过狭窄食管的超声食管镜，以及超声胃镜、超声十二指肠镜、超声肠镜、超声腹腔镜；能进行特殊检查的超声内镜，如可检测血流的多普勒超声内镜，可进行超声内镜引导下穿刺活检的专用器械及可进行超声图像三维重建的三维超声内镜。将纤维内镜部分改为电子内镜后：①明显提高了内镜的性能，有助于发现小病灶；②探头的外径明显缩小，内镜操作部分功能优化，术者单手就可控制超声部分进行频率转换和照相；③与内镜相匹配的超声仪明显缩小，并可与多种探头相兼容。

目前已用于临床的新技术有：多普勒超声内镜；彩色多普勒超声内镜；三维超声探查；超声内镜声像图组织定征；治疗性超声内镜；造影增强超声内镜；超声内镜实时组织弹性成像等。

EUS 已经成为胃肠道黏膜下肿块诊断与鉴别诊断，消化道恶性肿瘤的诊断及术前 TNM 分期，甚至肺癌分期，后纵隔淋巴结及胃肠道周围肿块定性检查的手段之一。超声内镜下引导的抽吸术（EUS guided fine-needle aspiration，EUS-FNA）、胆管造影术、与 ERCP 结合的管腔内超声（intraductal ultrasonograply，IDUS）等将诊断提高到细胞学和组织学水平。超声内镜下引导的注射术（EUS guided fine-needle injection，EUS-FNI）、腹腔神经节阻滞术、胰腺囊肿消融术、粒子植入术等的发展提高了消化道疾病的治疗水平。

EUS 近年来的迅猛发展，显示了其在诊断和治疗方面的巨大前景。

三、超声原理

声波在介质中传播时，由于介质对声波的吸收、散射及声束扩散，导致其在传播过程中出现衰减，体表超声检查时会受到骨骼、腹壁脂肪及肠腔内气体的影响。超声内镜检查是经内镜导入超声探头，通过体腔在内镜下对消化管管壁或邻近脏器进行断层扫描，获得消化管管壁黏膜以下各层次和周围邻近脏器的超声图像（图 3-2）。超声图像的清晰度与频率密切相关，频率的高低与分辨率呈正比。但频率的高低与穿透深度呈反比，探头的频率越高，穿透率越差。通常体外超声使用的频率为 3.5MHz，而超声内镜最常用的频率为 7.5MHz 和 12MHz，探头探查深度为 10cm、5cm。超声内镜放入消化管管腔后即缩短了超声探头与靶器官间的距离，降低了对超声深度的要求，使用比一般体外超声更高的频率，能获得更高分辨率的图像，可避免皮下脂肪、肠腔气体和骨骼系统对超声波的影响和干扰，从而使位于腹腔深部的胆总管末端和胰头部病变也能清晰显示。

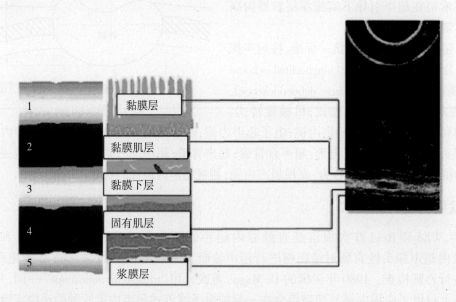

图 3-2 超声内镜检查层次示意图

超声内镜所用的超声波类型为灰阶超声（即 B 超）或多普勒超声。目前超声内镜所应用的超声探头频率一般为 5~30MHz。超声探头按扫描平面可分为横轴超声内镜和纵轴超声内镜（图 3-3、图 3-4）。根据探头构造又可分为机械扫描和电子扫描两种。

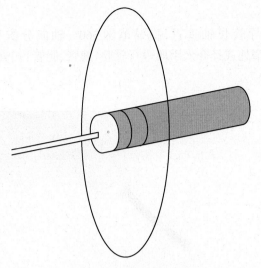

图3-3　横轴切面(环扫)超声内镜扫描平面示意图

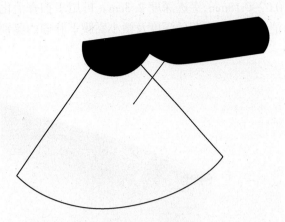

图3-4　纵轴切面(扇扫)超声内镜平面示意图

(一) 横轴超声内镜

超声内镜的扫描平面与内镜的长轴垂直,能获得环管壁一周的超声视野,超声声束易与消化道管壁垂直,成像好,定位相对容易。若应用此种超声内镜做穿刺,穿刺针在超声下显示为一个点,不能显示针尖的推进,因而一般只用于诊断。

1. 机械环扫　机械超声探头内仅有一个振动子,一般振动子质量较大,振动所产生的能量也大,超声波的穿透能力强。由于是单极振动,其超声波的发射角几乎为零,回射波的范围也小于2mm,因此,其近点或远点的超声图像都非常清晰。单极振动子在马达的驱动下,以每秒667转的转速,环绕纵轴进行360°全周扫描。此扫描方法特别适用于管道型的空腔器官检查。缺点是容易形成伪像。

2. 电子环扫式超声内镜　探头是将晶片排列成阵列,采用组合工作的方式,在电子开关的控制下按一定的时序和编组进行声波的发射和接受,从而形成特定超声切面的影像。电子探头包绕固定于内镜前端,频率5~10MHz,扫描平面与内镜长轴垂直。与机械探头相比,其超声图像伪像少,分辨率高。并可通过彩色多普勒,观察血管血流情况(图3-5)。

(二) 纵轴超声内镜

超声内镜的扫描平面与内镜的长轴平行。进行穿刺时,穿刺针始终可在超声影像中显现。不仅可用于诊断,更多用于介入诊断和治疗。

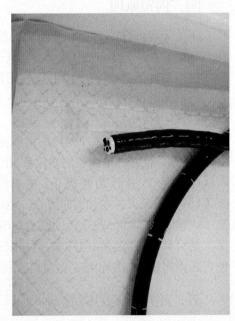

图3-5　电子环扫式超声内镜探头

1. 电子线阵式超声内镜　也称电子凸形超声内镜。内镜探头是将晶片排列成凸形阵列,采用组合工作的方式,在电子开关的控制下按一定的时序和编组进行声波的发射和接受,从而形成特定超声切面的影像。其切面与内镜的长轴一致。只能进行单方向扫描,但工作管道大,适于穿刺和治疗(图3-6)。

2. 机械纵轴扫描超声内镜　与机械环扫超声内镜类似,内镜前端有机械换能器,手柄处有电机,通过内镜中的钢丝带动前端的机械换能器旋转。但不同的是,机械纵轴扫描超声内镜扫描平面与内

13

镜的长轴一致,用于穿刺和治疗。

微型超声探头:扫描方式多为环扫式,声束与导管长轴垂直,扫描范围360°,轴向分辨率0.07~0.18mm,穿透深度2~3cm。可用于扫查消化道狭窄处或经介入手段进行管腔(胰管、胆管)扫查,消化道肿瘤侵犯的深度及微小黏膜下肿瘤的鉴别(图3-7)。

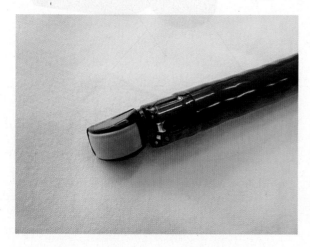

图 3-6　电子阵线式(扇扫)超声内镜探头

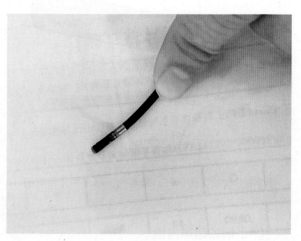

图 3-7　微型超声探头

四、内镜原理

由于光导纤维的发展和其他相关技术的应用,纤维胃镜于1957年研制成功,并应用于临床。近20年来,由于电子技术的飞速发展,电子内镜广泛应用于临床。电子内镜是在内镜的前端设置小型固体摄像器件代替物镜的作用,以电子传递通路代替导像束,最终应用电视监视器观察图像的内镜装置。根据用途,将消化系统电子内镜分为上消化道用和下消化道用两种。前者观察食管、胃及十二指肠,后者观察大肠的病变。

电子内镜的基本原理就是用被称为电子眼睛的固体摄像器件或称电荷耦合器件(charged couple device,CCD)代替纤维内镜的导像束,把图像的光信号变成电信号在监视器上表达。

CCD是20世纪70年代开发的一种器件,它具有把光的强度变换成电信号的功能。由于摄像方式不同,分为顺次方式和同时方式。CCD的小型化使内镜的前端部较纤维内镜更细、更短,极大地提高了内镜通过咽喉部及反转的能力。CCD及相关电子器件的不断改进,影像分辨率及清晰度逐步提高。结合计算机数字处理技术,近年来还出现了带图像放大和影像处理的新一代电子内镜。这样就使得超声内镜的端部和整个镜身的直径减小而易于插入,减轻患者术中不适。

五、超声内镜的构造

超声内镜检查系统包括超声和(或)内镜主机、内镜及其光源、监视器和附件等。

(一) 超声和(或)内镜主机

早期的超声内镜主机与普通B型超声仪相似,具有体积大、功能少、操作键分散及需专人操作等不足之处。后期的电视超声内镜主机的体积明显缩小,而其超声功能明显增强。近年来,随着超声内镜应用的深入,超声功能的扩展,最新的超声内镜均实现内镜和超声主机分离。这种内镜和超声双主机可以实现内镜和超声功能的最大扩展,进一步扩大其临床应用范围,新实施的超声内镜系统已可实现三维图像重建和实时超声造影。目前这两类系统均在临床广泛应用,在功能上各有侧重(图3-8)。

(二) 超声内镜

根据超声内镜的主要用途,大体可分为诊断用超声内镜和穿刺或治疗用超声内镜。诊断用超声内镜多采用机械环形扫描方式,穿刺或治疗用超声内镜多采用扇扫方式。

1. 内镜操纵部　电子超声内镜的功能键相应集中,部分功能键移植到内镜操作部,其内镜操纵部在纤维内镜操纵部的基础上增加了水囊注水/吸引、遥控频率切换、遥控图像冻结/解冻和遥控照相等功能。电子内镜和超声内镜功能均能随意地设定于内镜操纵部遥控按钮,具有良好的可操作性(图3-9)。

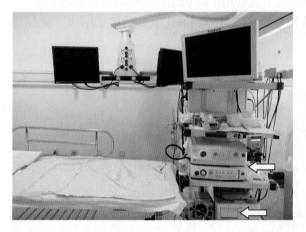

图3-8　超声内镜主机(箭头所示分别为内镜主机和超声主机)

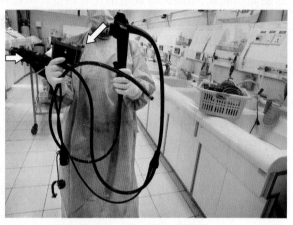

图3-9　超声内镜操纵部(箭头所指处分别连接内镜和超声主机)

2. 超声内镜探头　超声探头是超声内镜的最重要部件,不同类型超声内镜其探头大小、外形及工作频率均不同。超声内镜的探头位于内镜顶端的特制外套内,由单晶片组成,直径通常为9~13mm,工作时其外装有特制水囊。一个探头可进行多种频率切换(通常为两种),频率范围为5MHz、7.5MHz和12MHz,以后两种频率切换为佳,既能显示消化管外脏器,如胰腺超声内镜探头及毗邻结构形态,又能清晰显示靠近探头的结构,如十二指肠壁、胃壁等。

(三) 超声内镜附属设备

超声内镜附属设备包括超声附属设备和内镜附属设备,在此仅介绍超声内镜专有附属设备与器械。

1. 超声内镜自动注水装置　为避免气体对超声波的干扰,常需在消化道内注水。注入水量据被检器官及病灶而定。因此,超声内镜需配备自动注水装置(图3-10),以保证在短时间内注入足量的无气水。

2. 超声内镜专用水囊　水囊在超声内镜使用前临时固定于探头外侧,在超声内镜插至被检部位时自动或用注射器将水囊充盈。水囊大致有两种类型:①水囊前端部小,后端部大,多用于超声胃镜和超声十二指肠镜;②水囊前端部和后端部等大,主要用于超声肠镜。

3. 其他　经超声内镜的活检均采用专用活检钳,大致分为两种类型:①普通活检钳,中间无针,多用于超声胃镜和超声十二指肠镜;②中间带针的活检钳,多用于超声食管镜和超声肠镜。

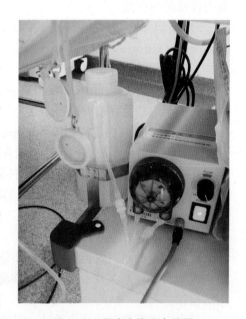

图3-10　超声内镜注水装置

六、超声内镜的种类

(一) 按检查部位分类

可分为超声食管镜、超声胃镜、超声十二指肠镜、超声肠镜、超声腹腔镜、超声膀胱镜、超声阴道镜和超声子宫镜等。进行食管超声内镜检查通常采用超声胃镜。但对于食管严重狭窄不能通过内镜的患者,可选用带导丝的专用超声食管镜。

（二）按扫描方式分类

可分为线阵扫描式超声内镜和环形扫描式超声内镜。线阵扫描式超声内镜探头需对准特定方位才能显示病灶,不能同时观察消化管四壁。但超声内镜主机可用于体表超声及可做多普勒超声检查。环形扫描式超声内镜的优点是操作简便,360°旋转扫描能清晰地显示消化管壁的四层结构。缺点是马达易损,超声仪不能做体表检查。

（三）按探头运动方式分类

可分为电子触发式和机械旋转式。

（四）按器械结构和原理分类

可分为纤维超声内镜、电视或电子超声内镜、多普勒超声内镜等。

（五）按照内镜视野分类

1. 直视下超声内镜　内镜视野在正前方,与常规内镜一致。

（1）各种用于消化系统检查的超声内镜:如超声食管镜、超声胃镜、超声肠镜、超声腹腔镜和直肠镜超声。

（2）经内镜活检钳道导入的各种微型超声探头(ultrasonic probe,USP):如经胃镜的食管和胃超声内镜、经肠镜的结肠和直肠超声内镜。

2. 非直视下超声内镜(侧视和斜视)

（1）侧视超声内镜:视野与胃镜长轴垂直,与十二直肠镜视野一致。

1）经皮胆管超声扫描(percutaneous biliary ultrasonography,PBUS):指先做经皮经肝胆管穿刺引流术(percutaneous transhepatic biliary drainage,PTBD),然后分次用扩张导管将引流通道扩至8F大小,再将微型超声探头沿PTBD引流通道插入胆管进行超声检查。

2）经皮胆囊超声扫描(percutaneous cholecy sonography):指按PTBD技术将微型超声探头插至胆囊内进行超声检查。

3）经乳头胆管内超声扫描(transpapillary biliary sonography,TPBS):指按逆行胰胆管造影(endoscopic retrograde cholangiopancreatography,ERCP)技术经切开或扩张后的十二指肠乳头将微型超声探头插入胆总管行超声检查。

4）经乳头胰管内超声扫描(transpapillary pancreatic duct ultrasonography):指按ERCP技术将微超声探头插至主胰管行超声检查。

5）经乳头胆囊内超声扫描(transpapillary cholecystosonography,TPCCS):指按ERCP技术将微型超声探头经胆总管插至胆囊内行超声检查。

（2）斜视超声内镜:内镜视野与胃镜的长轴成一夹角,有利于术者准确控制探头接触消化道病变,利于介入治疗,但不利于通过狭窄处,容易穿孔。

七、超声内镜的连接及消毒

一套完整的超声内镜仪由超声部分、内镜部分、冷光源、显示器、黑白打印机、彩色打印机、VTR、超声内镜自动注水泵及专用内镜可移动式作车组成。超声内镜系统辅助设备有:吸引器和超声内镜用活检钳。

超声内镜图像记录是指通过一定的影像装置将超声内镜应用过程中所显示的超声内镜的影像做静态或动态的记录。

超声内镜消毒与保养:内镜用全自动内镜清洗机法消毒。微型超声探头的保养包括消毒擦拭、浸泡、清洗、擦干等过程。

适合超声内镜消毒的制剂,目前世界各地使用最广的内镜消毒剂仍为戊二醛。氧(酸)化电位水显示出高效、低毒、价廉、无污染的强劲优势,被认为是今后内镜消毒剂发展的趋势。

参考文献

1. Bhutani MS. Endoscopic ultrasound comes of age:Mature,established,creative and here to stay. Endosc Ultrasound,2014,3(3):143-151.

2. Dhir V,Paramasivam RK,Lazaro JC,et al.The role of therapeutic endoscopic ultrasound now and for the future. Expert Rev Gastroenterol Hepatol,2014,8(7):775-791.

3. Fusaroli P,Ceroni L,Caletti G. Forward-view endoscopic ultrasound:A systematic review of diagnostic and therapeutic applications. Endosc Ultrasound,2013,2(2):64-70.

4. Iwashita T,Nakai Y,Lee JG,et al. Newly-developed,forward-viewing echoendoscope:a comparative pilot study to the standard echoendoscope in the imaging of abdominal organs and feasibility of endoscopic ultrasound-guided interventions. J Gastroenterol Hepatol,2012,27(2):362-367.

5. 金震东,李兆申.消化超声内镜学.第2版.北京:科学出版社,2011.

第四章
电子小肠镜的原理与结构

一、电子小肠镜的发展史

在 20 世纪末,推进式小肠镜开始广泛使用。与普通胃镜的结构相似,推进式小肠镜仅增加了插入部镜身的长度。由于其诊断价值的局限性及操作困难,随着气囊辅助式小肠镜的诞生,推进式小肠镜已经退出历史舞台。2001 年山本博德(Hironori Yamamoto)教授首次提出双气囊小肠镜的技术,该技术可以利用内视镜的方式来观察整个小肠。随后由 Olympus 公司生产的单气囊小肠镜也很快问世。目前,应用于儿童消化系统疾病检查的气囊辅助式小肠镜包括双气囊小肠镜与单气囊小肠镜。

二、成像及操作原理

(一) 成像原理

电子小肠镜(双气囊及单气囊小肠镜)与其他电子内镜的成像原理是一致的,该型内镜的镜头有一个很小的光敏感集成电路块及高分辨率(charge coupled device,CCD),相当于一个电子摄像机的真空摄像管,把探查到的图像以电子信号的方式,通过内镜传至视频信息处理机,并将电子信号转变成电视显像机上的可视图像。CCD 是一种固态图像传感器,由集成电路片组成,分为光敏部分、转换部分和输出电路三个部分,功能是将光信号转变为电信号,其可靠性高、体积小,微型的只有几微米,功耗不到 1W,拍摄的图像十分清晰。

电子内镜的像素一般为 10 万以上,有的已达 50 万,目前理论上可以达到 200 万。检查者可以利用内镜一边观看监视器屏幕上的图像,一边进行操作,必要时可按下固定按钮将图像固定,以便仔细观察。CCD 将光信号转变为电信号,通过视频处理后所得的图像可以用多种方式记录和保存,因此,便于检索和资源共享,以及远程会诊、教学等。

(二) 操作原理

小肠是位于胃和大肠之间的器官,长 6~7 米,由十二指肠、空肠、回肠等组成。从 Treitz 韧带到回盲部的空肠及回肠并非固定于腹腔内,外形屈曲的肠管游离在腹腔。这种解剖结构特点是普通内镜难以深入的主要原因。既往推进式小肠镜插入屈曲的肠管时,往往只是拉直了肠管而内镜并未能真正进入肠管深部。使用气囊辅助式小肠镜时,使用外套管可有效防止屈曲肠管延长,在保持内镜插入长度的同时,完成内镜前端前行,从而保证了进镜的深度。电子小肠镜的操作主要是依靠控制外套管气囊充气,然后固定肠管,利用有效镜身约 2 米的内镜与外套管交替插入来完成检查,控制充气、泄气及气压需要一个压缩泵来完成。

三、结构

电子小肠镜虽分单气囊及双气囊小肠镜,但镜身基本结构类似,主要由内镜主机、气囊控制器及内镜、带气囊外套管组成。内镜主体包括操作部、镜身、弯曲部、端部、导光缆及其光源插头等部分,光滑的弯曲部的弯曲角度上180°,下180°,右160°,左160°,可以调节角度勾拉并固定肠腔。

外套管及气囊:是由非乳胶硅树脂结构做成,气囊的内压由气囊控制器监控,自动充气放气,内压过高或过低时都会报警。

1. 双气囊电子小肠镜 双气囊电子小肠镜是由一条2000mm的内视镜和一条1450mm的外套管组成,两者的远端各有一个气球囊(图4-1),另外,尚有一个帮助可控制气球充气或泄气并监控气压的压缩泵。操作方法类似一般的胃镜或大肠镜,可经由口或肛门插入。传统推进式的小肠镜在插入的过程中常会拉长小肠,会使患者不舒服,因此,无法到达小肠的更深处。而双气囊小肠镜利用两个气球交替充气来撑住小肠,当外套管的气球撑住小肠时,内视镜可由外内视镜固定,而外套管则可沿着内视镜往前进,直到与内视镜的气球接触,再将外套管的气球充气,然后将内视镜和外套管一起往回拉而将小肠缩短,反复进行此步骤可将小肠慢慢套叠,以缩短肠及简化肠的形状,使内视镜的长度可以更有效地利用并看到更深的地方。另外,小肠镜上附有一个管道,活检钳或其他治疗的器械可经由此处进行治疗或活检。

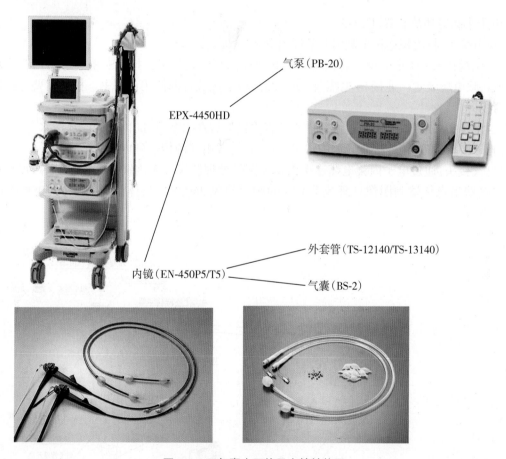

图4-1 双气囊小肠镜及套管结构图

2. 单气囊电子小肠镜 单气囊电子小肠镜系统主要组成:①小肠镜本体:SIF-Q260;②气囊控制装置:OBCU气囊控制装置(带有气囊遥控器);③CV-260SL图像处理器及光源装置;④一次性内镜外套导管:ST-SB1;⑤气囊控制装置、记录设备、监视器、内镜诊疗附件(如活检钳)及其他周边设备配套使用。单气囊小肠镜与双气囊小肠镜相比较,其可曲度及视角范围明显增加,先端弯曲部缩短有利于勾住小肠皱襞。另外,单气囊小肠镜还能实现窄带成像(NBI)、自发荧光成像(AFI)等特殊光源下的观察及单人操作(图4-2)。

单气囊小肠镜系统

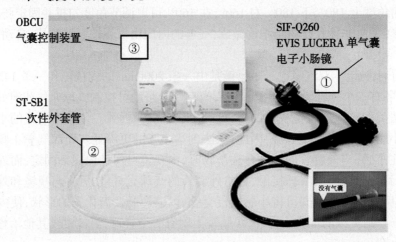

图 4-2 单气囊小肠镜及套管结构图

3. 电子小肠镜功能装置(图 4-3)

(1) 吸引接头:将内镜连接至吸引泵的吸引管上。

(2) S- 电缆接头:通过 S- 电缆将内镜与奥林巴斯高频电烧装置连接。S- 电缆可将内镜泄漏的电流传导至高频电烧装置。连接 S- 电缆时,应参阅高频电烧装置的使用说明书。根据需要连接防水盖连接链的接头。

(3) 送水接头和送气接头:通过水瓶供水管将内镜连接在水瓶上,向内镜先端部送水。

(4) 光导接头:将内镜连接至光源的输出插口,将光线由光源传送到内镜。

(5) 电气接头:通过电子内镜电缆连接内镜和图像处理装置。该内镜含有记忆芯片,可存储内镜信息并将这些信息传输到图像处理装置 CV-260SL 和 CV-260 中。具体请参阅 CV-260SL 和 CV-260 的使用说明书。

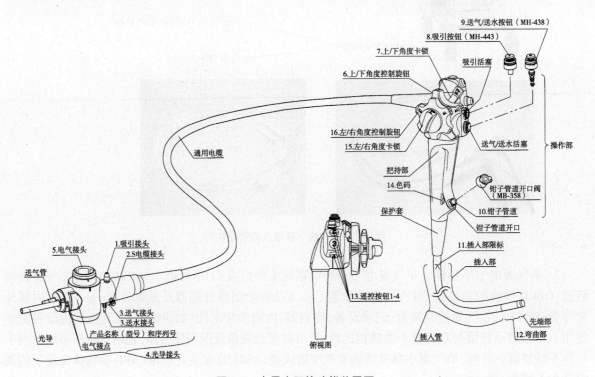

图 4-3 电子小肠镜功能装置图

（6）上/下角度控制旋钮:向"▲U"方向旋转时,弯曲部向上弯曲;向"D▲"方向旋转时,弯曲部向下弯曲。

（7）上/下角度卡锁:推向"F▶"方向时,解除上/下角度的锁定;推向相反方向时,可以将弯曲部锁定在所需位置。

（8）吸引按钮（MH-443）:按下此按钮进行吸引。用于清除患者体内的液体、碎屑、肠气或空气。

（9）送气/送水按钮（MH-438）:堵住按钮上的小孔可以送气,按下此按钮可以送水清洗物镜。也可送气,以清除附着在物镜上的液体或碎屑。

（10）钳子管道

钳子管道的功能如下:

1）插入内镜诊疗附件的管道

2）吸引管道

3）注入液体的管道（从注射器通过钳子管道开口阀注入）

（11）插入部限标:表示内镜可以插入患者体内的最大长度。

（12）弯曲部:通过操作上/下和左/右角度控制旋钮,调整内镜先端部的位置。

（13）遥控按钮1-4:遥控按钮1-4的功能可以通过图像处理装置来设置。

（14）色码（黄色）:本内镜能与具有相同色码的内镜诊疗附件配套使用。

（15）左/右角度卡锁:向"F▶"方向旋转时,解除左/右角度的锁定。向相反方向旋转时,可以将弯曲部锁定在所需位置。

（16）左/右角度控制旋钮:向"R▲"方向旋转时,弯曲部向右弯曲;向"▲L"方向旋转时,弯曲部向左弯曲。

4. 附件结构

（1）活检钳:用于进行检查时钳取活体黏膜组织,为病理学和细菌学检查提供标本。

（2）细胞刷:可经活检管道插入腔内,在病灶部位刷取细胞做细胞学检查。

（3）注射针:注射针是一个较长的套管,前方有针可从套管内伸出。注射针可经活检管道进入腔内进行病灶部位的药物注射等。

（4）圈套器:主要用于大小不等的息肉的摘除及套取异物等。

（5）异物钳:用于消化道内异物的钳取。

5. 电子小肠镜常用型号及技术参数（表4-1）

表4-1 电子小肠镜型号及技术参数

型号		SIF-Q260	EN-450P5
光学系统	视野角	140°	120°
	视野方向	直视	直视
	景深	5~100mm	5~100mm
插入部	先端部外径	9.2mm	9.4mm
	先端部放大图	1. 送气/送水喷嘴	1. 送气/送水喷嘴
		2. 导光束	2. 导光束
		3. 物镜	3. 物镜
		4. 钳子管道出口	4. 钳子管道出口

续表

型号		SIF-Q260	EN-450P5
钳子管道	软性部外径	9.2mm	9.3mm
	插入部有效长度	2000mm	2000mm
	管道内径	2.8mm	2.2mm
	最小钳子管道内径	≥2.8mm	2.2mm
	最小可视距离	距离先端部 3mm	距离先端部 3mm
	内镜图像上内镜诊疗附件的可见度		
弯曲部	角度范围	上 180°,下 180° 左 160°,右 160°	上 180°,下 180° 左 160°,右 160°
全长		2345mm	2300mm
NBI 观察		可用	可用

（游洁玉　赵红梅）

参考文献

1. 徐雷鸣.小儿消化内镜学.上海:上海科学技术文献出版社,2010:75-81.

2. 松井敏幸,松本主之,青柳邦彦.小肠镜所见及疾病诊断.张克俭,姚树坤,译.辽宁:辽宁科学技术出版社,2013:23-37.

3. 郑嘉岗,许树长,徐雷鸣.消化内镜工程技术与临床应用.上海:上海世纪出版股份有限公司,2015:111-117.

4. Gerson LB,Flodin JT,Kenichi MK.Balloon-assisted enteroscopy:technology and troubleshooting.Gastrointest Endosc,2008,68(6):1158-1167.

第五章
胶囊内镜原理与构造

一、概述

小肠疾病的诊断一直是胃肠病学的难点,因其长度、活动度及特殊的解剖结构而使检查技术受到很大的限制。胶囊内镜(capsule endoscopy)又称无绳内镜(wireless endoscopy),自2001年以色列Given影像公司推出M2A胶囊内镜并获得美国食品与药品监督管理局(FDA)批准使用后,为小肠疾病的诊断提供了新技术,填补了小肠可视性检查的空白。2004年我国重庆金山科技集团研发的OMOM胶囊内镜问世并应用于临床。由于胶囊内镜与胃镜和肠镜有着良好的互补性,通过对小肠黏膜的直接观察而检出病灶,弥补了小肠气钡双重造影、核素扫描、动脉造影等检查手段诊断阳性率较低及定位和定性欠准确的不足。胶囊内镜于2004年开始应用于儿科患者,由于此项检查具有无创伤性、无痛苦、操作简便、安全有效等特点,经过十几年的临床应用和发展,已经成为小肠疾病及不明原因消化道出血诊断的重要检查手段。目前应用的胶囊内镜还包括:Given公司的小肠胶囊Pillcam SB(PillCam SB已经更新到第三代PillCam SB3)、食管胶囊Pillcam ESO、结肠胶囊Pillcam Colon;日本Olympus公司的EndoCapsule;韩国IntroMedic公司的MiRo等。

二、原理

胶囊内镜是由微型数码摄像机、传感器及遥控技术的密切结合而成功应用于人体的又一种检测方法。患者经口吞服内置摄像与信号传输装置的智能胶囊,利用胃肠道蠕动的生理学特点,使其在消化道内被动移动,以每秒2帧视频图像的频率拍摄记录消化道黏膜的影像。医生通过体外的图像记录仪和影像工作站,了解受检者整个消化道的情况,从而对其病情做出分析和诊断,而胶囊则在24~48个小时后随粪便排出。

三、结构

胶囊内镜系统由内镜胶囊、数据记录仪及图像处理工作站三部分组成(图5-1)。

1. 胶囊内镜　胶囊尺寸为外径11mm±10%,全长26mm±10%,重约3.7g。其前端为光学区,内置短焦镜头、6个发光二极管、互补金属氧化半导体(CMOS)摄像机;中部为2个氧化银电池;尾部为发射器和天线。视野角为直视145°±15%,深度约1~30mm,采样频率为2帧/秒。电池工作时间为6~8个小时,可拍摄约6万张图像。图像能放大8倍,最大分辨率0.1mm,可以较清晰地观察到小肠绒毛结构。但是检查的效果取决于两点:①检查前肠道清洁准备的状况;②患者本身胃排空时间和小肠蠕动的快慢。按检查的部位分类,还包括食管、小肠、大肠胶囊内镜(图5-2)。

2. 数据记录仪　通过8片阵列传感器不断接受由胶囊内镜发射的图像信号并储存记录。记录仪佩戴在患者腰部,不影响正常活动,但应注意远离强电磁场。

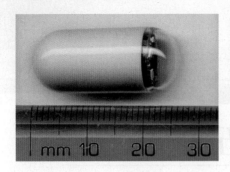

图 5-1　胶囊内镜

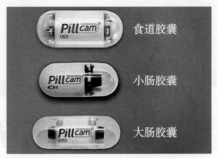

图 5-2　食管、小肠、大肠胶囊内镜

3. 图像处理工作站　拍摄完成后,医生可从记录仪中下载图像数据到工作站(图 5-3),通过特殊的电脑软件合成连续的动态图像,了解整个消化道状况而对病情作出诊断。

四、应用前景

当前使用的胶囊内镜只能依靠自身重力和胃肠蠕动被动推进,还受到体积、重量、电源等诸多因素的限制而有一定的局限性,如视野不够宽阔、视距较短,难以观察较大、较远的病灶和胃内、肠腔内全貌等。理想的胶囊内镜应包括主动运动、高级成像、无线通信、准确定位和可控诊治

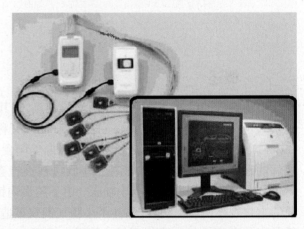

图 5-3　数据记录及图像处理工作站

等多项功能。2013 年我国武汉安翰光电技术有限公司推出了世界上首个获得中华人民共和国国家食品和药品监督管理局(SFDA)批准应用于临床诊断的胶囊内镜机器人 NaviCam,即磁控胶囊内镜。设备由磁场精确控制系统、智能胶囊内镜、便携记录仪和胶囊定位器四部分组成。通过操纵磁场的旋转与平移可以驱动带磁矩的胶囊在人体消化道内运动,因此,具有精确定位和受控功能,使医生能够从各个方向全面观察消化道,减少死角,又称之为“巡航式胶囊内镜”(图 5-4)。该项技术在消化道疾病诊断和早期癌症健康筛查等方面有着广阔的应用前景。目前各种具有内部驱动的可控式胶囊仍在开拓研发及临床试验中(图 5-5)。

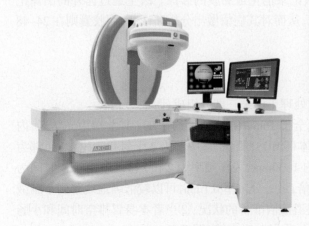

图 5-4　NaviCam 巡航胶囊内镜

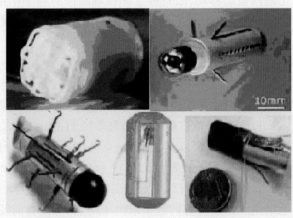

图 5-5　研发中的内部驱动式胶囊内镜

(徐晓华　张宏伟)

参考文献

1. 刘运祥,黄留业.实用消化内镜治疗学.第2版.北京:人民卫生出版社,2008:91-93.

2. 廖专,李兆申.消化道智能胶囊:从内镜到机器人.中华消化内镜杂志,2012,29(3):121-125.

3. 2014中国胶囊内镜临床应用指南.中华消化内镜杂志,2014,31(10):549-558.

4. 戈之铮,胡运彪,高云杰,等.胶囊内镜的临床应用.中华消化杂志,2003,23(1):7-10.

5. Iddan G,Meron G,Glukhovsky A,et al. Wireless capsule endoscopy. Nature,405:417.

6. Holden JP,Dureja P,Pfau PR,et al. Endoscopic placement of the small-bowel video capsule by using a capsule endoscope delivery device. Gastrointest Endosc,2007,65:842.

7. Cave DR,Fleischer DE,Leighton JA,et al. A multicenter randomized comparison of the Endocapsule and the Pillcam SB. Gastrointest Endosc,2008,68:487.

8. Liao Z,Gao R,Xu C,et al. Indications and detection,completion,and retention rates of small-bowel capsule endoscopy:a systematic review. Gastrointest Endosc,2010,71:280.

9. Signorelli C,Villa F,Rondonotti E,et al. Sensitivity and specificity of the suspected blood identification system in video capsule enteroscopy. Endoscopy,2005,37:1170.

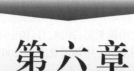

第六章
消化内镜检查的麻醉与监护

一、概述

随着消化内镜新技术的不断发展,儿科患者接受消化内镜检查和治疗已变得越来越普遍。小儿作为一个特殊的就医群体,具有消化道黏膜娇嫩、心理发育不成熟、易恐惧哭闹、配合性差等特点。消化内镜诊疗过程中的咽部不适感、恶心呕吐、腹部胀气及疼痛等让很多患儿难以安静配合,传统操作方法极易造成患儿心理创伤和手术并发症。随着肠道检查深度的推进、新介入治疗方式的出现、手术时间的延长,对患儿安静配合的要求越来越高,对无痛医疗的需求也越来越迫切。

近年来麻醉技术、麻醉新药和术中监护在儿科内镜检查治疗过程中发挥着重要的作用。内镜麻醉技术是指在内镜操作过程中通过药物使患者处于镇静或意识消失状态,减轻或消除手术带来的紧张、疼痛和不适,减少患者的不良记忆,为消化内镜诊疗提供较好的条件。内镜麻醉技术的目标是:耐受、配合、生命体征稳定、减轻不适。

二、消化内镜麻醉的适应证和禁忌证

(一) 适应证

1. 因恐惧、精神心理发育不完善、自控能力弱而不能配合消化内镜诊疗操作的患者。

2. 接受操作时间长、操作复杂的内镜诊疗技术的患者。如内镜逆行胰胆管造影术(endoscopic retrograde cholangiopancreatography,ERCP)、超声内镜(endoscopicultrasound,EUS)、内镜下黏膜剥离术(endoscopic submucosal dissection,ESD)、经口内镜下肌离断术(peroral endoscopic myotomy,POME)、小肠镜等。

3. 一般状况良好,ASA Ⅰ级或Ⅱ级患者。

4. 处于生命体征稳定状态下的 ASA Ⅲ级或Ⅳ级患者,可在密切监测下实施。

(二) 禁忌证

1. 有消化内镜操作禁忌证的患者。

2. ASA Ⅴ级的患者。

3. 存在麻醉药物过敏及其他严重麻醉风险的患者。

4. 因生命体征不稳定或重要脏器衰竭而导致不能耐受麻醉和内镜操作的患者。

三、消化内镜麻醉的实施条件

(一) 手术室

手术室应划分沟通室、麻醉准备室、内镜操作室、复苏室等不同功能的独立区域。

（二）设备仪器

内镜操作室应配备麻醉机、监护仪、氧供、输液装置（图 6-1），有条件者配备除颤仪；复苏器械如喉镜、负压吸引器、吸痰管、简易呼吸囊；适合儿童的各种型号气管导管、袖带、面罩、鼻胃管；药品应包含麻醉药物、麻醉药物拮抗剂（纳洛酮、氟马西尼）和抢救药物（肾上腺素、阿托品、5% 碳酸氢钠）。手术前确认所有仪器功能正常并调节好相关参数。

（三）人员

团队由具有较高医疗技术和责任心的麻醉医生、内镜医生、专业护士、麻醉护士等组成。麻醉医生需经过专业培训和资格认证，掌握控制麻醉深度的

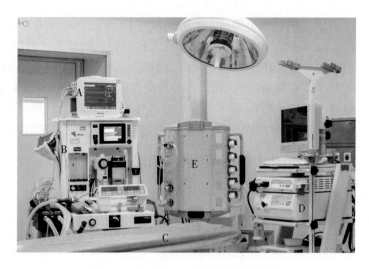

图 6-1　内镜操作室的麻醉和监护设备

（A. 监护仪；B. 麻醉机；C. 患者检查床；D. 内镜系统；E. 安装供气管道、负压吸引和电源线的吊塔）

技术和高级生命支持技术，在手术过程中专职于患者的麻醉和监护而不承担其他职责。

（四）管理制度

制定完善的麻醉意外风险预案和应急处置流程，建立紧急救援团队并确保联络通畅。

四、消化内镜麻醉前准备

（一）患者术前准备

1. 术前检查　术前进行血常规、肝肾功能、电解质、凝血功能、胸片、心电图检查。对于消化道大出血需要急诊内镜手术者，术前应查血常规和血型，做好输血准备。

2. 肠道准备　儿童的液体代谢率高，长时间禁饮、禁食会产生脱水、低血糖和代谢性酸中毒，使手术和麻醉的风险性增加。小儿术前合理的禁食、禁饮时间见表 6-1。

表 6-1　小儿术前禁食和禁饮时间表

年龄	奶及固体食物（h）	清饮料 *（h）
<6 个月	4	2
6 个月 ~3 岁	6	2~3
>3 岁	6~8	2~3

注：* 少量的清水、糖水。但如果有食管狭窄、幽门痉挛或梗阻、胃动力不足则延长禁食时间

3. 术前用药　术前用药有助于减轻患者的焦虑、紧张和术中胃肠道反应，减少呼吸道分泌物的产生。常用的药物有地西泮、咪达唑仑、苯巴比妥钠、阿托品。

（二）术前访视和评估

术前访视可以充分了解患者的健康状况，以及对麻醉和手术的耐受性、危险性，以便确定麻醉方案，对可能发生的意外和并发症制定防范措施，确保手术安全。

1. 与家长术前沟通　做好患儿和家长的心理准备，了解现病史、既往疾病史、药物过敏史和系统回顾，如近期上呼吸道感染史、哮喘病史、贫血病史等。对于 Pierre Robin 综合征、唐氏综合征等有气管插管困难的患儿要准备好困难气道插管的工具（如喉罩、视频喉镜）。查体要注意患儿有无松动的牙齿、增大的扁桃体和腺样体，肺部有无喉鸣音。应告知父母或监护人麻醉本身可能存在的危险，并签署具有法律效力的知情同意文书。

2. 与内镜医生沟通 了解手术方案、预估手术时间、术中出血情况及其他意外的可能性。

3. 麻醉方式和深度的选择 儿科内镜麻醉的方式有单一药物麻醉和复合麻醉,一般数分钟的简单内镜检查选用单一药物麻醉,内镜介入治疗或肠镜检查选用静脉吸入复合麻醉或静脉复合麻醉。麻醉深度应视患者的年龄、心理耐受程度、肠道准备、操作时间和复杂程度的不同而定。如单纯内镜检查、操作迅速的小手术可在中度或重度镇静下完成,而时间较长的复杂手术应在全身麻醉状态下完成。麻醉深度以符合患者舒适最大化、风险最小化的原则为宜。

五、消化内镜麻醉的实施和监护

(一) 常用麻醉药物(表6-2)

表6-2 常用麻醉药物剂量和起效时间

药品	途径	初始负荷剂量(mg/kg)	起效时间(min)	持续时间(min)
咪达唑仑	IV	0.05~0.1	1~2	45~60
芬太尼	IV	1~1.5μg/kg*	2~3	30~50
氯胺酮	IV	1~2	1	15~20
丙泊酚	IV	1.5~2	0.5	30~45

注:* 芬太尼每次递增 0.5~1μg/kg
术中维持:七氟醚 1%~3%,或丙泊酚 8~10mg/(kg·h)

(二) 消化内镜麻醉的实施

消化内镜麻醉由麻醉诱导、麻醉维持、气道管理、麻醉复苏等阶段组成。单一药物麻醉仅适用于极短时间的检查,因联合用药可降低单种麻醉药物用量,降低麻醉风险,缩短复苏时间,所以是目前复杂内镜技术操作中较常用的麻醉方法。需要注意的是,要警惕联合用药时各种药物的协同作用。

1. 麻醉诱导 分为静脉麻醉和吸入麻醉。对哭闹的患儿,可以允许心理稳定且能起帮助作用的家长在麻醉诱导期(麻醉准备室)陪伴在患儿身边。患儿在麻醉医生的监测下吸入七氟醚,待进入浅睡眠状态时再开放静脉进行静脉麻醉诱导。对于几分钟即可完成检查的患儿,可以选择单一药物(氯胺酮、丙泊酚、七氟醚)麻醉,多数消化内镜检查的麻醉须采用多种药物联合麻醉,联合用药方案通常包括静脉(或吸入)麻醉药及镇痛药物组成,分为静脉吸入复合、全凭静脉麻醉。常用方案有:氯胺酮 + 咪达唑仑、氯胺酮 + 丙泊酚、芬太尼 + 咪达唑仑、芬太尼 + 丙泊酚、芬太尼 + 七氟醚、芬太尼 + 咪达唑仑 + 丙泊酚等。诱导完成后根据手术时间的不同选择合适的气道管理及麻醉维持。

2. 麻醉维持 分为全凭静脉麻醉及静吸复合麻醉。全凭静脉麻醉选用静脉麻醉药(丙泊酚或咪达唑仑)持续泵注;静吸复合麻醉即静脉麻醉药 + 麻醉气体(如七氟烷)的复合麻醉。对于手术时间较长的患儿,术中可酌情追加镇痛药物。

3. 气道管理 常规吸氧对于麻醉中的患儿是有益的。以下情况使患儿麻醉后气道风险性高于成人,应充分做好气管插管的准备:①儿童气道黏膜娇嫩易水肿,气道阻力高;②儿童上呼吸道感染后的数周内存在气道高反应性;③5~7 岁儿童的扁桃体和腺样体呈生理性增大;④麻醉后仰卧位儿童的舌根易阻塞上气道。对肠道准备不足需进行紧急手术的患儿,可选择在气管插管下进行手术。对于有气道插管困难的患儿要准备好困难气道插管的工具。

(三) 监护

常规进行 ECG、呼吸、心率、SpO_2、无创血压等指标监测,每 5 分钟记录一次生命体征。在 SpO_2 基础上增加呼气末二氧化碳分压的监测,可以更早地发现通气不足的隐患。定时进行神经系统评估和包括望、触、听诊的临床查体,时段分为术前、给药后、术中定期、苏醒过程中、离开手术室前等不同阶段。麻醉医生对患儿的观察比任何监护仪器都重要,能及早地发现异常情况并采取对策,保障手术安全。

六、常见麻醉和手术并发症

(一) 呼吸系统

患者可出现异常的呼吸频率和呼吸幅度、脉搏血氧饱和度下降、皮肤黏膜发绀等现象。

原因:呼吸抑制或暂停、屏气发作、喉痉挛、舌根后坠、气道阻塞等。

处理:维持呼吸道通畅、给予面罩支持、增加氧流量,必要时停止内镜操作并退出内镜。如果情况不能迅速缓解,给予简易呼吸囊辅助呼吸或气管插管支持通气。

(二) 心血管系统

常见心动过缓或过速、血压下降、心律失常等。通过严密监护心电图可发现异常。

处理:改善通气、纠正低氧血症,加快输液;若有进行性心率减慢,可选择阿托品或肾上腺素。

(三) 神经系统

有躁动、嗜睡、谵妄、幻觉、苏醒延迟等,与镇静药物作用、剂量、个体反应有关。

处理:术中定期进行神经系统评估,维持稳定的麻醉状态;术后出现精神症状一般无需特殊处理,应做好防护,防止坠落等伤害事件发生。

(四) 其他

可见呕吐误吸、消化道穿孔、出血、药物性皮疹等。

处理:中度镇静或气管插管可防止呕吐物吸入呼吸道;切记粗暴、蛮力操作,以减少消化道穿孔、出血。

七、消化内镜麻醉术后注意事项

离院标准是患者意识清醒,无头晕目眩,生命体征平稳,保护性反射恢复,无腹痛腹胀及恶心呕吐,较大的患儿能独立行走。

术后 24 个小时内由监护人陪伴,不能做骑车、爬高等危险动作。术后恢复及出院后饮食、活动、用药等注意事项以书面和口头沟通的方式告知家长或监护人,提供出现危险信号时的联系电话。

(李　玫)

参考文献

1. 中华医学会消化内镜学分会. 2014 中国消化内镜诊疗镇静 / 麻醉的专家共识意见. 中华消化杂志,2014,34(8):756-764.

2. 罗俊,刘进. 门诊胃肠镜麻醉的流程规范和安全管理探讨. 中国误诊学杂志,2007,7:1860-1861.

3. 肖定华,王芬,王晓艳,等. 异丙酚复合咪达唑仑静脉麻醉在小儿镇静性上消化道内镜术中的应用. 中南大学学报(医学版),2009,34(7):595-598.

4. Lee KK,Anderson MA,Baron TH,et al. Modifications in endoscopic practice for pediatric patients. Gastrointest Endosc,2008,67(1):1-9.

5. Lichtenstein DR,Jagannath S,Baron TH,et al. Sedation and anesthesia in GI endoscopy. Gastrointest Endosc,2008,68(5):815-826.

6. Lightdale JR,Mahoney LB,Schwarz SM,et al. Methods of sedation in pediatric endoscopy:A survey of NASPGHAN members. J Pediatr Gastroenterol Nutr,2007,45(4):500-502.

7. Friedt M,Welsch S. An update on pediatric endoscopy. Eur Journal Med Res,2013,18:24.

8. Dar AQ,Shah ZA. Anesthesia and sedation in pediatric gastrointestinal endoscopic procedures:A review. World J Gastrointest Endosc,2010,2(7):257-262.

9. Fredette ME,Lightdale JR. Endoscopic Sedation in Pediatric Practice. Gastrointest Endosc Clin N Am,2008,18:739-751.

第七章
消化内镜辅助器械

一、概述

消化道内镜检查和治疗除了内镜,附件也是完成消化内镜下诊疗的重要工具。附件的不断改进及创新是消化内镜下治疗发展和创新的基础。了解消化内镜附件的特点,对完成预期诊疗起着至关重要的作用。消化内镜附件有一次性和反复应用的。按照功能不同分为诊断配件和治疗配件,诊断配件如活检钳、活检针、导丝、导管等,治疗配件如异物钳、注射针、止血夹、支架等。

二、常用消化内镜诊断配件

(一) 活检钳

活检钳是内镜检查最常见的附件之一。主要用于内镜下黏膜活组织钳取以进行病理检查及治疗。目前市场上销售的活检钳有重复应用的活检钳和一次性应用的活检钳。活检钳分成三部分构成,由一根长弹簧钢丝连接手柄和钳瓣,手柄控制钳瓣的开关,钢丝的另一端为钳瓣,有些长弹簧钢丝部分有外鞘包裹易于插入。活检钳按用途不同分为几十种不同的型号,如标准型、有窗椭圆型、针型、鳄口型(图 7-1)和鼠齿型(图 7-2)等。不同类型的活检钳适合消化道的不同部位和不同病变。一般性活检可用标准型活检钳,如胃、十二指肠黏膜;如欲保护活检标本的完整性不受挤压的破坏,可选用钳瓣有窗孔的活检钳;如遇在侧壁上容易滑动的部位或息肉样病变如食管、肠道等,可选用钳瓣中间带针形的活检钳;如遇较硬病变如肿瘤,可选用带牙的鳄鱼嘴形活检钳;如遇严重狭窄内镜不能通过,胰胆管活检可选择用一侧开放的活检钳。可旋转式活检钳为取活检方便,可根据病变部位旋转活检钳手柄,使活检钳瓣对准病变部位取活检。活检钳的选择还需要依据消化内镜活检管道内径大小和镜身的长度来选择。部分儿童消化内镜活检管道内径为 2mm,大多数类型的活检钳都有直径为 2mm 的。胰胆管病变活检需要在内镜逆行胰胆管造影术(ERCP)的帮助下进行。儿童 ERCP 的应用远低于成人。成人 ERCP 是在数字影像监视下,经 ERCP 事先放置的导丝引入活检钳,活检钳顺着导丝插入病变部位。活检钳的长弹簧钢丝外包有光滑的外鞘管,外鞘管降低了摩擦性,有利于顺畅插入腔道。

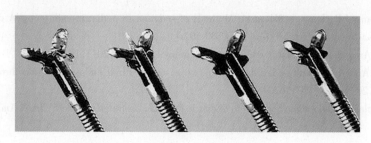

图 7-1　鳄口型、有窗带针型、有窗椭圆型、有窗标准型

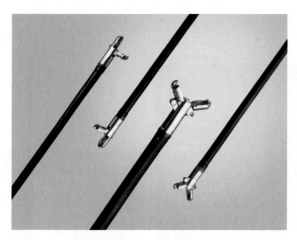

图 7-2　单开型和鼠齿型

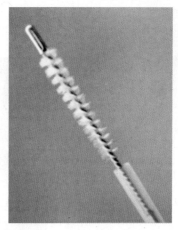

图 7-3　细胞刷

(二) 细胞刷

细胞刷圆形的头端可以有效降低对腔道壁的刺激和损伤。刷毛呈锐角或直角,取样充分,能提高检出的阳性率。操作手柄上下止点清晰,手感舒适(图 7-3)。

(三) 导丝

导丝由芯丝、绕丝、安全丝和涂层组成。用于内镜下介入诊断和治疗手术,引导导管用于其他内镜介入诊断/治疗器械插入消化道或定位。导丝表面的标记有助于内镜医生观察导丝的移动,并有助于准确判断导丝进入脏器的长度,如胆管的长度,导丝前端有两段不透 X 线的标记,在 X 线图像下通过这两段标记可见导丝的准确位置,有助于判断病变的长度,并制定治疗方案。导丝有直型和弯曲型(图 7-4)。

(四) 造影导管

造影导管由插入管、接头部和内衬钢丝三部分组成。前端有刻度标记和不透 X 线的标记,便于了解插管的深度。①标准尖端型:插入管的先

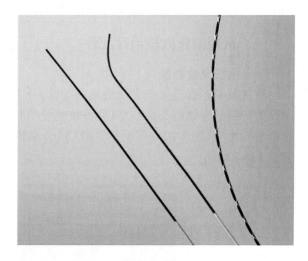

图 7-4　导丝

端部塑成标准尖端型,便于注入高黏度造影剂;②金属头型,金属尖端有助于副乳头的插管;③金属尖头型,尤其适用于经副乳头进行 ERCP 的操作,金属尖端长 1.3mm,先端部外径 0.8mm,便于插管;④ X 开口型,有助于乳头尤其是狭窄乳头的插管;⑤长尖头型及短尖头型,长锥形尖端有助于副乳头的插入,短锥形尖端有助于乳头尤其是狭窄乳头的插管;⑥球形头型,球形尖端便于插入副乳头;⑦侧孔型,先端部两侧各有一孔,便于吸引胰胆汁等具有各种功能特征的形状。造影导管的管腔有双腔和三腔,可以满足各种内镜治疗的需要。导管的接头部分别有 2 个和 3 个接口,造影剂和导丝各行其道,应用方便。内衬钢丝有利于导丝插入。

(五) 吸引活检针

吸引活检针(图 7-5)主要用于超声内镜下获取组织标本,表面设计的纹路具有使活检针在超声图像下清晰可视的特性。

(六) 先端帽

先端帽有透明的和不透明的,放置于内镜先端,使内镜先端物镜与黏膜之间保持适当距离,有利于内镜下诊断和治疗。先端帽分软质和硬质。根据开口的特点分为:①广口倾斜带爪型(图 7-6),

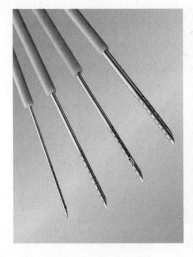

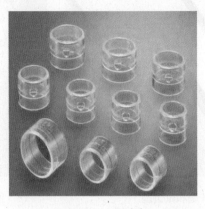

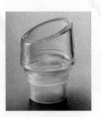

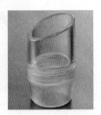

图7-5 吸引活检针　　　　图7-6 平直型　　　　图7-7 广口倾斜　　图7-8 倾斜型

黏膜切除用。18 mm的外径能够实施大范围下的黏膜切除,主要适用于2.8mm以上钳子管道的内镜。②平直型(图7-7),可提供清晰的视野和优质的组织观察特性,主要适用于放大镜。③倾斜型(图7-8),可大量吸引黏膜组织,有利于治疗。

三、常用消化内镜治疗配件

(一) 灌洗及喷洒管

灌洗及喷洒管是一条光滑的塑料导管,分为标准型(图7-9)(分可重复使用和一次性使用)和先端部为特制的金属端头标准型(分可重复使用和一次性使用),两者均适合一般灌洗和药液喷洒。金属端头喷洒型(图7-10)(可重复使用),适合黏膜染色用。特制金属端头可将液体呈雾状喷出。适用管道 2.0~2.8mm。

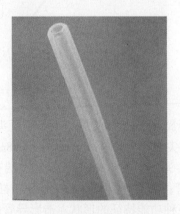

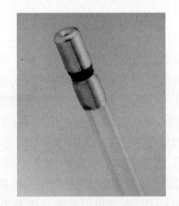

图7-9 标准型　　　　　　图7-10 金属端头喷洒型

(二) 异物钳和网篮

异物钳分为三部分构成,由一根长弹簧钢丝连接手柄和钳头,手柄控制钳头的开关,钢丝的另一端为各不相同的钳头(图7-11~图7-16),异物钳主要用于内镜下消化道异物及病变组织切除后的取出。不同形状的钳头特点各异。锯齿状的钳子能有效地抓紧形状复杂的物体。橡皮头的设计有助于抓紧尖锐的物体,如针状物、细金属丝。广口鼠齿状钳,钳臂长、开幅大,更容易钳住较宽平的物体及抓取有困难的物体,也适用于钳取大面积组织,如内镜下黏膜切除术的应用。异物钳的使用需依据内镜的

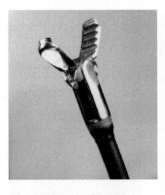 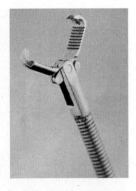 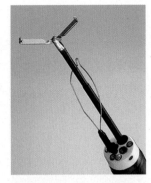 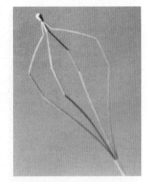

图7-11 鳄口型   图7-12 鼠齿鳄口型   图7-13 广口鼠齿型   图7-14 网篮

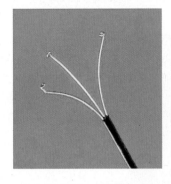 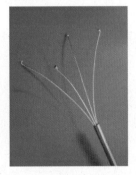 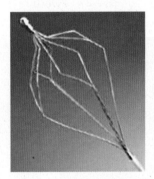 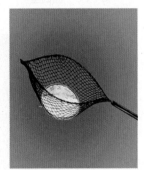

图7-15 三爪型   图7-16 四爪型   图7-17 取石网篮   图7-18 取异物网篮

型号、异物类型、异物大小及其在消化道内的部位选择最合适型号和形状的异物钳。消化道内长条形的异物如体温表、钉子等可用圈套器套住一端取出；类圆形异物如硬币、钥匙等可用鼠齿钳取出；球型异物如果核、纽扣电池等可用网篮取出。

切除组织的回收：切除后的息肉、内镜下黏膜切除术等可用稳固、坚实的三爪型异物钳或专为息肉回收而设计的四、五爪型异物钳。五爪型设计相对稳固，可抓取较大的组织，可在准确抓取的同时，尽可能减少组织损伤。取石网篮（图7-17）用于胆道取石。还有一种取异物网篮为国内生产的打开网篮，如广口网兜（图7-18），网边缘为钢丝圈似圈套器，兜住异物后收口，可有效地防止异物滑脱和尖锐物对组织的损伤。对于类似球型异物的钳取优于其他类型的网篮。

（三）热活检钳

热活检钳适用于直径小于5mm的无蒂息肉摘除、止血，以及易出血部位的活检钳取，并减少出血。也可用于内镜下黏膜切除术的预切开和术中快速、高效止血。热活检尖状钳头（图7-19）便于精确抓取。

（四）电圈套器和结扎器

1. 电圈套器　电圈套器由圈套器钢丝、绝缘外套管及手柄组成。用于消化道腔内隆起性组织、息肉等的切除，也可用于黏膜大活检，还可用于取出异物。按其圈套器钢丝形状和结构不同有多种类型（图7-20～图7-24），不同形状的圈套器用途有一定的差异。带刺的圈套器是为减少息肉的滑脱；六角型适用于切除扁平病灶；半月型适合于较大息肉切除；标准型适用于各种息肉的切除；螺旋型适用于无蒂息肉和扁平病灶。

2. 尼龙绳结扎器　尼龙绳结扎器（图7-25）是由尼龙圈套、手柄和链接的金属套管。是用于预防

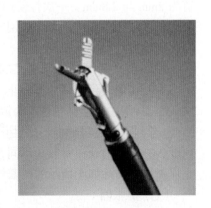

图7-19 热活检钳

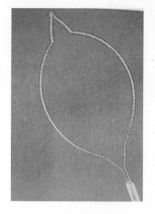

图 7-20　椭圆型

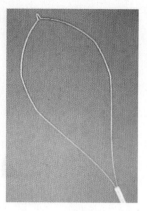
图 7-21　六角型

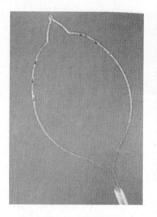
图 7-22　带刺椭圆型

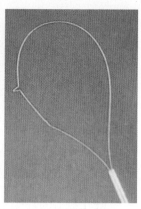
图 7-23　半月型

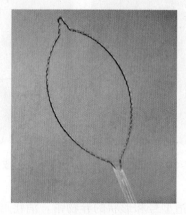
图 7-24　螺旋型

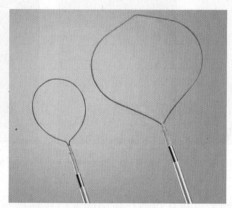
图 7-25　安装后的尼龙绳结扎器

有蒂的宽基底或粗蒂息肉切除术中及术后出血;也可与透明黏膜吸套配合应用于食道静脉瘤结扎。

3. 食管静脉曲张套扎器(结扎器)　食管静脉曲张套扎器由安装在活检孔道的旋转把手、安装在内镜先端部的套扎帽、套扎圈、牵拉线等组成。有单环结扎器和多环结扎器。

(五) 注射针

注射针为一次性使用,由针芯与硬度适中的管鞘和手柄组成。针的弹射距离为 4~8mm,钳子管道为 2mm 与 2.8mm。一次性使用针芯不同型号表示针的直径不同,常用 21G、23G、25G。不同的针尖斜面角度用于不同的部位,14°用于上消化道(图 7-26),30°用于下消化道。还有特殊用途的注射针如硬化剂注射针等。

(六) 止血夹(图 7-27、图 7-28)

全套止血夹包括释放器和止血夹,释放器由止血夹手柄、塑料套管和夹子钩组成。夹子钩前端有一条小沟,尾端与塑料套管内的钢丝相连,钢丝的另一端连接手柄。手柄的旋转钮用于调整止血夹的方向,有利于接近目标。一次性止血夹放置于夹套中,有利于安装夹子装置。止血夹嵌套颜色、钳口角度(90°、135°)及钳臂长短不同,可用于大小不同的创面,短钳型(约 4mm、6mm)更适合用于做标记。止血夹的钳瓣除如图所示的两瓣外,还有多瓣的,其中齿状的主要用于大面积止血和创面闭合。

(七) 扩张器

扩张器有探条扩张器、内镜下气囊扩张器、水囊扩张器等。探条扩张器是由聚乙烯或聚乙烯化合物制成的中空性扩张器,其中可插入导丝,其前端呈圆锥形,有弹性。扩张条直径分别为 5mm、7mm、9mm、11mm、13mm、15mm,导丝直径:1.0mm,长度:2200mm。扩张条有 X 线显影标志,用于确定扩张条在体内的位置。

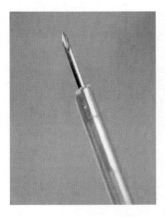
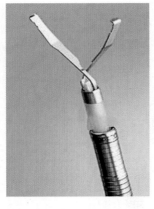
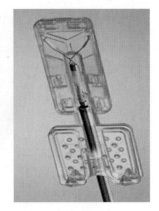

图 7-26　上消化道用注射针　　图 7-27　安装后的止血夹　　图 7-28　预装型止血夹

　　球囊扩张器(图 7-29)主要由球囊、导管和接头组成。其中球囊和导管的材料为聚氨酯;接头材料为 MABS(甲基丙烯酸甲酯 - 丙烯腈 - 丁二烯 - 苯乙烯塑料)聚合物。球囊扩张器有两种类型,一类为经内镜活检孔道插入扩张气囊,另一类为导丝引导扩张气囊,有多种型号。但共同点是需与测压器及加压注射器或打气皮球连接,以便加压检测注气后的气囊内压。上消化道扩张球囊还可根据使用不同的部位分为食管扩张球囊、胆管扩张球囊、贲门扩张球囊、幽门扩张球囊、结肠幽门扩张球囊。一次性使用产品经环氧乙烷灭菌。用于扩张胃肠道的狭窄。除贲门扩张球囊外,其他扩张球囊仅可用于内镜手术。

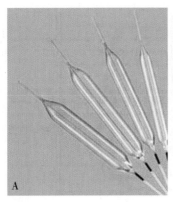
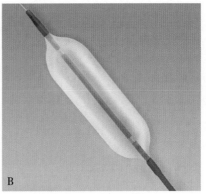

图 7-29　带导丝的球囊

(八) 高频切开刀

　　高频切开刀包括针状刀(图 7-30)、弓形的乳头切开刀(图 7-31)和一次性的内镜下黏膜切开刀。高频切开刀由电刀、插入管、接头部、把手和导线组成。其中针状刀、弓形的乳头切开刀用于十二指肠乳头切开术。电刀是一根导电性能良好的金属丝,在其外面套有高绝缘性的塑料导管。高频电刀为适应不同情况下的乳头切开术有多种不同的型号。奥林巴斯针状刀的刀头分针型和扁平型。弓形的乳头切开刀分普通型、双腔型和三腔型,除普通型外,绝大多数具有绝缘涂层(聪明衣),在 X 线下可显影。双腔型为两腔设计,刀丝定位恰当,有助于稳定切开方向。刀丝近端的绝缘涂层能极大地减少对乳头周边组织的损伤。三腔设计将注射及导丝管道分开,导丝在刀内时,确保造影剂注射顺畅,预弯型为鞘管先端尖头型设计。弓形的乳头切开刀 C-Hook(C 挂钩):C 挂钩可固定在附件支架或内镜上,操作者可独自完成操控导丝、注入造影剂和操控手柄等过程。V-Sheath(V 鞘管):器械操作可由医生单人完成,也可由医生与助手共同完成。V-Marking(V 标记):指示何时可以升起 / 降下抬钳器,简化附件更换过程。

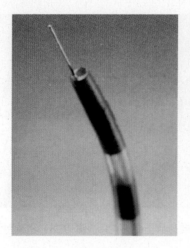 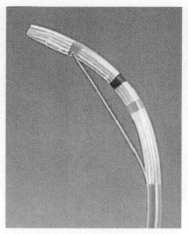

图 7-30　针状刀　　　　　　　图 7-31　三腔乳头切开刀

（九）胆管内引流管和取石器

1. 胆管内引流管　胆管内引流管为双层结构设计,内层引流性优良,可减轻胆汁堆积和堵塞;外层和内层之间的不锈钢金属网能提高引流管的硬度和弹性,使之易于插入。有多种侧翼间距规格可供选择(50mm、60mm、70mm、80mm、90mm、100mm、120mm 和 150mm);兼容管道:3.7mm,其外形有不同的形状:直线型(图 7-32)、弧形、侧弯型(图 7-33)、双层结构的侧屈型和中弯型(图 7-34、图 7-35)。

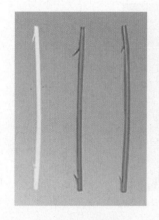 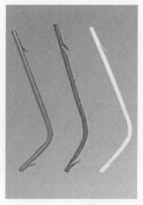 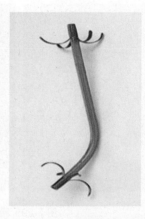 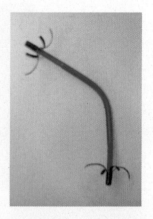

图 7-32　直线型　　　　图 7-33　侧弯型　　　　图 7-34　侧屈型　　　　图 7-35　中弯型

2. 胰胆管取石器　分为气囊取石器和取石网篮。气囊取石器(图 7-36)气囊先端和低端内置金属片,X 线下可见气囊位置。导丝腔、送液腔、送气腔分别独立,使插入导丝时可顺畅注入造影剂。配有三支送气用注射器,提供三种气囊扩张尺寸,用于胆道取石。取石网篮适用于抓取胆道小结石,网篮先端呈弹头型有利于插入;另有一型先端部设有导丝腔,可顺导丝易于插入,尤其适用于乳头小切开和肝内胆管的取石。

（十）黏膜切开刀

一次性内镜下黏膜切开刀是内镜下黏膜剥离术(endoscopic mucosal resection,EMR)和内镜下黏膜切除术(endoscopic submucosal dissection,ESD)的重要工具,实现了较大病变的一次性

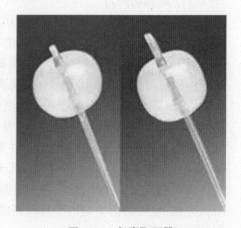

图 7-36　气囊取石器

切除。依据刀头的特点分为各种型号,如环状先端(图7-37)、绝缘陶瓷先端(图7-38)、三角型先端(图7-39)、L型先端(图7-40)和圆型先端等。绝缘陶瓷先端在完成切开和剥离黏膜的同时,能避免切开不必要的深层组织,用于上消化道病变。三角型先端适用于上消化道ESD的任何一个步骤:标记、预切开、切开、剥离等过程,还可以进行止血。L型先端可勾住纤维组织后实施剥离,避免穿孔,先端可依据病变切除的需要旋转滑动手柄而实现调整所需要的方向,可用于上、下消化道。

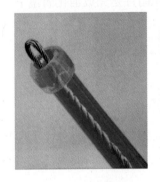
图7-37 环状先端

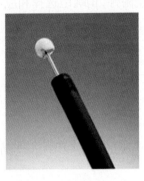
图7-38 绝缘陶瓷先端

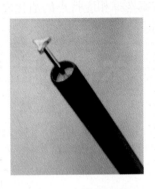
图7-39 三角型先端

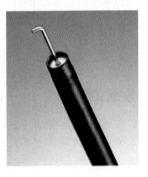
图7-40 L型先端

(十一) 消化系统的支架(图7-41、图7-42)

消化系统支架是指消化道和胰胆管的支架,在成人中的应用是一个成熟的领域。主要以微创的

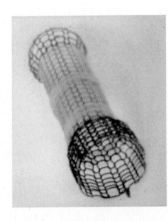
图7-41 食管覆膜可回收支架

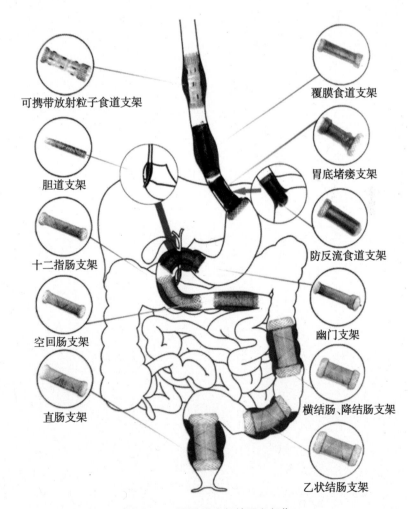

可携带放射粒子食道支架

覆膜食道支架

胆道支架

胃底堵瘘支架

十二指肠支架

防反流食道支架

空回肠支架

幽门支架

直肠支架

横结肠、降结肠支架

乙状结肠支架

图7-42 消化道支架放置各部位

非外科方法解除消化系统管腔狭窄和梗阻,多用于肿瘤性疾病。儿童相对成人肿瘤造成的消化系统管腔狭窄发病率低而很少应用,且儿童因年龄特点和生长发育等问题,可选择的支架受到很大的限制。对于年长儿童可选用成人应用的部分型号。消化系统支架对于非肿瘤性疾病主要选择不适合扩张和手术的狭窄,以及小的食管气管瘘等病变。

总之,消化内镜医生在准备做内镜前必须了解患儿病情、明确诊疗方案,同时还要熟悉消化内镜附件的特点,依据诊疗方案选择相应特点的消化内镜附件,正确地选择和应用附件是完成消化内镜下诊疗的先决条件。

(张艳玲)

参考文献

1. 王士杰,张立玮.消化内镜.北京:中国医药科技出版社,2007:32-43.
2. 李兆申,金震东,邹多武.胃肠道疾病内镜诊断及治疗学.北京:人民卫生出版社,2009:118,147,167-168.

第八章
消化内镜相关器械洗消与保养

第一节 内镜消毒的基本要求

一、20 世纪 60 年代纤维内镜开始在临床广泛应用,当时学者们已认识到内镜有传播感染的可能,但对此重视不够,检查间期处理内镜的方法是:用少量的自来水冲洗内镜表面及内腔,也有机构仅用清洁布擦干内镜表面,这种做法直今仍能见到。20 世纪 60 年代末、70 年代初,内镜消毒的问题开始受到关注,西方国家开始使用消毒剂消毒内镜。70 年代中期,第一代高水平液体化学杀菌剂(liquid chemical germicides,LCG)上市,戊二醛是其中之一,使内镜与附件的适当消毒成为可能。但 1978 年前只有内镜厂商提供的内镜清洗消毒建议,而且主要是从保护内镜的角度出发。1978 年,美国手术室护士学会杂志颁布了第一份内镜洗消的规范。根据内镜与人体内腔接触的情况,将内镜定为半危险医疗器械,按规范应进行高水平消毒后方可再次使用,将侵入人体无菌管道、组织的某些内镜辅助器械(如活检钳、切开刀等)定为危险性医疗器械,应进行灭菌处理后方可在第二人使用。1979 年英国消化病学会召开了内镜消毒的专题研讨会,并推荐了内镜消毒规范(guideline)。在此期间,虽然有了内镜消毒的规范,但大多数的内镜检查仍未按规范操作。1988 年,美国消化内镜学会(American society of gastroenterology endoscopy,ASGE)、美国消化护理及相关技术人员学会(the society of gastroenterology nurses and associates,SGNA)、英国胃肠病学会(British society of gastroenterology,BSG)均提出了内镜洗消规范,并建议学会内的内镜从业人员参照执行。1994 年,美国 FDA 也制订了内镜消毒的规范。此后,很多国家都制订了相应的内镜消毒规范,世界胃肠病学会也多次讨论内镜消毒规范并推荐相应的执行标准。我国消化内镜学会于 1997 年制订了消化内镜(包括附件)的消毒试行方案。近年来,发达国家的内镜洗消规范逐渐成熟,每隔一定周期,都会根据研究进展对规范进行修改,要求也愈来愈严。2002 年 7 月我国原卫生部公布了"内镜清洗消毒规范"(草案),使国内内镜消毒工作有了规范。我国原卫生部于 2004 年颁布了《内镜清洗消毒技术操作规范》,加大了对内镜的清洗、消毒操作管理力度,为规范我国医疗机构内镜室的医院感染管理,预防和控制内镜相关感染提供了法律依据。近期又有新的软式内镜清洗消毒技术规范出台。内镜相关感染的特点如下:

(一) 病原学

根据病原菌来源不同,因内镜操作导致的感染,可分内源性感染和外源性感染,内源性感染的发生是由于内镜操作使正常菌群进入血流或其他无菌部位所致。引起内源性感染的病原菌主要为肠球菌、表皮葡萄球菌和大肠埃希菌等。外源性感染的发生,主要由于内镜及附件被污染,造成病原体传播所致。如因清洗、消毒、灭菌失败,导致的内镜及附件细菌生物膜形成,是内镜相关感染发生的重要因素,引起外源性感染的病原菌主要为铜绿假单胞菌及其他 G⁻ 菌、分枝杆菌、真菌、病毒等。易感因素。

（二）易感因素

1. 内镜及附件清洗、消毒灭菌不规范　由于对污染的内镜及附件清洗、消毒灭菌不规范导致病原体的传播。主要表现为清洗不彻底，残留的有机物及无机盐干扰消毒灭菌效果，细菌生物膜形成，导致消灭毒菌失败；消毒灭菌方法选择不正确或消毒剂使用方法不规范，达不到消毒灭菌的效果，消毒后冲洗用水水质不合格或干燥不彻底，造成内镜再污染；自动清洗消毒机设计或使用不当等。

2. 内镜操作　当内镜操作时，易使正常菌群移位，造成正常菌群定位改变，引起内镜相关感染；腔镜手术或进行内镜操作使受检部位受损，移行的正常定植菌或内镜及附件的污染病原体侵入，均可导致血行感染的发生；腔镜手术时，由于手术操作不良，则易发生手术部位感染。

3. 宿主因素　当受检者并发先天性胃肠道畸形或胃肠道外科手术者，心、肾功能不全，先天性心脏病，严重肝胆疾病，免疫缺陷者，重度营养不良等机体免疫功能低下者，易发生内镜相关感染。内镜相关的感染传播与内镜的其他并发症（穿孔、窒息等）相比，感染显得似乎不重要，发生率也低，即使在侵入性较大的 ERCP 检查中，其发生率也只有 1% 左右。1993 年美国消化内镜学会统计，内镜相关的感染发生率是 $1/1.8 \times 10^6$。发生率低的原因有：消化道的抵抗力、内镜的有效消毒、病原菌不能黏附到内镜上、潜伏期长、难以及时发现等，故无法正确统计。

（三）内镜相关的感染可分为三类：①自身细菌移位所致（如食管扩张后的感染性心内膜炎，ERCP 术后的胆管炎）。②患者之间的传染（病毒性肝炎、假单孢菌感染）。③患者与工作人员间的传染。Spach 等报道内镜相关感染的病原菌有：细菌（铜绿假单孢菌、oranienburg 沙门菌、伤寒沙门菌、鼠伤寒沙门氏菌、阿哥拉沙门菌、表皮葡萄球菌、产气肠杆菌、幽门螺杆菌），病毒（HBV、HCV），寄生虫（隐孢子虫、粪类圆线虫），真菌（白色毛孢子菌）。还有 HIV 也应引起重视。

1. 自身细菌移位所致感染　内镜检查后菌血症是最常见的自身细菌移位，20 世纪 70~80 年代国外有关的研究对此有详细的记录，通过血培养证明的菌血症见表 8-1。大部分文献报道上消化道内镜检查后菌血症发生率不到 2%，也有报道高达 15%，但持续时间短暂，一般不超过 5 分钟，也有长达 30 分钟的报道。主要细菌为口咽部的正常菌，草绿色链球菌、溶血性链球菌则较少见，但它们与细菌性心内膜炎的发生有关。内镜下活检不增加菌血症的发生率。食管扩张、硬化剂治疗、肿瘤激光治疗分别使菌血症发生率增至 45%、31%、35%。食管扩张的狭窄段管径愈小，扩张次数愈多，发生菌血症的可能性愈大。Tandon 等报道内镜介入治疗后菌血症发生率为 0~50%，硬化剂治疗后平均为 5%~7%，扩张术后为 21%，结肠镜后为 4.7%，胆道梗阻患者 ERCP 后菌血症发生率达 50% 以上。

表 8-1　上消化道内镜诊治后菌血症发生率及感染性并发症

项目	菌血症发生率（%）	感染并发症类型
胃镜检查	2%~15%	心内膜炎
诊断性 ERCP	15%	
治疗性 ERCP	27%	
食管狭窄扩张	18%~45%，11%~22%（草绿色链球菌）	心内膜炎、脑脓肿、细菌性脑膜炎
硬化剂治疗	11%~16%	细菌性腹膜炎、心内膜炎、脑膜炎、败血症
曲张静脉套扎术	6%	化脓性脑膜炎
经皮 - 胃造瘘术	11%~24%	不预防性使用抗生素局部感染高达 29%
胃 - 食管肿瘤激光烧灼术	35%	化脓性关节炎、败血症

ERCP 相关的细菌移位性感染：Spach 等于 1993 年报道了 10 425 例 ERCP，其中 97 例（1.1%）发生感染，13 人因此死亡，主要是因为胆道梗阻未能解除，并发梗阻性化脓性胆管炎所致。一般认为，ERCP 过程中的感染率为 0.6%~1.1%，感染的患者中有 26% 死亡。预防性应用抗生素并不能解决此问题，充分胆管引流才是唯一办法，可用支架、鼻胆管、经皮穿刺、外科手术等方法进行引流。

成年人失代偿期肝硬化食管静脉曲张进行硬化治疗,建议预防性使用抗生素如诺氟沙星,可使硬化剂治疗后的感染率从 37% 降到 10%。EUS 引导下的穿刺同样存在感染问题,有些学者认为不应提倡 EUS 引导下的腹腔积液、胸腔积液穿刺,原因是感染的机会太多。

2. 内镜相关的交叉感染 内镜相关的交叉感染包括细菌、病毒两类,细菌在患者间的相互传播在临床上极难确诊,文献报道较多的是内镜被细菌污染后再感染患者,尤其是免疫功能受抑制的患者。据 Schembre 等 2000 年的统计数据,全球范围内,内镜传播的细菌性感染不到 300 例(仅指因内镜消毒后带菌引起的传播),最常见的细菌为假单孢菌属,容易定植于内镜或自动内镜洗消机中。1996 年,Aliperti 等报道 1 台污染假单孢菌的十二指肠镜致 45 人感染,其中 4 人因此死亡。

内镜相关的病毒性交叉感染,主要指患者间的病毒传播。到目前为止,文献报道的内镜相关的 HCV 感染有 2 例,HBV 感染有 1 例。1997 年法国 Bronowicki 等报道了结肠镜检查后引起 HCV 感染,在西方国家引起了学者们很大的关注,同时也对内镜进行高水平消毒是否足够的问题提出了质疑。清洗消毒不充分的内镜可检测到 HBV、HCV 的核酸,其意义尚不清楚。目前未见内镜传播 HIV 的报道。1994 年,法国的 Roudot-Thoraval 等报道了流行病学研究结果,内镜检查是 HCV 感染相关的危险因子,研究显示 16% 的 HCV 感染为院内感染,内镜检查是独立的相关危险因子,如有活检则此危险性翻倍。1997 年 Ponchon 等也报道,他们调查献血员新近感染 HCV 的情况,从 HCV 阴性到阳性的过程中,20% 曾接受过内镜检查。

内镜相关的朊病毒(prion)交叉感染最难处理,疯牛病、Creutzfeldt-Jakob 病、库鲁病等均由朊病毒引起,这类疾病预后极差,西方国家对疯牛病的恐慌已成为严重的社会和政治问题,经内镜传播朊病毒在理论上是完全可能的。目前无法确定常用的化学液体消毒剂对朊病毒的杀灭效果,且无法确定内镜上有否此病毒,故欧洲消化内镜学会建议,确诊的疯牛病患者不能进行内镜检查。我国朊病毒感染病例同样存在,一旦此类患者伴有某些疾病,考虑内镜相关检查时应尤其慎重。

3. 内镜相关的患者与工作人员间的感染传播 患者可将病原菌传给内镜工作人员,尤其是 Hp 的传播。已有多篇文献报道,内镜医生 Hp 血清阳性率明显高于普通内科医生。Potts 等 1997 年的系列研究发现,血清 Hp 阳性率:内镜医生为 50%、呼吸内科医生为 10%、内镜医生中,随着年龄、每周进行的胃镜例数、不戴手套等因素的增加而使 Hp 的阳性率增高。日本的 Nishikawa 等于 1998 年报道,内镜室护士 Hp 感染率也高于其他科室护士。在美国,除乙状结肠镜检查外,其他内镜检查均要求建立静脉通道,因内镜检查室内灯光较暗,在此过程中,易发生医护人员的刺伤,并发生交叉感染。1995 年 Puro 等报道,对 HIV 一次针刺传染的机会为 0.3%,HCV 为 3%,HBV 为 30%,对工作人员的危害是显而易见的。但 Hirsch 等 1985 年报道,7 名内镜医生、2 名内镜护士在给 HIV 阳性患者检查过程中发生自身刺伤,1 年后复查未发现 HIV 感染。另外,患者的体液(唾液、胆汁、呕吐物、粪便、血液)溅到工作人员的身上,手工清洗活检钳时组织碎片的飞溅,对医护人员来说都是危险因素。各种体液所含的病原菌量不同,黏膜接触感染 HIV 的机会为 0.1%,皮肤接触 HIV 血液后引起的传播已有报道,其概率为 0.04%。但对 HCV、HBV 而言,其概率要高数十倍。故 1985 开始,美国疾病预防控制中心要求内镜操作人员进行自身防护,包括戴手套、穿保护性外套、戴面罩、和眼镜、接种 HBV 疫苗,有条件者接种 HAV 疫苗,每 6 个月做结核菌素皮试。

二、适合内镜使用的消毒剂

如前所述,内镜消毒的重视与有了合适的消毒剂是分不开的,目前世界各地使用最广的内镜消毒剂仍为戊二醛。过氧乙酸以其效果好、时间短的优点正逐渐被认可,英美等国已有过氧乙酸内镜消毒剂在市场供应,国内也有少数单位用此消毒。氧(酸)化电位水则显示出高效、低毒、价廉、无污染的良好优势,被认为是今后内镜消毒剂发展的趋势。

(一) 戊二醛(glutaraldehyde)

对植物性细菌只需 1 分钟浸泡即能达到高水平消毒。Carr-Locke 等 1978 年报道将内镜浸泡于

2% 碱性戊二醛中,2 分钟即能达到 100% 无菌,2 分钟的浸泡足以灭活 HIV 和肠病毒,2.5~5 分钟则能灭活 HBV。对 HCV 的杀灭情况目前尚未见报道,根据理论上的推测,戊二醛对 HCV 的杀灭应较 HBV 更容易,故各国的内镜消毒规范均未对 HCV 患者受检后的消毒提出特殊要求。Hanson 等 1992 年报道低滴度的结核分枝杆菌经 2% 碱性戊二醛浸泡 10 分钟可被破坏,高滴度结核分枝杆菌浸泡 20 分钟也被完全破坏。对鸟胞内分枝杆菌的杀灭则需浸泡 60~120 分钟,杀灭细菌孢子则需浸泡 3~4 个小时。表 8-2 为文献报道的戊二醛杀灭内镜沾染病原菌的效果。戊二醛的缺点主要是毒副反应多,包括刺激及过敏作用,能引起皮炎、结膜炎、鼻刺激、哮喘等,这些不良反应的报道有逐渐增多的趋势。戊二醛的另一个缺点为:如内镜内腔中的有机成分未被彻底清洗,这些成分接触戊二醛后会发生固化,使之不易去除,成为污染来源或堵塞内镜内腔。同时,戊二醛对环境也有一定破坏作用。Rozen 等 1994 年报道了戊二醛相关的自限性肠炎。因此,英国 1998 年要求,戊二醛职业暴露的空气浓度为 0.05ppm(平均 8 个小时)。西方各国、日本、澳大利亚等均有长期接触戊二醛的暴露浓度限制。从长远来看,戊二醛将逐渐被其他消毒剂所替代。国内戊二醛是主要的内镜消毒剂,但内镜工作人员的防护问题应值得重视。

表 8-2　2% 戊二醛对内镜沾染的病原菌的杀灭结果

内镜种类		病原	最初的量(log)	清洗后的量(log)	平均减少量(log)	2% 戊二醛消毒时间
研究 1	消化内镜 Olympus GIFXQ20	混合菌	3~4CFU/ml	0	4.9	<2 分钟
		HIV,HBV	ND	0		
研究 2	消化内镜 Olympus GIFXQ20	HIV	4.7~6.5pg/ml	0-2.2	4.7	<2 分钟
研究 3	支气管镜 Olympus BF10	混合菌	2.1~4,3CFU/ml	0	2.8	<2 分钟
		HIV,HBV,卡氏肺囊虫	ND	0		
			1.2 囊/ml	0		
研究 4	消化内镜 Olympus CF-P10S	枯草杆菌	6~8CFU/ml	ND	4.2	ND
研究 5	支气管镜 Olympus BF10	结核分枝杆菌	3.1~4.6CFU/ml	0.11-0.7	3.5	<10 分钟

注:研究 1.Hanson PJ,Gor D,Clarke JR,et al. Contamination of endoscopes used in AIDS patients.Lancet. 1989,2(8654):86-88.

　　研究 2.Hanson PJ. AIDS:practising safe endoscopy. Baillieres Clin Gastroenterol,1990,4(2):477-494.

　　研究 3.Hanson PJ,Jeffries DJ,Collins JV. Viral transmission and fibreoptic endoscopy. J Hosp Infect,1991,18(Suppl A):136-140.

　　研究 4.Vesley D,Norlien KG,Nelson B,et al. Significant factors in the disinfection and sterilization of flexible endoscopes.Am J Infect Control,1992,20(6):291-300.

　　研究 5.Hanson PJ,Chadwick MV,Gaya H,et al. A study of glutaraldehyde disinfection of fibreoptic bronchoscopes experimentally contaminated with Mycobacterium tuberculosis.J Hosp Infect,1992,22(2):137-142.

(二) 过氧乙酸(peracetic acid)

是一种强氧化剂,浸泡 5 分钟即可杀死分枝杆菌,浸泡 10 分钟能杀死细菌孢子,并能防止孢子菌的脱囊作用。对 HBV、HCV、HIV、结核分枝杆菌的杀灭效果也很好。目前市场上有 2 种制剂,0.2% 和 0.35% 的过氧乙酸,前者只能在专门的消毒机内应用,后者则以强生公司的 Nu Cidex 为代表,厂商推荐该溶液浸泡 5 分钟能达到高水平消毒要求,浸泡 10 分钟能达到灭菌要求。过氧乙酸的优点在于能使内镜腔道内固化的有机物质溶解(假如未进行彻底清洗,戊二醛能保护内镜腔道中固化的有机大分子,过氧乙酸则能溶解之);主要缺点是费用昂贵,过氧乙酸一旦配制,必须每 24 个小时更换,也有要求每 7 天更换一次,测试过氧乙酸浓度的试纸也有供应。过氧乙酸的刺激性目前尚无法评价,另外过氧乙酸会损坏内镜,包括腐蚀内镜引起漏色、脱色等。目前国外更常见的是将过氧乙酸用作内镜自动消毒机的消毒剂,当然手工浸泡消毒也有使用过氧乙酸的。过氧乙酸同样具刺激气味,且较戊二醛更甚,使用时应在密闭容器内。因其消毒效果好、浸泡时间短,正在逐渐被推广应用。

(三) 过氧复合物 (peroxygen compounds)

因消毒效果不如戊二醛,并对内镜、内镜消毒机等均有损害作用,故使用面不广,也未能得到有关专业学会的推荐。

(四) 二氧化氯 (chlorine dioxide)

国外有很多商品化的二氧化氯消毒剂,一般有两部分组成:基础成分和激活剂,使用前加水稀释。新鲜配制的二氧化氯消毒剂对细菌、细菌孢子、病毒的杀灭作用与过氧乙酸相似,如配制适当并存放于密闭容器,二氧化氯消毒剂的杀孢子作用可维持 7~14 天,厂商推荐杀灭细菌、病毒需浸泡 10 分钟。其缺点为有强烈的刺激气味,对内镜的损害作用也较戊二醛更甚。

(五) 季铵类化合物 (quaternary ammonium compounds)

较多的观点认为,此类消毒剂对病毒的消毒效果欠佳,不适用于内镜的消毒。

(六) 70% 酒精 (alcohol)

除肠病毒外,70% 酒精对细菌、病毒的杀灭作用均较戊二醛更强,但 70% 酒精对细菌孢子杀灭效果不佳,70% 酒精浸泡对内镜的损坏作用也大。因此,内镜消毒主要用于内镜控制部、插入部的擦拭及内镜内腔的冲洗干燥,浸泡消毒则不用。

(七) 超氧化水 (superoxidised water)

又称去离子水、氧(酸)化电位水。Selkon 等 1999 年报道,结核分枝杆菌、鸟胞内分枝杆菌、龟分枝杆菌、枯草杆菌、大肠埃希菌(包括 O157 型)、粪肠球菌、耐甲氧西林的产气肠杆菌、白色念珠菌、铜绿假单孢菌、HIV1 型、2 型经超氧化水作用 2 分钟,99.999% (10^5)甚至更多的细菌被杀灭,是一种最被看好的内镜消毒剂。

(八) 环氧乙烷 (ethylene oxide)

环氧乙烷是一种广谱、高效、穿透力强、对消毒物品损害轻微的消毒和灭菌剂,在医疗、制药、食品等行业均有广泛应用。其杀灭细菌、孢子、病毒的效果确切,机制为能与微生物的蛋白、DNA、RNA 发生非特异性的烷基化作用。环氧乙烷消毒方法比较复杂,消毒条件不易控制,消毒时间长,安全性也差。常用的环氧乙烷消毒方法有塑料袋消毒法、丁基橡胶尼龙布袋消毒法、小型容器消毒法、环氧乙烷消毒器、环氧乙烷消毒室及大型帐篷消毒法。根据不同的方法,所需的温度、消毒剂浓度、时间也不同,要求专业人员操作、控制。

(九) 邻苯二甲醛 (adjacent benzene two formaldehyde)

该消毒剂对细菌繁殖体、酵母菌和细菌芽孢均有良好的杀灭效果,且性能稳定,腐蚀性小;适宜浸泡消毒,消毒液应注满各管道;宜采用流动浸泡方式。用于内镜消毒,它是种新型芳香族醛类消毒剂,其特点是刺激性气味小,其理化及生物性能非常稳定,抗酸碱性干扰,pH 值适用范围广,作用较戊二醛快,克服了传统醛类消毒灭菌剂毒性大的弊端,是可用于医疗器械消毒的高水平消毒剂,主要缺点为存在对皮肤绿染的现象,使用时需加强保护手、眼、消化道和呼吸道黏膜。

三、消毒基本原则与设施

(一) 内镜消毒与灭菌基本原则

目前,世界各国基本采用 Spaulding 医疗器械分类,根据各类器械的使用情况,将医疗器械接触人体后的危险性分为三类,不同类别的消毒、灭菌要求不同。

1. 极度危险类　接触无菌组织、器官、内腔,只要有微生物污染,就会引起感染。此类器械使用前应进行灭菌处理。

2. 危险类　与黏膜接触,常规不穿破黏膜,以及各种内镜、导尿管、吸痰管等。此类器械使用前应进行高水平消毒,对消毒的具体要求是能杀死一部分的细菌孢子、大部分的真菌孢子、所有的常见的植物性细菌、小的或非液态病毒、中等大小的或液态的病毒。

3. 低危险类　与患者体表接触,常规不穿破皮肤,如面罩、袖带、电极。此类器械引起感染的机会极少,简单消毒即可。

消化内镜(不包括术中经手术切口进入体腔的消化内镜)属经自然通道与管腔黏膜接触的内镜,按 Spaulding 分类属危险类,应进行高水平消毒。内镜诊治过程中所用的活检钳、切开刀等在诊治过程中进入破损黏膜的附件则属极度危险类,应进行灭菌处理。对于能经受高压蒸汽灭菌的附件(如能耐热的活检钳)应按常规高压蒸汽灭菌方法进行,本节主要讨论不耐热的内镜及其附件的消毒方法。

(二) 内镜室消毒相关配制

1. 内镜室应按检查部位分室进行,如胃镜室、肠镜室等。

2. 内镜室应划分内镜消毒区、内镜检查区,最好能有专用的消毒室并与检查室分开,消毒室内配置专用的流水洗涤槽(盆)、酶洁液洗涤槽(盆)、消毒浸泡槽(盆)、洁净水冲洗槽(盆)、空气/水管道清洗转接器(A/W 槽)、全管路冲洗器、测漏器、防水帽等。有条件的机构可配置内镜自动消毒机,尤其是内镜检查治疗病例较多的机构。

(三) 内镜术前消毒相关的准备

原则上内镜消毒应达到对每一个患者均安全的水平,也就是说,无论内镜被多少量、多少种类的病原菌污染,经消毒后,随后的被检查者应无被感染的危险。西方发达国家基本是按本原则进行操作,不要求患者进行特定的体检。但我国目前尚达不到此水平,一般要求患者做必要的体检,对肝炎、艾滋病患者及某些特殊病原携带者使用专用内镜,并单独进行特殊的消毒灭菌处理。如无条件使用专用内镜,则安排以上患者在专用时段进行检查(原则上在每天其他患者检查完后进行或指定某天)。但理论上,任何检查措施均不能查出所有的病原携带者,一部分已感染病原但处于潜伏期的患者是不可能被检出的,因此,术前对患者简单分类进行检查只是现阶段临时的选择,将来肯定会被淘汰。而且患者分类进行检查,增加总的费用不说,也易致内镜操作人员对病原菌阴性患者检查后的内镜消毒发生轻视,更增加了感染的危险。

(四) 内镜及附件的清洗消毒方法

分为全浸泡式消毒与非全浸泡式消毒。全浸泡式消毒又可分为人工操作、机械消毒两类。目前,全球提倡全浸泡式消毒。我国原卫生部 2004 年颁发的《内镜清洗消毒规范》也要求开展内镜治疗业务的医院内镜清洗消毒方法采用全浸泡式消毒。

1. 全浸泡式消毒(高水平消毒)

(1) 第一阶段清洗:内镜使用后应立即用纱布擦去外表面污物,并反复送气与送水 10 秒,放入清洗槽内充分清洗,取下活检阀门,吸引器送气按钮,用清洗毛刷洗活检孔道和导光软管吸引器管道,洗刷时两头见刷头;接全管道灌流器用 50ml 注射器,吸清水注入送气送水管道,用吸引器反复抽吸活检孔道;用吸引器吸干活检孔道的水分并擦干镜身,将取下的吸引器按钮、送水送气按钮和活检入口阀用清水冲洗干净并擦干。内镜附件如活检钳、细胞刷、切开刀、导丝、碎石器、网篮、造影导管、异物钳等使用后,先放入清水中,用小刷刷洗钳瓣内面和关节处,清洗后并擦干,清洗纱布采用一次性使用的方式,清洗刷使用后一用一消毒,清洗消毒槽(图 8-1)。

(2) 第二阶段酶洗:将擦干后的内镜置于酶洗槽中,用注射器抽吸多酶洗液 100ml,冲洗送气送水管道,用吸引器将含酶洗液吸入活检孔道,操作部用多酶洗液擦拭;擦干后的附件各类按钮和阀门用多酶洗液浸泡,附件还需在超声清洗器内清洗 5~10 分钟,多酶洗液每洗 1 个内镜

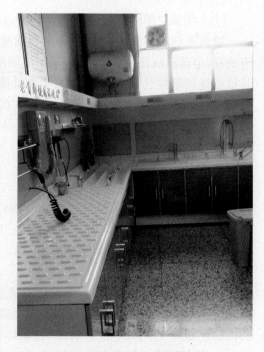

图 8-1 清洗消毒槽

后都要更换。多酶洗液浸泡后的内镜用水枪或注射器彻底冲洗各管道,同时冲洗内镜的外表面。用50ml注射器向各管道冲气,排出管道内的水分,以免稀释消毒剂。

(3) 第三阶段消毒:采用2%碱性戊二醛浸泡消毒。胃镜、肠镜浸泡≥10分钟,结核分枝杆菌、其他分枝杆菌等特殊感染≥45分钟,需要灭菌的内镜和附件浸泡10个小时,当天不再继续使用的内镜浸泡30分钟。各国推荐的消化内镜浸泡消毒时间见表8-3。

表8-3　各国消化内镜专业学会推荐的内镜浸泡消毒时间

国别	制订时间	消毒剂	冲洗时间（min）	消毒剂浸泡时间（分钟）				
				次间	终末	ERCP	免疫抑制者	分枝杆菌
澳大利亚	1994	2%戊二醛	10	10	20	20	20	—
日本	1995	2%戊二醛	10	10	20	20	20	—
欧洲	1995	2%戊二醛	10	10	10	20	20	—
美国	1998	2%戊二醛	10	10	20	20	20	—
英国	1998	2%戊二醛	10	20	20	20	20	60~120
		0.35%过氧乙酸	5	5	5	5	5	5
		7.5%H_2O_2	10	10	10			
法国	2000	2%戊二醛	5	20	10			
		0.35%过氧乙酸	5	5	10			
亚太地区	2000	2%戊二醛	10	10	20			
中国	1997	2%戊二醛	—	20	—			

(4) 第四阶段冲洗:内镜消毒后更换手套,用注射器向各管腔注入空气,以去除消毒液,将内镜置入冲洗槽,流动水下用纱布清洗内镜的外表面,反复抽吸清水冲洗各孔道。用纱布擦干内镜外表面,将各孔道的水分抽吸干净。取下清洗时的各种专用管道和按钮,换上诊疗用的各种附件,用于下例患者的诊疗。

其他弯盘、敷料缸采用压力蒸气灭菌,注水瓶和连接管采用5%有效氯消毒剂浸泡30分钟消毒,消毒后用无菌水冲尽残留消毒液,干燥后备用。注水瓶内的无菌水每天更换;灭菌后的附件按无菌物品存放;储镜柜(图8-2)每周清洁消毒1次;每天诊疗工作结束后,用75%乙醇将内镜及管道冲洗,干燥后存放柜内,对吸引瓶、吸引管清洗后浸泡5%有效氯消毒剂30分钟;清洗槽、酶洗槽、冲洗槽清洗后用含氯消毒剂消毒;每天诊疗工作前对内镜再次用2%碱性戊二醛浸泡消毒20分钟,冲洗干燥后备用。每天保持环境清洁,工作结束后进行清扫和终末消毒,空气消毒采用紫外线照射,每天1个小时;工作人员要加强自我保护意识,在诊疗清洗消毒时,除穿工作服,还应戴防渗透围裙、一次性口罩、帽子、橡胶手套等。

2. 全自动消毒法　在初洗的基础上,参照各家全自动洗消机的说明书实施。

四、消化内镜消毒的注意点

1. 正确认识清洗的重要性　消化道尤其是下消化道正常情况下有大量的正常菌群生长,故消化内镜检查后,内

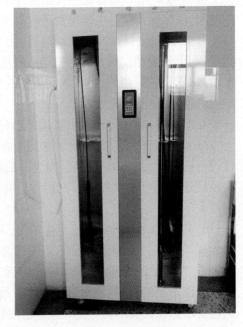

图8-2　储镜柜

镜表面及内腔均含有相当数量的细菌。1994 年 Alfa 等报道消化内镜检查后内镜上的细菌负荷量为 10^5 CFU/ml，Chu 等 1998 年报道结肠镜检查后的细菌负荷为 10^{10} CFU/ml。Vesley 等 1999 年报道内镜吸引孔道内的细菌负荷为 $10^{6.7}$/ml，其他文献报道内镜外表、注水气孔道为 $10^{4.3\sim4.5}$/ml，上海长海医院曾检测 44 例乙型肝炎病毒标记物阳性患者胃镜检查后内镜表面、内腔的肝炎病毒污染状况（ELISA 法），结果有 2 例于胃镜镜身、14 例于活检孔道检测到乙型肝炎病毒标记物。这方面的研究以 Chu 等 1998 年的文献最为详尽，他们报道结肠镜术后镜身表面和吸引孔道的细菌 99% 为大肠埃希菌和拟杆菌，是肠道固有的革兰阴性杆菌，其余为假单胞菌属、肠杆菌属、巴斯德菌属和克雷伯菌属，葡萄球菌属是其中最主要的革兰阳性菌（占 1%）。一般而言，手工清洗后，文献报道细菌数可减少 $10^{4\sim6}$ 倍，并且，细菌的种类也发生巨大变化。Chu 等的研究表明手工清洗使结肠镜吸引孔道内的细菌数减少 $10^{5.5}$ 倍，镜身表面的细菌数减少 10 倍，但清洗后细菌的种类分布发生了变化，肠道正常菌群数减少，医院环境内的细菌数增多，这是非常值得注意的现象。可能因清洗过程中，空气、操作人员的手、清洗器具等处的细菌污染所造成。因此，清洗过程中，操作人员应高度重视，严格按规范操作，防止医院环境中的致病菌污染内镜。各内镜制造厂家提供的清洗方案不一样，各种内镜的清洗程序不一样，不同操作人员间的清洗不一样，同一人员在不同的时间、地点清洗结果也可能不一样，而且各种内镜洗消规范内未规定清洗标准，故清洗一步最易出问题，内镜自动消毒机在一定程度上可克服此问题。

Spach 等 1993 年报道了 26 年 281 例内镜相关的感染，253 例发生在 1988 年前，即内镜消毒规范颁布前，1988—1993 年间只有 28 例感染发生，而且这 28 例均能找到违反规范的操作，其主要的违规处即在清洗阶段。1994 年，FDA 提出内镜消毒的规范，并推荐 2% 戊二醛浸泡 45 分钟（25℃）才能达到高水平消毒的要求。后来，ASGE、SGNA、美国传染病控制和流行病专业学会、疾病预防控制中心、FDA、美国消化病学会联合组织了一个由内科医生、护士、微生物学家组成的委员会，对内镜的消毒问题进行了专题研讨，1996 年 5 月，该委员会发表报告认为：FDA 推荐的 45 分钟浸泡是基于内镜未进行清洗的基础上的，假如内镜先由培训过的技术人员进行标准的清洗，那么，浸泡 2% 戊二醛 20 分钟（室温）能够达到高水平消毒的要求。几乎所有的专业委员会推荐的内镜消毒规范均对清洗一步反复强调，原因是这一步最易因人为因素而造成忽视，从而导致不良后果。

2. 对 HIV、HBV、HCV 分镜使用不可取　因为，分镜使用无法查出所有的病原携带者，还易导致清洗人员在阴性患者使用后对内镜消毒工作的放松。只有彻底清洗消毒，保证内镜在使用时对每一位受检者均安全，才能保证不传染病原菌。HIV、HBV、HCV 感染者使用后的内镜应适当延长消毒浸泡时间，以确保安全。也即检查后应清洗 20 分钟，在戊二醛中浸泡消毒 20~30 分钟。

3. 应在内镜设计及内镜制造材料上进行改进，应尽量减少狭长的内镜腔内管道，这种管道的清洗、浸泡十分困难。现有的内镜均不耐热，故无法进行高温消毒，实际上，很多人怀疑对内镜进行高水平消毒是否足够，当然，目前尚无证据表明内镜灭菌比高水平消毒更好，如制造能进行高压蒸汽灭菌的内镜肯定更理想。

4. 侵入性大的治疗性内镜、内镜活检钳的消毒应以达到灭菌水平为佳。

5. 对怀疑或已明确的朊病毒感染者，鉴于其不可避免的不良预后，若患者无强烈的适应证不建议进行内镜诊治，如确有必要，检查后的内镜应做特殊处理。某些学者甚至建议，此类患者使用后的内镜应连续进行 6 次高压蒸汽消毒后并废弃，因为目前尚无法检测有无朊病毒的存留，无法预测危险性。

6. 内镜消毒人员应进行专业培训，人员是保证消毒质量的基础。人员培训包括内镜医生、护士、消毒技师在内。2000 年 Tandon 等对世界各地的内镜消毒现状分析认为，发达国家内镜相关感染仍时有报道，发展中国家问题更多。发达国家出现以上问题的原因主要是执行规范不严格，发展中国家则还有工作量及经费、器械不足等原因。故严格按规范操作是最重要的质量保证措施，要做到这一点，最重要还是在人员培训。澳大利亚已推行资格证书制度，内镜消毒人员要从理论上培训微生物学、清洗、消毒、无菌、内镜构造原理、自动消毒机等内容，并需有最少 1 天的实践培训。

7. 内镜工作人员的责任心是内镜消毒质量的保证。全球范围内的内镜消毒差别极大,Arora 等1992年调查印度 133 个内镜中心,结果表明只有 1/3 的中心进行内镜消毒,这种消毒也是极不严格的:1% 戊二醛浸泡 2 分钟。1991 年 Ferrari 等报道巴西的情况也如此。1993 年 Spach 等报道北欧 1/3 的内镜中心在上消化道出血、常规胃镜及结肠镜检查后的内镜消毒也不充分。1994 年澳大利亚的调查表明,只有不到一半的内镜中心消毒是充分的。1996 年 Akamatsu 等对日本的调查发现(20 个内镜中心),2/3 的中心没有对内镜孔道做到充分的冲洗,只有 2 个中心对内镜进行浸泡消毒。1993 年 Spach 等总结了美国的情况,78% 的中心未能对活检钳进行灭菌处理,25% 的中心在内镜洗消结束后查到10 万以上的细菌克隆。另一项对美国家庭开业医生进行乙状结肠镜检查的调查发现,2/3 以上的洗消不合格,某些消毒甚至不能杀死 HIV。1992 年 Foss 等对内镜医生、护士的问卷调查表明,72% 的医生、74% 的护士在过去的一年中有过堵镜的经历。我国目前的情况也不容乐观。

五、消化内镜消毒的新进展

(一) 内镜自动消毒机(automatic flexible endoscope reprocessors,AFER)

内镜全浸泡消毒的过程基本是固定的,包括清洗、消毒、再清洗(或漂洗)干燥等数步骤,AFER 即是根据以上步骤设计的(图8-3)。但市场上供应的 AFER 在原理上各不相同,功效也不同。有的设计为灭菌机,能达到内镜灭菌的目的,也有既能进行清洗又能进行消毒的 AFER,有的则只能进行消毒,但一般均具备最后的清洗干燥功能。有的 AFER 能同时处理多台内镜,也有的一次只能处理一台内镜。当前,AFER 使用的消毒剂均为 LCG,包括碱性、酸性戊二醛、过氧乙酸、过氧化氢及以上两者的混合物。

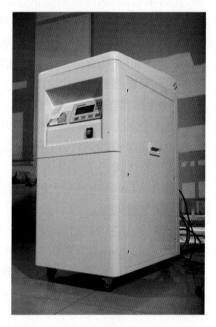

图 8-3 内镜自动消毒机

AFER 的优点:①自动化、标准化,减少了人为的失误及不一致。②工作人员的安全性提高,与 LCG 的接触减少,对环境污染也相应减少。③质量更可靠。④带有水过滤系统,一般使用 2道滤膜,第一道孔径 $5\mu m$,第二道孔径 $0.1\sim0.2\mu m$。过滤水的使用保证最后冲洗时不再被污染。⑤可对 LCG 进行加热,提高消毒效率。⑥某些消毒机带有自动报警系统,能自动监测某些容易变动的指标,提醒使用人员注意。

AFER 的缺点:①并非完全自动化,不同型号内镜设计不同,使 AFER 不能完全相同对待,一般而言,清洗、干燥二步仍要手工完成。②内镜腔道狭长,使 AFER 无法操作,故并非每一种内镜均可经 AFER 处理,必须辅以手工清洗。如十二指肠镜的抬钳器通道,细而长,清洗十分困难,消毒剂也很难完全灌满,一般要用 2~5ml 注射器进行快速冲洗灌注。③所需时间太长,一般 1 个周期要 30~60 分钟,在某些工作量大的机构时间不够充裕。④某些 AFER 无法进行 LCG 浓度监测。⑤ AFER 本身也需要进行消毒,因 AFER 本身的污染致消毒的内镜再污染并引发患者感染流行的报道已有多篇报道。AFER 使用中最易被忽视的是最后一道程序中过滤水冲洗时水的质量,过滤膜的完整与否对水的质量影响很大。

内镜中心配备 AFER,应根据自身的特点进行选配,购买前注意以下问题:初期费用及每个周期的费用;是否需昂贵的附件;是否能自动记录某些重要参数;水过滤系统是否标准、合理;有无 LCG 自动加热功能;与患者的交叉感染是否有关;其内腔是否容易生长细菌或形成生物胶;能否使用一种以上的 LCG;操作是否容易;是否足够的空间安装;与内镜损害有无关系;能否同时处理多台内镜。

(二) 酸化离子水(electrolyzed acid water,EAW)

EAW 杀菌、杀病毒效果强大而确切,对环境污染小,对内镜各部件不造成破坏,是目前被认为最有前景的内镜消毒剂,也有可能取代戊二醛,成为主要的内镜消毒剂。EAW 的产生需要一电化箱,内有阴阳电极,电极间用离子交换膜分隔,箱内放入 10L 自来水并加入 5g 氯化钠,通电后发生如下反应。

$$阳极: 2H_2O \rightarrow O_2+4H^++4e^-$$
$$2NaCl \rightarrow Cl_2+2Na+2e^-$$
$$Cl_2+H_2O \rightarrow HClO+HCl$$
$$阴极: 2H_2O+2e^- \rightarrow H_2+2OH^-$$
$$2NaCl+2OH^- \rightarrow 2NaOH+2Cl^-$$

通过以上反应,在阳极一侧的箱内很快产生较多的 HClO、HCl、Cl_2,并产生约 1000mV 的电位差,使 pH 低于 2.7,但只要断开电流,这些反应很快停止,其效应也随之消失。

EAW 抗微生物的作用是多种因素的混合效应,包括低 pH、高氧化还原能、氯自由基,其机制推测是细胞膜的氧化、酶的灭活和核酸的变性。

日本学者 Tsuji 等在 2000 年报道,内镜表面 10^{7-8}cfu/ml 的凝固酶阴性的葡萄球菌、甲氧西林耐药的金葡菌、Hp、克雷伯肺炎杆菌、Stenotrophomonas maltophilia、黏质沙雷菌、Baumannii 不动杆菌、肠球菌、大肠埃希菌、铜绿假单孢菌、洋葱假单孢菌、难辨梭状芽孢杆菌、新型隐球菌、烟曲真菌、白色念珠菌经 EAW 作用 7 分钟,培养未发现有细菌生长。EAW 对病毒的杀灭作用也非常强大,10^{4-6}CFU/ml 的腺病毒(1,2,3 型)、脊髓灰质炎病毒 3 型经 EAW 作用 7 分钟同样检测不到。Tagawa 等 1999 年报道: 10^7 的鸭肝炎病毒 B 经 EAW 处理后,再接种鸭子,8 周后用峡缝 DNA 杂交法未能发现被接种的鸭子体内有病毒感染。与其他液体化学消毒剂一样,液体中有机物质愈多,EAW 的消毒效果愈差,因此,EAW 消毒前,清洗同样不可少。

日本食品分析中心认为 EAW 对皮肤弱刺激、对眼睛无刺激、无致畸性、无细胞毒作用,尽管反应过程中产生微量的氯气,但不会超过国家规定的空气浓度限值。该机器在日本已上市。Tsuji 等估计该机器运行 1 天的成本为 21 美分。

用 EAW 消毒内镜最大的缺点是对金属有一定的腐蚀性,如何既能有效消毒又不损害内镜器械是今后要研究的问题。

（三）一次性内镜附件

如前所述,不少学者认为,对内镜进行高水平的消毒是不够的,只有进行灭菌处理才能确保患者的安全。但目前的水平根本达不到每人检查后均进行灭菌的水平,一次性内镜附件即为达到以上要求而开发的。

（万盛华　徐俊杰）

第二节　内镜的维护与保养

内镜制造技术的进步为学者们对消化系统疾病的认识、诊断和治疗带来了革命性的变化。内镜是精密、昂贵的仪器,而且仪器本身形状特殊、结构复杂,必须由具备专业知识的人员按照技术规范操作。要做好内镜保养与维护,要先对纤维内镜及电子内镜的原理及结构有一定的了解并正确地使用内镜。科学地维护与保养不仅能保证内镜正常使用,而且可延长其使用寿命,降低使用成本。

一、内镜的维护和保养

由于内镜作用于人体,应充分确保内镜的使用安全及各功能无异常。除定期进行维护保养外,在每次术前都必须作好充分的术前准备,特别是严格按说明书上的规定仔细连接和调试内镜系统。

（一）内镜使用前的准备及检查

1. 连接电源线　电源连接在有地线的插座上,主机不宜与吸引器,高频电器装置连接在同一电源上,以免造成电压波动,干扰电子影像。

2. 取镜　双手握持内镜控制好镜身前端,防止松脱,避免摩擦、碰撞。

3. 确认各部位连接是否正确　内镜与主机的连接,送水瓶、送水管与内镜的连接,吸引器系统与内镜的连接,吸引瓶与吸引器的连接。电器接头应充分干燥,不能存有水珠等潮湿状,否则会在开启主机时导致电子短路,也会使电子接点生锈、霉变,影响电子信号的传递,直至功能失效。电子镜不可以在主机开启时拔出或插入电缆接头,以免降低电荷耦合器件(charge coupled device,CCD)寿命,严重时会导致 CCD 烧毁。

4. 检查外观情况　包括镜面是否破损,内镜前端橡皮部分是否太松弛,镜身是否出现凹陷,开关按钮是否受损,先端帽是否牢固,设备面板各种设定数值是否符合系统运作要求等。

5. 检查内镜活动情况　调节角度旋钮检查弯曲部是否灵活,角度是否到位,锁定旋钮功能是否正常。直观地检测内镜的弯曲角度是否到位或者可以通过转动旋钮看是否存在比较大的旷量,帮助判断角度不足。无法正常调节说明角度钢丝存在被拉伸或老化,需要调整,否则将直接增加医生操作的难度。

6. 检查内镜图像显示系统　检查显示器图像是否正常,有无闪烁,模糊不清等异常情况。正确调节白平衡及光源亮度,调节成功的内镜图像能更真实地还原图像色彩,减少颜色的偏差。检查冷光源灯泡寿命计时器是否已经到期,只要灯泡比正常亮度暗,即使没有到灯泡使用寿命期也需要更换新的灯泡。应常规备用同型号光源灯泡,防止灯泡突然损坏影响检查。

7. 检查送水、送气是否通畅　将先端放入水杯中,按下送水送气按钮,观察喷嘴送水送气功能是否正常,是否堵塞。检查送水送气密封圈有否损坏。水瓶不可注满,应注入 2/3 量,查看水瓶密封圈是否膨胀老化、断裂,若密封性差,会导致送水或送气力量不足。

8. 检查十二指肠镜先端帽是否牢固　操作中先端帽若脱落,将引起穿孔、拉伤甚至更严重的医疗事故。若操作中视野图像出现部分被遮挡,这是先端帽即将脱落的前兆,应立即停止插入,缓慢将内镜取出检查。操作前应正确安装先端帽,应避免不同十二指肠镜先端帽混用。先端帽出现老化膨胀、破裂、磨损、橡皮脱落现象必须立即停止使用,更换新品。先端帽内不可涂抹任何润滑油,否则极易在患者体内出现滑脱。

(二) 操作中的维护

1. 检查时应使用口垫,以免患者咬伤,造成内镜蛇管变形损伤内部元件,严重时蛇管破裂使内镜漏水而造成大修。内镜插入管表面不可以涂抹硅油之类的润滑剂,以免加速插入管外皮老化,引起褶皱、外皮膨胀。

2. 操作中应尽量避免导管软管的受力弯折,盘圈拉扯,不可成直角,避免插入管末端的过度弯曲。转角动作不宜太快,用力不宜过猛,用力过猛可使钢丝拉长,甚至折断,导致角度调节失灵。

3. 使用附件时应使内镜先端至放松状态,以免在弯曲部插入受阻,强行通过导致钳道损伤。在使用附件进入或退出内镜时应避免钳口张开、尖锐器械提前从护套管伸出,避免使用不合格附件及大小规格不适用器械而强行插入。使用高频电治疗的附件时,应在管道内附件的绝缘外鞘暴露在视野中后再输出电流。

(三) 使用后的处理

在终末消毒后应彻底将内镜管道吹干,器械管道插口处在卸下阀门后,用 75% 酒精棉签拭净;送气、送水按钮和吸引按钮在清洗、消毒、干燥后关节部滴少许硅油再安装在内镜上;部分新款按钮则不需要涂抹润滑剂。操纵部及外壳用 75% 酒精纱布擦拭干净,擦拭时用力不要过大,尤其擦拭先端部镜面时要用擦镜纸轻轻擦拭,擦拭后用擦镜纸涂少许硅蜡或镜头清洁剂,保持镜片清洁明亮。有抬钳器的内镜要特别注意抬钳器、抬举钢丝及管道的保养。十二指肠镜抬钳器注水口用管道清洗吸引软管注入 95% 酒精的同时要注意活动抬钳器,必要时可用注射器直接以 95% 酒精冲洗抬钳器前端部,以保证彻底清除残留物质,最后应用注射器充气以驱出管道内酒精。

（四）保管储存

清洗干净的内镜须垂直挂放在清洁、干燥、通风好、温度适宜的专业储镜柜中。内镜保管方式有横卧与悬挂两种方式。内镜最好以拉直状保管，将角度钮放置在自由位，松开角度钮锁，光源接头部较重，要将光源接头部撑起，以免损伤导光束。横放时内镜平稳，镜身镜头不宜因摇摆震动、碰撞而破坏。需弯曲保管时，其弯曲半径要大于搬运箱中的保管状态。另外，携带外用时，应放置在专业内镜箱中，空运或长途运输 OES 系列纤维镜要将 ETO 帽（通气盖）安在通气接头上。

（五）电子内镜 CCD 的保护

在电子内镜的图像问题中，最严重的是 CCD 的故障。CCD 是内镜的心脏部分，位于内镜的先端部，它对水气是非常敏感的。CCD 的故障多因镜体失去密封性使 CCD 被液体侵蚀所致。漏水的内镜可产生下列问题：镜头积聚雾气致影像模糊；浸湿过的电子零件除了使零件本身及连接的电子产品损坏外，更会造成触电的危险；使用漏水的内镜进行高频电凝治疗，会对患者及术者构成危害。所以在平时应对内镜细心的检查与保养，落实测漏，如发现漏气，应立即停止使用，不致造成更严重的内镜损坏。

（六）聚氯酯外套管及弯曲部橡皮套管的保护

盖在软管部金属外面的聚氯酯外套管和可弯曲部的橡皮套管，有防水密封作用，极易损坏或穿破，水渗入软管内会使内镜出现彩带、水珠或霉斑等而发生故障。因此，保护好聚氨酯外套管及弯曲部橡皮套管是延长内镜寿命的重要因素。①严禁用金属或硬物划擦或碰撞外套管，不可与其他锐利金属器械放置在一个容器中一起清洗消毒。亦不可将内镜横放在检查台或桌子的锐利边缘上。②忌用硅油、凡士林或橄榄油等作润滑剂，因这些物品可使弯曲部橡皮变质膨胀，甚至破裂。③不可使用对外套管和橡皮套管有腐蚀作用或促其老化的消毒剂：如甲醛、来苏、食具净 333 等。

（七）不常用内镜要定期进行消毒与保养

重点检查镜面是否有污物或霉点，各牵引钢丝活动是否灵活，器械管道是否干燥，根据需要一般可隔周或每月一次，南方梅雨季节一定要隔周一次。

（八）建立内镜维修登记册

发现问题及时修理。每半年或一年由维修站进行一次彻底的检查维修。

二、附件的维护与保养

内镜附件包括活检钳、注射针、高频电刀等各种检查治疗器具。内镜附件使用前后都应该认真检查器械及其附件是否完整，活动关节是否灵活，性能是否良好，特别要注意细小的零件是否完好配套，管型器械严禁敲击；不经常使用的器械，也应放在固定地方备用，每个月至少保养 1 次，检查内镜器械的活动关节，涂上专用保护油，防止生锈；任何器械均需轻取轻放，避免相互碰撞、投掷、摩擦及一手拿多样；一般附件和锐利器械分别放置。用途、名称、型号、数量等分别放置，贴上标签。同时应注意对其订购资料、验收证明、使用说明书等有关技术资料的保管和登记。

（一）活检钳

使用前应检查活检钳有无变形、弯折、松脱，适当盘成一定大小圆圈后能否顺畅进行打开和闭合操作。发现上述故障，应更换其他活检钳。在操作时，应注意在送入和拔出活检钳的过程中，始终保持靠近钳道管口的活检钳金属套管垂直于钳道管口平面，避免套管成锐角打折，这样会损坏活检钳套管及内镜钳道口。在钳取组织标本时，应均匀适度用力闭合钳子，不能突然用力，否则易损坏钳子里面的牵引钢丝或拉脱钳瓣开口的焊接点。如果活检钳瓣有缺损或钳针带钩等现象出现要及时更换，以免损伤内镜。

（二）治疗钳、圈套器、网篮

经清洗消毒后的各种治疗钳与圈套器首先要用 75% 酒精擦干内芯与外套管及操作把手表面，再以高压气泵或吸引器吹出或吸出套管腔内水分，然后按照器械安装规范要求，认真细致地安装到位。

安装内芯时注意不要打折、扭曲；带注水口的器械可沿注水口注入少许硅油；各种钳子的活动关节部亦要滴少许硅油。以上器械应垂直悬挂在储镜房的专用器械柜内；需外出携带时，可顺势盘为360°的两个圆圈状，注意不可盘得过小，以免损伤器械。

（三）高频电刀

使用高频电刀首先要确认电刀装置的供电电源是单独的，并且有接地。患者能接触的手术床等是绝缘的，手术床必须接地。负极板状态完好，连线无破坏。正确粘贴负极板，电流路径不可横穿过体内和胸腔。若负极板粘贴不均匀，机器将报警，器械无法工作，应取下负极板重新粘贴。应注意负极板不要粘贴在有金属植入物附近，不要粘贴在瘢痕、骨骼突起处，不要重复使用一次性负极板。应注意高频电装置电源线有无破损，开关是否正常，脚踏开关电缆有无破损，是否正常；定期对电刀主机外部进行清洁，机内除尘；开机检查各指示灯是否正常，调节电切、电凝及单、双极输出功率旋钮，检查是否正常等。

（四）球囊扩张器

目前多为一次性使用球囊扩张器，使用前应预先进行打气、打水调试，及时发现漏点。

（五）其他附属设备

光源、转换器、图片打印机、监视器、录像机等应放置在配套专用推车上或平整坚固的工作台上。其上禁放重物、避免阳光直射；搬运时应防止剧烈震动，尽可能少进行搬动；使用前注意电源电压是否相符，接地线是否牢靠，各部位连接转换线是否到位。

（徐俊杰　万盛华）

参考文献

1. 李六亿，刘玉村．医院感染管理学．北京：北京大学医学出版社，2012，190-190.
2. 许国铭，李兆申．上消化道内镜学．上海：上海科学技术出版社，2003，59-70.
3. 余德兰．消化内镜清洗消毒的研究进展．医学信息，2014，27（10）：352-352.
4. 楼玉英，张周娟，蒋月芳．加强内镜清洗消毒的规范化管理．中华医院感染学杂志，2008，18（8）：1116-1117.
5. Shiba M，Higuchi K，Fujiwara Y，et al. Risk associated with reprocessed reusable endoscopic instruments. Am J Gastroenterol，2001，96（12）：3465-3467.
6. Sakai N，Tatsuta M，Iishi H，et al. Effectiveness of manual cleaning and disinfection of gastroendoscopes with 3% glutaraldehyde for decreasing risk of transmission of hepatitis C virus. Am J Gastroenterol，2001，96（6）：1803-1806.
7. Cowen AE. The clinical risks of infection associated with endoscopy. Can J Gastroenterol，2001，15（5）：321-331.
8. Society of Gastroenterology Nurses and Associates，Inc. Guideline for the use of high-level disinfectants and sterilants for reprocessing of flexible gastrointestinal endoscopes.Gastroenterol Nurs，2000，23（4）：180-187.
9. Ishino Y，Ido K，Koiwai H，et al. Pitfalls in endoscope reprocessing：brushing of air and water channels is mandatory for high-level disinfection. Gastrointest Endosc，2001，53（2）：165-168.
10. Rey JF. Protocol for reprocessing endoscopic accessories. European Society of Gastrointestinal Endoscopy. Endoscopy，2000，32（1）：81-83.
11. Tandon RK，Ahuja V. Non-United States guidelines for endoscope reprocessing. Gastrointest Endosc Clin N Am，2000，10（2）：295-318.
12. DiMarino AJ Jr.Noncompliance with FDA and society guidelines for endoscopic reprocessing：implications for patient care. Gastrointest Endosc Clin N Am，2000，10（2）：283-294.
13. 罗德清，李家琴，曾勇．纤维胃镜消毒与保养的探讨．中华消化内镜杂志，2001，18（5）：310-311.
14. 荣秋华，张秋成．消化内镜的维护保养及常见故障．社区医学杂志，2007，5（9）：86-87.
15. 王艳芳，李芳霞，潘立红，等．消化内镜及其附件的使用和保养．实用医技杂志，2005，12（12A）：3459-3460.
16. 姜长政，里怀欣．高频电刀的预防性维护．医疗装备，2001，24（4）：74.
17. 李兆申，宛新建，刘枫．消化内镜的质量控制．上海：上海科技教育出版社，2009：20-23.
18. 松本雄三，木下千万子．消化内镜工作手册．辽宁：辽宁科学技术出版社，2010：29-32.
19. 李益农，陆星华．消化内镜学．北京：科学出版社．第2版．2004：36-37.

附:内镜清洗消毒技术操作规范(2004 年版)

中华人民共和国(原)卫生部为进一步加强医疗机构内镜清洗消毒工作,保障医疗质量和医疗安全,组织有关专家,在调查研究的基础上制定了《内镜清洗消毒技术操作规范(2004 年版)》,请各级各类医疗机构遵照执行。为保证《内镜清洗消毒技术操作规范(2004 年版)》顺利实施,提出以下要求。

一、总则

(一) 为规范医疗机构内镜清洗消毒工作,保障医疗质量和医疗安全,制定本规范。

(二) 本规范适用于开展内镜诊疗工作的医疗机构。

(三) 开展内镜诊疗工作的医疗机构,应当将内镜的清洗消毒工作纳入医疗质量管理,加强监测和监督。

(四) 各级地方卫生行政部门负责辖区内医疗机构内镜清洗消毒工作的监督管理。

二、基本要求

(一) 开展内镜诊疗工作的医疗机构应当制定和完善内镜室管理的各项规章制度,并认真落实。

(二) 从事内镜诊疗和内镜清洗消毒工作的医务人员,应当具备内镜清洗消毒方面的知识,接受相关的医院感染管理知识培训,严格遵守有关规章制度。

(三) 内镜的清洗消毒应当与内镜的诊疗工作分开进行,分设单独的清洗消毒室和内镜诊疗室,清洗消毒室应当保证通风良好。内镜诊疗室应当设有诊疗床、吸引器、治疗车等基本设施。

(四) 不同部位内镜的诊疗工作应当分室进行;上消化道、下消化道内镜的诊疗工作不能分室进行的,应当分时间段进行;不同部位内镜的清洗消毒工作的设备应当分开。

(五) 灭菌内镜的诊疗应当在达到手术标准的区域内进行,并按照手术区域的要求进行管理。

(六) 工作人员清洗消毒内镜时,应当穿戴必要的防护用品,包括工作服、防渗透围裙、口罩、帽子、手套等。

(七) 根据工作需要,按照以下要求配备相应内镜及清洗消毒设备。

1. 内镜及附件

其数量应当与医院规模和接诊患者数相适应,以保证所用器械在使用前能达到相应的消毒、灭菌合格的要求,保障患者安全。

2. 基本清洗消毒设备

包括专用流动水清洗消毒槽(四槽或五槽)、负压吸引器、超声清洗器、高压水枪、干燥设备、计时器、通风设施,与所采用的消毒、灭菌方法相适应的必备的消毒、灭菌器械,50 毫升注射器、各种刷子、纱布、棉棒等消耗品。

3. 清洗消毒剂

多酶洗液、适用于内镜的消毒剂、75% 酒精。

(八) 内镜及附件的清洗、消毒或者灭菌必须遵照以下原则。

1. 凡进入人体无菌组织、器官或者经外科切口进入人体无菌腔室的内镜及附件,如腹腔镜、关节镜、脑室镜、膀胱镜、宫腔镜等,必须灭菌。

2. 凡穿破黏膜的内镜附件,如活检钳、高频电刀等,必须灭菌。

3. 凡进入人体消化道、呼吸道等与黏膜接触的内镜,如喉镜、气管镜、支气管镜、胃镜、肠镜、乙状结肠镜、直肠镜等,应当按照《消毒技术规范》的要求进行高水平消毒。

4. 内镜及附件用后应当立即清洗、消毒或者灭菌。

5. 医疗机构使用的消毒剂、消毒器械或者其他消毒设备,必须符合《消毒管理办法》的规定。

6. 内镜及附件的清洗、消毒或者灭菌时间应当使用计时器控制。

7. 禁止使用非流动水对内镜进行清洗。

(九) 内镜室应当做好内镜清洗消毒的登记工作,登记内容应当包括,就诊患者姓名、使用内镜的编号、清洗时间、消毒时间以及操作人员姓名等事项。

(十) 医院感染管理部门应当按照本规范,负责对本机构内镜使用和清洗消毒质量的监督管理。

三、软式内镜的清洗与消毒

(一) 软式内镜使用后应当立即用湿纱布擦去外表面污物,并反复送气与送水至少 10 秒钟,取下内镜并装好防水盖,置合适的容器中送清洗消毒室。

(二) 清洗步骤、方法及要点包括:

1. 水洗

(1) 将内镜放入清洗槽内:在流动水下彻底冲洗,用纱布反复擦洗镜身,同时将操作部清洗干净。

(2) 取下活检入口阀门、吸引器按钮和送气送水按钮,用清洁毛刷彻底刷洗活检孔道和导光软管的吸引器管道,刷洗时必须两头见刷头,并洗净刷头上的污物。

(3) 安装全管道灌流器、管道插塞、防水帽和吸引器,用吸引器反复抽吸活检孔道。

(4) 全管道灌流器接 50 毫升注射器,吸清水注入送气送水管道。

(5) 用吸引器吸干活检孔道的水分并擦干镜身。

(6) 将取下的吸引器按钮、送水送气按钮和活检入口阀用清水冲洗干净并擦干。

(7) 内镜附件如活检钳、细胞刷、切开刀、导丝、碎石器、网篮、造影导管、异物钳等使用后,先放入清水中,用小刷刷洗钳瓣内面和关节处,清洗后并擦干。

(8) 清洗纱布应当采用一次性使用的方式,清洗刷应当一用一消毒。

2. 酶洗

(1) 多酶洗液的配制和浸泡时间按照产品说明书。

(2) 将擦干后的内镜置于酶洗槽中,用注射器抽吸多酶洗液 100 毫升,冲洗送气送水管道,用吸引器将含酶洗液吸入活检孔道,操作部用多酶洗液擦拭。

(3) 擦干后的附件、各类按钮和阀门用多酶洗液浸泡,附件还需在超声清洗器内清洗 5~10 分钟。

(4) 多酶洗液应当每清洗 1 条内镜后更换。

3. 清洗

(1) 多酶洗液浸泡后的内镜,用水枪或者注射器彻底冲洗各管道,以去除管道内的多酶洗液及松脱的污物,同时冲洗内镜的外表面。

(2) 用 50ml 的注射器向各管道冲气,排出管道内的水分,以免稀释消毒剂。

(三) 软式内镜采用化学消毒剂进行消毒或者灭菌时,应当按照使用说明进行,并进行化学监测和生物学监测。

(四) 采用 2% 碱性戊二醛浸泡消毒或者灭菌时,应当将清洗擦干后的内镜置于消毒槽并全部浸没消毒液中,各孔道用注射器灌满消毒液。

非全浸式内镜的操作部,必须用清水擦拭后再用 75% 酒精擦拭消毒。

(五) 需要消毒的内镜采用 2% 碱性戊二醛灭菌时,浸泡时间为:

1. 胃镜、肠镜、十二指肠镜浸泡不少于 10 分钟。

2. 支气管镜浸泡不少于 20 分钟。

3. 结核分支杆菌、其他分枝杆菌等特殊感染患者使用后的内镜浸泡不少于 45 分钟。

(六) 需要灭菌的内镜采用 2% 碱性戊二醛灭菌时,必须浸泡 10 个小时。

(七) 当日不再继续使用的胃镜、肠镜、十二指肠镜、支气管镜等需要消毒的内镜采用 2% 碱性戊二醛消毒时,应当延长消毒时间至 30 分钟。

（八）采用其他消毒剂、自动清洗消毒器械或者其他消毒器械时,必须符合本规范第十二条第五款的规定,并严格按照使用说明进行操作。

在使用器械进行清洗消毒之前,必须先按照以上的规定对内镜进行清洗。

（九）软式内镜消毒后,应当按照以下方法、步骤进行冲洗和干燥：

1. 内镜从消毒槽取出前,清洗消毒人员应当更换手套,用注射器向各管腔注入空气,以去除消毒液。

2. 将内镜置入冲洗槽,流动水下用纱布清洗内镜的外表面,反复抽吸清水冲洗各孔道。

3. 用纱布擦干内镜外表面,将各孔道的水分抽吸干净。取下清洗时的各种专用管道和按钮,换上诊疗用的各种附件,方可用于下一患者的诊疗。

（十）采用化学消毒剂浸泡灭菌的内镜,使用前必须用无菌水彻底冲洗,去除残留消毒剂。

（十一）内镜附件的消毒与灭菌方法及要点包括：

1. 活检钳、细胞刷、切开刀、导丝、碎石器、网篮、造影导管、异物钳等内镜附件必须一用一灭菌。首选方法是压力蒸气灭菌,也可用环氧乙烷、2% 碱性戊二醛浸泡 10 个小时灭菌,或者选用符合本规范以上规定的适用于内镜消毒的消毒剂、消毒器械进行灭菌,具体操作方法遵照使用说明。

2. 弯盘、敷料缸等应当采用压力蒸气灭菌;非一次性使用的口圈可采用高水平化学消毒剂消毒,如用有效氯含量为 500mg/L 的含氯消毒剂或者 2000mg/L 的过氧乙酸浸泡消毒 30 分钟。消毒后,用水彻底冲净残留消毒液,干燥备用;注水瓶及连接管采用高水平以上无腐蚀性化学消毒剂浸泡消毒,消毒后用无菌水彻底冲净残留消毒液,干燥备用。注水瓶内的用水应为无菌水,每天更换。

（十二）灭菌后的附件应当按无菌物品储存要求进行储存。

（十三）每日诊疗工作结束,用 75% 酒精对消毒后的内镜各管道进行冲洗、干燥,储存于专用洁净柜或镜房内。镜体应悬挂,弯角固定钮应置于自由位。

储柜内表面或者镜房墙壁内表面应光滑、无缝隙、便于清洁,每周清洁消毒一次。

（十四）每日诊疗工作结束,必须对吸引瓶、吸引管、清洗槽、酶洗槽、冲洗槽进行清洗消毒,具体方法及要点包括：

1. 吸引瓶、吸引管经清洗后,用有效氯含量为 500mg/L 的含氯消毒剂或者 2000mg/L 的过氧乙酸浸泡消毒 30 分钟,刷洗干净,干燥备用。

2. 清洗槽、酶洗槽、冲洗槽经充分刷洗后,用有效氯含量为 500mg/L 的含氯消毒剂或者 2000mg/L 过氧乙酸擦拭。

消毒槽在更换消毒剂时必须彻底刷洗。

（十五）每日诊疗工作开始前,必须对当日拟使用的消毒类内镜进行再次消毒。如采用 2% 碱性戊二醛浸泡,消毒时间不少于 20 分钟,冲洗、干燥后,方可用于患者诊疗。

四、内镜消毒灭菌效果的监测

（一）消毒剂浓度必须每日定时监测并做好记录,保证消毒效果。

消毒剂使用的时间不得超过产品说明书规定的使用期限。

（二）消毒后的内镜应当每季度进行生物学监测并做好监测记录。

灭菌后的内镜应当每月进行生物学监测并做好监测记录。

消毒后的内镜合格标准为：细菌总数每件 <20cfu,不能检出致病菌;灭菌后内镜合格标准为：无菌检测合格。

（三）内镜的消毒效果监测采用以下方法：

1. 采样方法：监测采样部位为内镜的内腔面。用无菌注射器抽取 10ml 含相应中和剂的缓冲液,从待检内镜活检口注入,用 15ml 无菌试管从活检出口收集,及时送检,2 个小时内检测。

2. 菌落计数:将送检液用漩涡器(水)充分震荡,取 0.5ml,加入 2 只直径 90mm 无菌平皿,每个平皿分别加入已经熔化的 45~48℃营养琼脂 15~18ml,边倾注边摇匀,待琼脂凝固,于 35℃培养 48 个小时后计数。

结果判断:菌落数 / 镜 =2 个平皿菌落数平均值 ×20。

3. 致病菌检测:将送检液用旋涡器充分震荡,取 0.2ml 分别接种 90mm 血平皿、中国兰平皿和 SS 平皿,均匀涂布,35℃培养 48 个小时,观察有无致病菌生长。

五、附则

(一) 医疗机构设有内镜诊疗中心的,其建筑面积应当与医疗机构的规模和功能相匹配,设立患者候诊室(区)、诊疗室、清洗消毒室、内镜贮藏室等。

(二) 诊疗室内的每个诊疗单位应当包括:诊疗床 1 张、主机(含显示器)、吸引器、治疗车等,每个诊疗单位的净使用面积不得少于 20 平方米。

(万盛华　徐俊杰)

第九章

消化内镜室的基本设置

　　医疗机构的消化内镜室的设置一般应包括以下6个功能区:预约接待及候诊区、术前准备区、内镜操作诊疗区、内镜清洗消毒区、储镜区、复苏区。有条件的医疗机构,上述各个功能区应有各自独立的房间,每个房间门口有显示该房间功能的醒目的中英文标牌。条件尚不具备的内镜室,如果检查项目不多,工作量少,也可以是在一个大房间内将上述功能区相对分开,术前准备区、诊疗区与复苏区应该用隔帘或屏风隔离开来,以保护患儿隐私。有教学和科研任务的医科大学附属医院,内镜室规模往往较大,应该设置资料室及示教室,以方便带教。目前国内许多大的医疗机构为了资源共享、提高效益,会将多个学科的内镜室集中在一起成立大的内镜中心,设有中心预约处、医护人员休息室、模拟教室、动物实验室等。消化内镜室的总面积应根据其每年承担的诊疗总量而制订。国际上的标准一般是每平方米每年诊治10人次,我国一般是每平方米每年诊治30人次。

一、预约接待及候诊区

　　预约接待区是内镜室一个非常重要的服务窗口,应设在内镜室醒目处。设计上尽量做到温馨、舒适,加上护士贴心的服务,可赢得患儿及家长良好的第一感觉,缓解紧张的心情。患者的预约登记、分检、病理报告的查询、邮寄、无痛内镜诊疗的术前评估等各项综合服务常常在这里完成。预约台正对内镜室入口的墙壁上应挂贴带有本单位或内镜中心的形象标志牌,以彰显单位文化氛围和专业服务理念。工作量较大的内镜室或内镜中心,可配置电子叫号系统与扩声系统。候诊区常紧挨着预约接待处,是内镜操作前患儿及家长等候的地方,应宽敞、明亮、通风。房间内应配置足够数量的固定座椅。室内装饰以暖色调为主,四周墙壁上张贴一些可爱的卡通画,可消除患儿紧张情绪。房间内可放置各种与消化内镜相关的科普宣教资料,方便年长儿或家长了解检查方法及术前、术后注意事项(图9-1)。

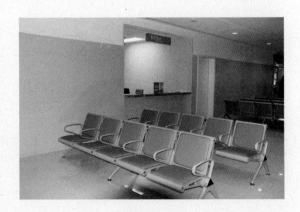

图9-1　内镜室预约窗口、候诊区

二、术前准备区

　　开展无痛胃肠镜诊疗的内镜室,最好有独立的术前准备室。术前谈话(包括麻醉谈话)、术前准备及用药等工作都要在这里完成,因此,需配置一定数量的输液架。有条件的单位可在墙壁上安装设备带,如集中供氧及吸引接口,以备急需。由于儿童内镜室往往面积不大,加之人们对儿童隐私保护一直不够重视,该区域一般没有更衣室,建议尽量用屏风隔离出这样一个空间,以保护和尊重患儿隐私。开展肠镜诊疗的单位应该在术前准备区或候诊区旁边设置卫生间,根据肠镜检查工作量设置卫生间蹲位数。

三、内镜操作诊疗区

内镜操作诊疗区是内镜室的核心部分。有条件的内镜室应将该区域设置成独立的操作间,每一操作间均设计为专一项目所用,按特殊要求进行配置。但在内镜室规模有限的单位,同一操作间可按不同时段完成各项操作。操作间数目的设置主要取决于受检患儿数,主要负责人应有长远眼光预计本内镜室未来一二十年的发展,做出正确规划。如果进行无痛内镜诊疗,还要考虑到移动检查床360°自由旋转的空间及进出方便,操作间面积应相对大一些,一般不小于25m²。

操作间有一定的基础设施要求,包括:1台内镜主机、1张移动检查床、医生工作台、护士操作台、设备带、监护及抢救设施、壁橱、隔帘(在检查床周围,起到保护患者隐私的作用)及洗手池等。开展无痛诊疗单位还需配置一台麻醉机。有条件的可安装闭路电视监视系统,以便教学和管理。操作间最好设有两个通道,进出口分开,分别通往术前准备区与复苏区(图9-2)。

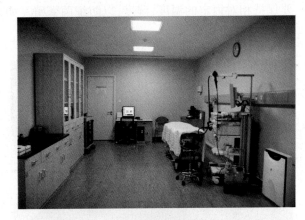

图9-2 内镜操作诊疗区

内镜主机和移动检查床应放在房间中间,以保证其四周均可进行操作。内镜主机与计算机及转播系统相连,以便将诊疗室的内镜图像保存或传输到示教室,以便带教。移动检查床的两侧要有牢固的护栏,以防患儿不慎坠落,并具备床头可抬高,移动轻巧灵活,可调输液架等功能特点,便于危重患儿和无痛检查患儿的转运和使用。

在主机和检查床的一侧是护士工作台,一般设置在患儿的头边,用于存放内镜附件、组织标本取样用具、手套、冲洗用水、牙垫和其他需要的附件、药物等。护士工作台也可以做成移动治疗车,使用更方便。

在主机和检查床的另一侧为监护及抢救设施,尽可能靠近检查床。在该侧墙壁离地面50~60cm处设置设备带,设备带一般配有2个中心供氧接口(1个连患儿鼻导管供氧,1个连麻醉机上的加压供氧管)、2路中心吸引(1路供内镜吸引使用,1路供患儿口鼻腔吸引使用)、足够量的电源插座、视频输出和输入孔等。心电监护仪、简易呼吸机、抢救车和抢救药品等均必不可少。

医生工作台可设置在离检查床略远的位置,配置有电脑、打印机、观片灯箱,供医生书写或打印报告、开具处方及研究X线片等。

房间内设置一些壁橱用于存放各类文件、配件及杂物等,可节省空间。为控制院内感染,每个操作间均应设有洗手池,并提供洗手液、擦手纸、速干消毒液。操作间最好配置隔音门,可避免非无痛检查患儿的哭闹声影响候诊患儿及家长的情绪。

开展ERCP诊疗技术的单位,还应配置内镜专用的X线诊疗室,满足放射区域符合X线透视摄片检查室的设计要求,防止电离辐射泄露造成人体伤害。

随着人们生活水平的改善,特需内镜诊疗室也应运而生。特需内镜诊疗室应与普通操作间相隔一定距离,除了一般操作间配置的设施外,应设置独立的候诊区和术后观察室。候诊区内放置舒适的沙发、茶几、儿童玩具、画报、饮水机、电视、独立卫生间、更衣室等。术后观察室内设有休息床、监护及急救设备、专门的监护人员等。

四、内镜清洗消毒区

各个操作间所使用的内镜及各种辅助器械均集中在清洗消毒间内清洗及消毒,因此,该区域的位置设置,应尽量靠近各个操作间,以方便内镜及器械传送。有条件的单位应在内走廊设置专门通道,与患者的通道完全隔开,避免护士手提内镜在患者中穿梭而造成镜身污染。洗消区应配置一定数量的清洗消毒机器,包括自动内镜洗消机、附件清洗用的超声清洗机器、测漏装置、干燥装置等,配备经专业培训的洗消专业人员。洗消间的供水,最好设置冷热两个管道,目前许多内镜洗消机都对热水供应有所要求,内镜质控也提出更高要求。洗消区还要有良好的通风环境(图9-3)。

五、储镜区

一般规模的内镜室,由于内镜配备不会太多,大多是将内镜悬挂放置于专用的洁净镜柜内。柜子要保持相对恒定的温度、湿度,以防细菌繁殖。如果大的内镜中心有一间专门的储镜室,最好配置一台干燥机(图9-4)。

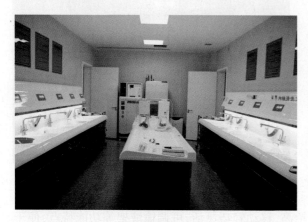

图9-3 内镜清洗消毒区

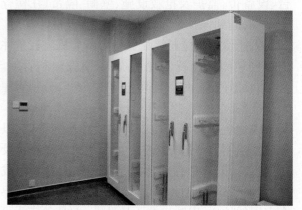

图9-4 储镜柜

六、复苏区

复苏区是实施全身麻醉的患儿检查结束至完全清醒这一段时间的观察与处理场所,复苏室的规模应与操作间的规模相匹配。一般而言,每一操作间需要2张复苏病床。复苏区应备有心电监护仪、急救车及急救药品、供氧及吸引设备,并有专职护士监护。

七、资料室

规模较大的内镜中心,尤其是承担教学、科研任务的单位,应设有单独的资料室,对患儿的临床资料进行分类、存档,形成非常有价值的教学材料。内镜资料管理可以参照病案管理办法进行,有条件的单位可以采用计算机管理系统,方便资料的存储和调取。

八、示教室

规模较大的内镜中心应具备专门的示教室,进行讲座、交流。也可通过转播系统观摩内镜操作演示。有条件单位可配置内镜模拟机供学员演练。没有教学任务时,示教室也可作为会议室使用。

(黄开宇 楼金玕)

参考文献

1. 李兆申,宛新建,刘枫.消化内镜的质量控制.上海:上海科学技术出版社.第4版.2009.
2. 蔡文智,智发朝.消化内镜护理及技术.北京:科学出版社.第4版.2009.

第十章
消化内镜规范用语及报告书写

第一节　儿科消化内镜规范用语

消化道疾病是儿科的常见病、多发病,随着小儿消化内镜检查的普及开展,使儿童消化道疾病得到了及时、准确的诊断和治疗。内镜检查具有对消化道腔内病变直观、准确的检查,且对儿童安全、可行。因此,此项检查正日益成为儿科消化道疾病的重要检查手段。另一方面,儿童消化系统疾病无论是在病种或是在黏膜病变的特点方面都与成人不尽相同,为了更好地提高内镜诊治的质量,也为了医生之间更好地交流,对内镜下的病变描述及诊断有必要进行统一和规范。本章重点介绍应用较广泛的上消化道内镜及结肠镜的内容,小肠镜等特殊检查见有关章节(第 17 章)。

首先对上消化道的解剖结构及内镜下的描述进行简单的图示,见图 10-1。

结、直肠的解剖结构及内镜下的描述见图 10-2。

一、病变的定位

1. 食管　环咽肌、上 1/3、中 1/3、下 1/3。

2. 齿状线、贲门、下食管括约肌　齿状线(Z 线)指胃 - 食管交界处的黏膜,可以作为正常食管、食管裂孔疝和 Barrett 食管描述的特定位置。下食管括约肌不适用于病变的定位,因其为功能位置术语。

3. 胃底、胃体和胃窦　如图 10-1 所示,胃底即为胃在膈肌下方的部分,位于贲门至胃大弯水平连线之上。胃体为胃底与幽门部之间的部分,可分为上、中、下三部分,以胃黏膜褶皱分界线为标志,其左界为胃大弯,右界为胃小弯。胃小弯垂直向下突然转向右,其交界处为胃角切迹,胃角切迹到对应的胃大弯连线为其下界。胃窦指的是幽门与胃角切迹平面之间的部分。

4. 十二指肠　十二指肠球部起自胃的幽门,走向右后方,十二指肠球部近幽门的一段肠管,壁较薄,黏膜面较光滑,没有或甚少环状襞,此段称十二指肠球部,是十二指肠溃疡的好发部位。十二指肠降部又称十二指肠第二部,降部左侧紧贴胰头,此部位的黏膜有许多环状襞,其后内侧壁有胆总管沿其外面下行,致使黏膜呈略凸向肠腔的纵行隆起,称十二指肠纵襞。纵襞的下端为圆形隆起,称十二指肠大乳头,是胆总管和胰管的共同开口。

5. 直肠　如图 10-2 所示,两端细,中间膨大形成直肠壶腹,可见三条半月形的隆起皱襞,呈新月形,围绕壶腹约 1/2 周径。

6. 结肠

(1) 乙状结肠及乙降移行部:肠腔管径最细,因环行肌较不发达,致半月襞隆起较低,结肠袋相对较浅。

(2) 降结肠及脾曲:降结肠的肠腔形态较恒定,呈等边三角形,肠管周径比乙状结肠粗,比横结肠、

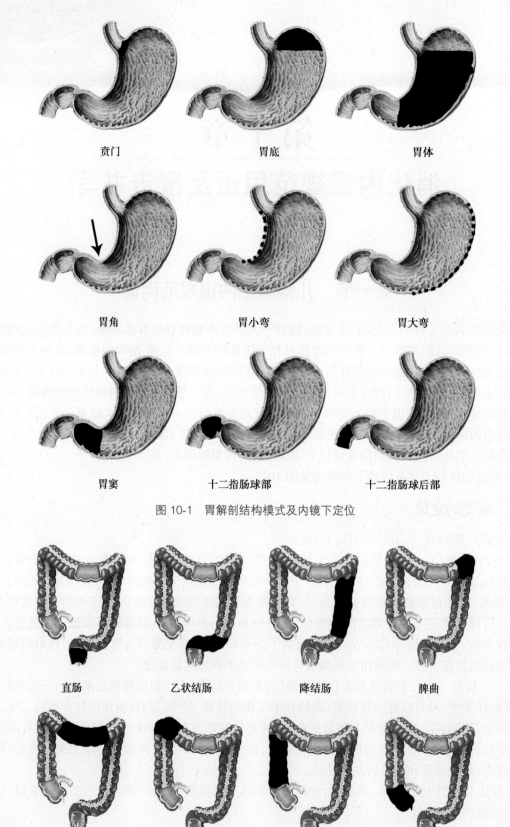

贲门　　　　　　　　胃底　　　　　　　　胃体

胃角　　　　　　　　胃小弯　　　　　　　胃大弯

胃窦　　　　　十二指肠球部　　　十二指肠球后部

图 10-1　胃解剖结构模式及内镜下定位

直肠　　　　　乙状结肠　　　　　降结肠　　　　　脾曲

横结肠　　　　　　肝曲　　　　　　升结肠　　　　　回盲部

图 10-2　结肠解剖结构模式及内镜下定位

升结肠细;结肠脾曲为降结肠与横结肠分界。

(3) 横结肠及肝曲:横结肠较长,常有不同程度下垂,半月襞呈等边三角形,三角形顶角向下,贴近肝、胆囊部分呈青蓝色。

(4) 升结肠:肠管短直,周径较粗,可见顶角向上的等边三角形的半月襞,向腔内明显突入,使肠腔呈三角形,结肠袋深陷。

7. 盲肠 短而粗的圆形盲袋,于盲袋顶部稍左或左下方可见阑尾口,多位于 V、Y 形皱襞的夹角附近。与阑尾口同一平面的盲肠、升结肠移行部可见隆起的回盲瓣。

二、病变的基本用语

1. 描述管腔、括约肌 正常、扩张、扩大、狭窄、缩窄、蹼、环、疝囊、阻塞、梗阻。

注意:①狭窄指腔或括约肌的永久性狭小,用于描述因括约肌收缩导致的内镜无法通过和阻力增加,应当避免描述为"痉挛",因为这样的描述带有主观性,狭窄确定后,可以进一步根据病因分为外压性或内源性。②"阻塞"指有异物等腔内病灶堵塞消化管道,而梗阻表示消化管壁的病变导致消化管道完全堵塞,梗阻和阻塞都可以是完全的或不完全的。③环:一种坚韧的膜围绕着内腔。④蹼:细薄、脆弱的膈膜,围绕或缩小内腔,可能是先天或后天的。

2. 描述内容物 唾液、胃液、胰液、胆汁、黏液、血液(血液的种类:红色、血块、新鲜、陈旧)、结石、胆泥、残留食物、胃肠结石(食物结块)、异物(类型)、缝线、寄生虫等。

3. 描述黏膜 正常(颜色、光泽、表面、质地、皱襞、分泌物)、食管炎(分级:Ⅰ、Ⅱ、Ⅲ、Ⅳ级)、Barrett食管、苍白、萎缩、颗粒状、红斑(范围:局限、斑块状、条状、扩散程度)、水肿、口疮样、溃疡性、黏膜炎症、白斑、白点、瘢痕。

注意:①红斑指单纯的黏膜变红,可以为局灶性或弥漫性,但不伴有其他的改变;黏膜充血指黏膜肿胀、变脆。充血和红斑的一般不进行严格区分,因此,两者可以相互替代,但不应该重复使用。②瘢痕可描述黏膜溃疡痊愈后的变化或注射硬化剂等治疗后的黏膜改变,而"纤维化"一词带有较明确的组织学含义,因此,推荐使用"瘢痕"一词。③糜烂仅限用于描述黏膜的微小表浅病变,病变可以呈白色或黄色,边缘扁平,并且黏膜清洁不伴有血痂;溃疡是描述较深的凹陷性病变(黏膜肌以下),表面覆盖白苔。

4. 描述出血 部位(血液从黏膜的破口处流出、出血斑点、局部性黏膜出血、露出血管)、出血量(大量出血,极大速度出血)。

注意:①出血斑点:黏膜表面出血,其直径 1~5mm;②局部性黏膜出血:露出血管、黏膜脆弱;③弥漫性黏膜出血:指整个器官表面的主要部位出血;④渗血:血液从看起来完整的黏膜中漏出;⑤流血:血液从病变处流出;⑥喷血:快速出血,呈搏动性的血流;⑦大量出血:极大速度出血,无法立刻评估出血量;⑧点状出血:上皮细胞下的毛细血管扩张或组织间出血引起的红点或红斑点;⑨淤斑为较大区域的黏膜内出血;⑩前哨血块指任何有颜色的凝血块附着在平整的溃疡基底;⑪黑色斑点:多见于出血后期间的末期;⑫出血性糜烂:红棕色的血黑质痂皮覆盖在线状或椭圆状缺损处。

5. 描述隆起性病变 隆起的高度(范围:局限化、扩散程度;类型:较厚、巨大)、丘疹样(结节状)(数量:孤立、较少、多发;出血;出血斑)、脐状凹陷性丘疹、息肉(数量:孤立、较少、多发;有蒂、亚蒂,广基、大小)、肿瘤/肿块(大小;直径;类型:黏膜下、菌状、溃疡型、浸润型;环状:有、无;出血)、静脉曲张(出血:有-涌出、有-渗出、无;出血斑)、缝线、肉芽肿、铺路石样黏膜。

6. 描述平坦性病变 部位、大小、数量、形态(不规则、地图样等)、边界(清、不清晰)、颜色(发红、变色、发白)、表面构造(粗糙、出血等)、周围黏膜性状(隆起、变形)、口疮样黏膜。

7. 描述凹陷性病变 火山口样(范围:局限、扩散;数量:孤立、较少、多发;出血:有、无;出血斑有、无)、溃疡(数量、大小、最大的直径;形状:表浅、火山口状、线状;出血:有-涌出、有-渗出、无)、出血斑、瘢痕(数量:孤立、多发)、憩室。糜烂、口疮样糜烂、出血性糜烂。

第二节　消化内镜检查报告的书写

在内镜检查结束后,应立即进行记录,报告应客观、真实地记录内镜所见,没有观察到的部位不应杜撰,对没有内镜资格证书医生书写的报告应有上级医师的签名。

报告应包括患者基本信息、内镜下图像、病变描述、是否活检及所取黏膜的部位和块数、检查结论等部分。

患者基本信息应包括患者姓名、性别、年龄、职业、住院号或门诊号等,有时需标明使用仪器的型号和内镜的编号。需随访复查患者要记录其地址。

内镜检查时的摄影目的是要对检查情况,尤其是对病灶作客观、真实的记载。因此,首先要拍摄病灶的全体像,以表明病灶的全貌及其与正常部分的关系、位置。对未见病理性改变的关键部位也应保存图片。同时,对病灶内有特点的部位要拍摄接近像,最终选取有代表性的病灶图片进行报告。

病变描述要以图示不能说明的客观事项为中心记述。记录的重点是病变的部位(应以解剖标志为准,除食管病变可用"距门齿几厘米"描述外,其他部位不得用数字来描述病变的部位)、范围、大小形态、色调、无出血等。对性质已确定的病变,如溃疡、肿瘤等,应给予分类与分级。若做活检、染色等检查,应在报告中予以说明,必要时标以图示,并做编号记录。

对一时不能下结论的病变可描述为"××病可疑"或待病理报告后再进行填写,但应将可能的结果告知患者及经治医生。以下为消化道内镜诊断的常用术语供参考。

(1) 食管:正常;反流性食管炎;静脉曲张;良性狭窄;Barrett 食管;溃疡;贲门失弛缓症;憩室;瘘;异物;食管裂孔疝;贲门黏膜撕裂;念珠菌性食管炎;非反流性食管炎;息肉;术后改变;注射硬化剂后改变;瘢痕;食管蹼;其他(需详细说明)。

(2) 胃:正常;糜烂;红斑(充血);黏膜肥大;出血;异物;胃溃疡;胃溃疡出血;息肉;血管异位;不明原因出血;Dieulafoy lesion;外压性改变;瘘;胃潴留;隆起性病变;术后改变;瘢痕;胃黏膜萎缩;黏膜下肿瘤;静脉曲张;其他(需详细说明)。

(3) 十二指肠:正常;十二指肠球部变形;糜烂;红斑;充血;出血;十二指肠溃疡;十二指肠溃疡出血;十二指肠畸形(溃疡所致);血管异位;隆起性病变;出血来源不明;Brunner 腺增生;克罗恩病;憩室;瘘;寄生虫;息肉;术后改变;瘢痕;黏膜下肿瘤;其他(需详细说明)。

(4) 大肠:正常;炎性肠病;糜烂;红斑;充血;出血;息肉;憩室;肿瘤;术后改变;瘢痕;其他(需详细说明)。

参考文献

1. 徐雷鸣. 小儿消化内镜学. 上海:上海科学技术文献出版社,2010.
2. 白杨,刘思德. 图解消化内镜培训教材. 北京:高等教育出版社,2011.
3. 龚均,董蕾,王进海. 实用胃镜学. 西安:世界图书西安出版公司,2011.
4. 陈旻湖. 消化病临床诊断与治疗方案. 北京:科学技术文献出版社,2010.

(孙　梅)

第十一章
内镜的质量控制

第一节 建立正确内镜诊疗中的质控体系

要确保高质量的内镜诊疗工作,必须做出正确的临床诊断,严格把控内镜操作的适应证,合理进行内镜下治疗,以最大限度地降低风险。内镜检查的质量需要通过一系列质控因素体现出来,质控的环节可分为术前、术中和术后三个时间段。

一、内镜术前的质控

内镜术前质控主要是指,在实施麻醉及插入内镜之前,内镜医生、麻醉师、护士与患者接触并交流的过程。包括:适当的适应证、患者的知情告知、患者的临床状况与手术风险评估、降低风险的一些措施。

（一）术前准备

1. 患儿准备　对进行内镜检查的小儿需要作好心理准备。检查前给予适当的心理准备能减少患儿的不安、焦虑,从而减少镇静剂的用量,保证患儿的安全。检查的必要性、怎样检查、在何地检查及复苏的过程需准确地告诉患儿及其家长。

2. 医疗准备　详细询问患者的病史并做体格检查。这将决定所进行的操作类型、操作是否适合、操作地方(如手术室或内镜室)、人员和设备配置及所需要的镇静剂用量。

（二）禁食的建议

进行麻醉下内镜检查前禁食 4~6 个小时。

（三）其他准备

各种设备、器械性能是否良好;必备的抢救药物及设备是否准备就绪;身份识别。术前血常规、心电图;治疗性内镜需做出凝血检查。

1. 知情告知　对内镜操作,镇静或麻醉之前必须获取患儿父母的知情同意,签署知情同意书,内容包括内镜操作最主要的并发症,包括出血、穿孔、漏诊及镇静相关的并发症。让患儿家长了解内镜操作的相关信息,从而作出是否接受的选择。包括治疗内镜的一些特殊风险。

2. 术前病史和体格检查

(1) 主要是评估内镜操作的适应证,是否存在禁忌证,还包括治疗性内镜的安全性等。也应评估可能影响镇静或麻醉实施的一些因素,如:①先前应用镇静/麻醉时出现的不良反应;②主要脏器的功能紊乱;③药物的过敏反应等。

(2) 体格检查:生命体征、心肺听诊和气道状况的评估等。

3. 术前实施镇静的评估　在使用任何镇静药之前,必须明确应达到的镇静水平:轻度、中度、深度及全身麻醉等。心、肺方面的风险与镇静的深度密切相关。对于较深水平的镇静,应采用更加严格的标准。如采用心电监护仪监护。

4. 术前停顿（time out） 在实施镇静或插入内镜之前，应采取短暂的术前停顿，以确认合适的操作指征和方法，再次核实患者的身份识别。

（四）掌握内镜适应证、禁忌证

不同内镜操作本书第二篇和第三篇每章节的相关论述。

二、内镜术中的质控

在操作中，应监测麻醉患者的生命体征，记录麻醉药物的使用情况，及时麻醉唤醒与复苏，记录有助于诊断的标志或病理变化的图片。

（一）检查的完整性以及图像记录

如胃镜检查要完成从食管、胃、十二指肠的操作过程，包括胃角的翻转。要进行完整的观察，不错过任何可能的病变。书写的报告应该对检查的程度进行描述，如果遇到任何不正常的表现，对病变部位要留取清晰内镜照片，及时用图像进行记录。

（二）患者的监护、用药的记录

监护并记录血氧饱和度、脉搏、血压，心电监护仪。记录使用药物的种类、剂量和给药途径。

（三）完整的麻醉记录

对内镜操作过程中的麻醉过程做详细的记录。

（四）严格操作规程

插入内镜后，必须先环扫整个检查区域，对每个解剖位置应确认无疑，不要遗漏检查部位；对病变区域应进行重点检查，注意黏膜隆起性和凹陷性的病变，以及黏膜色泽的改变，并对可疑病变处做活组织检查。

（五）会诊

发现疑难病变或可疑恶性病变要请上级医生或主任会诊，高危患者检查应由高年资医生进行。检查时护士应在旁协助操作，并观察患者的变化。

三、内镜术后的质控

术后质控包括为患者提供指导，记录操作过程，确认和记录并发症，病理结果的随访及评估患者的满意度等。

（一）内镜操作结束后患者离开内镜室的要求

在患者结束内镜诊疗操作离开内镜室之前，必须确认其监测的各项指标符合术前规定的要求。内镜室应该制定出患者离开内镜室之前必须达到的各项监测要求，记录离开之前监测的各项结果。

（二）给予患儿家长的指导

提供其书面的指导意见。包括饮食要点、常用药物的恢复、日常活动的恢复等，也应该告知与内镜操作相关的潜在的迟发性并发症。留取患儿家长的联系方式，以备紧急情况下使用。

（三）病理结果的随访

对于接受了组织活检的患者，应与家长建立联系，以通知检查结果。活检标本的病理结果通常直接决定了随后的处理方案（如结肠镜监测的时间周期、抗 Hp 治疗的需要等），及时将病理检查结果告知患儿家长。

（四）内镜操作过程应详实记录并作好并发症的报告

每个内镜中心应保存内镜诊疗过程的所有原始记录，尤其是各种不良事件和计划外的处理措施。以利于采取措施降低手术风险。

（五）患者的满意度

内镜术后还应该使用标准的问卷方式或电话方式调查患者的满意度，及时地总结分析。

四、结论

临床实践表明,内镜医生直接参与内镜质量的提高是非常重要的。目的是从内镜工作实践中提高质量,而作为一名训练有素且具备良好责任心的内镜医生应完全掌握这些质控要素。

(谢晓丽)

第二节　内镜诊疗的风险评估、识别及处理

随着学者们对内镜重要性的逐步认识,越来越多的疾病依赖于内镜来诊断与治疗,内镜在临床上得到了广泛的应用。内镜诊疗虽然具有很高的安全性,但并发症仍时有发生,少数还十分严重,应引起内镜工作者的重视和警惕。

一、胃镜诊疗的风险评估

胃镜检查在我国已经普及,安全性较高,但由于操作方式粗暴及患者精神紧张等因素常导致一些并发症,严重者甚至可以导致死亡。

并发症及处理

1. 严重并发症及处理

(1) 出血:是胃镜检查中常见并发症,上海市和中南五省(四川、湖北、湖南、安徽和江西)报道出血占并发症的 21.6% 和 17.5%,多数由活检引起。原发病为肿瘤、溃疡时则更易发生。息肉切除时电凝不完全或焦痂脱落,误将食管 - 胃底曲张静脉、血管瘤活检,检查中剧烈呕吐致贲门黏膜撕裂、机械损伤等都是出血的重要原因。

活检应辨清病变,避开血管显露部位;操作动作宜轻柔,循腔而进,退镜时镜身勿过度弯曲,减少机械损伤,防止过度注气,减少呕吐引起黏膜撕裂。摘除息肉电凝要完全,术后禁食或流质。术中遇有出血应进行局部止血如喷洒孟氏液、冰肾上腺素盐水等,有血液病和凝血机制障碍者活检要慎重。

(2) 穿孔:Shahmir 等报道发生率在 0.033%~0.1%,食管和胃均可发生穿孔,各占半数。食管好发于梨状窝、食管上段、食管膈上 2~3cm 处,常出现皮下、纵隔气肿。原因为肿瘤、溃疡、活检、食管狭窄、操作方式粗暴、盲目进镜等。胃的穿孔好发于贲门、胃体上部后壁,多数发生在肿瘤和溃疡基础上。原因为活检、过度注气、牵拉、息肉摘除、机械损伤等,注气后胃不扩张提示穿孔。

经过仔细评估,应立即请外科会诊,采取迅速的外科干预,与相关专科医生(如外科医生)共同医治患者,并与患者及家属加强沟通。

(3) 心血管意外:胃镜检查可出现心率加快、血压升高、ST-T 改变、各种心律失常,偶见心脏骤停。美国胃镜检查心血管意外的发生率为 0.061%,日本为 0.01%,刺激迷走神经和大量注气可使冠状动脉血流减少。精神紧张、缺氧、迷走神经反射可引起心血管意外。

术前进行心电图检查,宜在心电监护下进行操作。内镜室应常备各种急救药物和器材,以便及时抢救。

(4) 感染:内镜操作可造成咽后壁脓肿、纵隔炎、梨状窝感染,中南五省发生率为 0.0095%。一过性菌血症发生率为 0.8%,主要为链球菌、奈瑟菌、肠球菌。乙肝和艾滋病病毒也有可能通过内镜传播,充分清洗和有效消毒可减少感染机会。

(5) 内镜嵌顿:裂孔疝和残胃由于内镜过度弯曲,使其嵌顿在疝囊或残胃中,造成拔镜困难。

(6) 罕见并发症:国内有胃镜检查引起短暂性脑缺血、急性胰腺炎、胆囊穿孔、癔症性癫痫、哮喘发作的报道。除严格掌握适应证外,极少数并发症是无法预料和估计的。近期腹部手术者应禁止胃镜

检查。

2. 轻型并发症及处理

(1) 下颌关节脱臼:上海市和中南五省发生率为0.47%,手法即可复位。

(2) 腮腺、下颌腺增大:上海市和中南五省发生率为0.02%。术前应做好患者的心理护理。操作者熟练掌握胃镜操作技巧。该并发症一般不需处理,可自行恢复。

(3) 皮肤、结膜出血:偶尔发生不需处理,一周内消失。

(4) 药物不良反应和过敏反应:常规胃镜检查时常用药物有丁卡因、地西泮、阿托品等,前两种药物可能导致过敏反应,有过敏史者忌用。

3. 机体异常反应性并发症

(1) 心律失常:中南五省发生率为0.04%,多为一过性,无症状或症状不明显,常不被发现,一般无需处理。有症状者常发生严重心律失常,应及时抢救。

(2) 喉痉挛:一旦发生,应立即拔镜,对症处理,严重时用激素治疗。检查时应在直视下进镜,避免误入气管,急性咽喉炎者应暂缓检查。

(3) 误入气管:误入气管应立即拔出,不需特殊处理。

(4) 其他:偶可诱发虚脱、晕厥等,多因精神紧张和恐惧所致。给患者做好解释工作,消除其异常心理,并使患者取得配合。可采用无痛内镜,一旦发生并发症,应停止检查,并进行对症治疗。

目前胃镜已广泛应用,对并发症应给予足够重视。严格按操作规范进行,减少并发症的发生。但有些并发症和意外是难以预计的,关键是提高警惕,及时发现和处理,防止发生严重后果。

二、无痛胃镜的风险评估

丙泊酚(异丙酚)及芬太尼是目前无痛胃镜检查中常用的两种药物。

(一) 并发症概况

丙泊酚及芬太尼对心血管和呼吸均有一定的抑制,并可引起血压和氧饱和度下降,发生率为3.93%,经对症处理后可迅速解除症状,顺利完成胃镜检查,取得满意效果。

(二) 并发症的防治

1. 术前应正确评估患者重要脏器功能,注意个体差异及儿童的药物代谢特点。

2. 熟练掌握丙泊酚的禁忌证

(1) 药物过敏。

(2) 急慢性呼吸衰竭患者,上呼吸道感染者治愈后才能进行检查。

(3) 严重的心、脑、肝、肾等疾病并发衰竭或休克者;癫痫患者;严重的低血容量。

(4) 低血压或心动过缓患者。

3. 术中应严密观察,加强心、肺功能的监测,常规心电监护仪监护,不断对麻醉状态进行评分,以免麻醉过深。

4. 配备必要的基础仪器,多功能监测仪、气管插管用具和必要的急救药品,应设立苏醒观察室,处理苏醒后可能出现的并发症。

5. 麻醉医生、内镜医生及护士应专职培训,熟练掌握心、肺、脑复苏技术。

(三) 内镜风险的及时识别

有效处理并发症的重点在于早期识别并采取迅速的治疗措施。一旦患者在检查后出现疼痛及不良反应,就应当立即进行仔细的检查。

1. 沟通 应确保已告知患者或家属可能会发生的并发症并签署知情同意书,以严谨的态度解释可疑的并发症。

2. 良好的记录 记录内镜过程。与患者、家属、相关医生、专家进行广泛的沟通并记录。

3. 迅速采取行动 一旦发生风险或并发症,应迅速与相关科室协调,积极处理,并做好记录。

(四) 特殊的意外事件的识别及处理

最常见的意外事件是由镇静麻醉引起的心肺功能障碍,而医疗纠纷则更多地是因操作过程中的穿孔和漏诊而引发的。因此,在知情同意书中强调这些风险显得更有意义。

(谢晓丽)

第三节　消化内镜操作的感染预防

预防感染目的是为了防治与内镜操作相关的全身和局部感染性并发症。在使用抗生素预防前需要同时考虑内镜操作相关的感染风险和患者本身的危险。

消化内镜操作的危险度分类如下。

一、内镜高危操作

内镜下食管曲张静脉硬化剂治疗(EVS)、内镜下逆行性胰胆管造影术(ERCP)、超声内镜引导下的细针抽吸术(EUS-FNA)、内镜下扩张和胃肠道支架植入术、内镜下激光凝固术和氩离子凝固术(APC),可给予抗生素预防。

二、低危险性操作

(一) 上下消化道诊断性内镜操作

食管-胃十二指肠镜、肠镜、超声内镜、回肠结肠镜相关的菌血症属低度危险,发生率约4%。组织活检或息肉摘除术患者出现菌血症的危险性无升高。

(二) 内镜下曲张静脉结扎术(EVI)

高危人群的低危操作是否预防性使用抗生素应视具体的患者而定,中危或低危患者的低危操作不推荐预防性使用抗生素。

(三) 可能引起短暂菌血症发生率升高的相关操作

包括食管狭窄扩张术、静脉曲张硬化剂治疗术、明确或怀疑有胆管阻塞的逆行性胆管造影术。

1. 高危因素的患者建议预防性使用抗生素。

2. 低危因素的患者,不建议使用抗生素预防;对怀疑或明确存在胆道阻塞的所有患者,应该在ERCP前使用抗生素预防。

3. 用药方法

(1) 标准常规预防:操作前1个小时,阿莫西林50mg/kg(儿童)口服。不能口服用药的患者,操作前半个小时内使用氨苄西林50mg/kg(儿童),肌内注射或静脉注射。

(2) 青霉素过敏患者:克林霉素20mg/kg,操作前1个小时口服。或头孢氨苄或头孢羟氨苄50mg/kg,操作前1个小时口服。

(谢晓丽)

第四节　内镜培训的基本要求

内镜的培训十分重要,它直接关系到内镜工作质量的改善、内镜技术水平的发展与提高。

一、培训目的

要完成胃肠内镜的培训,受训者应该达到如下要求。

（1）要完成适当的内镜操作，必须明确了解操作的适应证、禁忌证，并作出正确的诊断和治疗选择。

（2）能够安全、完整、迅速进行内镜操作，要了解清醒或镇静／无痛技术，以及操作前评估患者的一般情况和操作时监测患者生命的体征。

（3）正确地解释内镜发现，并且将其与临床或内镜治疗相结合。

（4）辨别每步操作的危险，理解如何规避或减少危险因素，识别和处理并发症。

（5）认清内镜操作和个人技术的局限性，明确应在何时寻求帮助。

二、培训计划

1. 培训机构　内镜的培训工作应在内镜设施齐备、技术力量雄厚的医疗机构中进行。培训机构（基地）必须取得内镜资质，并有专家定期进行质量考核。每个培训计划都应有一个内镜专家来作为内镜培训的负责人。

2. 培训课程

（1）内镜操作的适应证、禁忌证。

（2）操作并发症及其处理原则。

（3）安全的镇静／无痛技术和患者监测的原则，何时更改麻醉方式。

（4）有关的内镜下治疗（方法选择、治疗内容），可通过内镜进行内科、放射和外科的治疗。

（5）内镜检查的知情同意、医学伦理等问题。

（6）有关内镜新技术和科技文献的正确评估。

3. 内镜培训的标准操作技能

（1）内镜培训的技术评估：可以通过很多种方式进行评估，包括：①由受训者将操作资料的报告整合进电子内镜报告系统；②可通过监测内镜培训者所记录的操作资料进行；③由指派的评估者选择性地观察受训者；④由受训者在日志中对操作进行自我报告。负责人需收集和跟踪每个受训者的日志。

（2）内镜操作的资格认证：内镜操作的资格认证由专门的内镜培训基地审核办理。

（谢晓丽）

第五节　胶囊内镜的质量控制

胶囊内镜对小肠疾病具有很高的检出率，有利于发现小肠克罗恩病患者的早期病变。对疑似小肠克罗恩病也有较高的检出率，尤其是对疾病早期和轻型患者的诊断具有明显的优越性。

一、安全性

胶囊内镜的耐受性好，一般无并发症，临床应用十分安全。

二、并发症及防范

可能发生的并发症主要是胶囊内镜因消化道的狭窄而阻滞。胶囊内镜到达因病变引起狭窄的肠段，最终通过狭窄肠段，需外科手术取出者罕见。胶囊内镜停留主要发生在克罗恩病、非甾体消炎药引起的溃疡和缺血性狭窄。另外，胶囊内镜通过迟滞，可能因食管狭窄、胃轻瘫或幽门狭窄而滞留于食管或胃内。需做好全程质量控制及干预进行防范。

三、全程质量控制及干预

1. 检查前　必须对胶囊内镜检查的各个环节进行严格质量控制及干预。

（1）胶囊内镜检查系统设备及附件准备：检查前检查机器运行情况，检查智能胶囊生产日期，以及是否封装完好。

（2）检查前评估：内镜医生要严格掌握内镜检查的适应证及禁忌证，并严格评估，以降低胶囊内镜检查出现并发症的风险，保障检查的成功及患者安全。

（3）检查前准备：耐心地给患者解释，消除患者紧张、焦虑、恐惧的心理。做好肠道准备。

（4）沟通及签署知情同意书。

2. 检查中

（1）吞服前：评估患者清肠程度，确定最后一次排便为清水样便。受检者检查前 30 分钟口服去泡剂甲基硅油。穿戴图像记录仪，按天线单元分布示意图要求，检查和调整天线单元位置。

（2）吞服开始：取出胶囊。胶囊 LED 光源闪烁，图像记录仪的 ACT 指示灯应同步闪烁。在影像工作站的实时监控界面，可观查到胶囊所拍摄的图像。将处于工作状态中的胶囊放入患者口中，严禁咀嚼，在确认实时监视功能中可观看到口腔的图像，且图像记录仪上的 ACT 和 USB 指示灯也处于闪烁状态后，让受检者取站立位，并用一口水吞服胶囊。

（3）胶囊内镜吞服后：调整胶囊运行的相关参数，如图像的亮度、闪光的强度、采样频率等。若以上参数均正常，实时监控胶囊内镜进入小肠的过程，强调检查过程中的注意事项，以确保检查成功。

（4）吞服后患者注意事项：尽量避免进食及饮水。不能进行剧烈活动，避免突然移动或撞击图像记录仪。每 15 分钟观察 1 次图像记录仪的 ACT 指示灯闪烁是否正常，保证智能胶囊电量耗尽后 ACT 指示灯才停止闪烁，记录停止闪烁时间。

3. 检查后　及时导出图像记录仪保存的图片数据到影像工作站硬盘中。对导入影像工作站的数据进行分析处理，得出诊断结论。嘱患者正常饮食，观察胶囊内镜排出时间。

（谢晓丽）

第六节　推进式双气囊小肠镜的质量控制

一、安全性

May 和 Yamamoto 等认为 DBE 检查是安全的，一般不会出现出血和穿孔等并发症。

二、并发症及防范

近来国外文献陆续报道有消化道穿孔、急性胰腺炎、麻痹性肠梗阻等并发症，提示对于肠道黏膜多发弥漫性病变如活动性炎症、溃疡的患者应注意限制进镜深度及时间，以避免相关并发症的发生。

三、进镜途径的选择

一般根据患者的临床表现和辅助检查结果决定。如临床怀疑病变位于小肠上段，首选经口途径进镜；反之，如怀疑病变位于小肠下段，首选经肛途径进镜。当经口（经肛）进镜发现明确病灶并能解释临床表现时，可不必经另一端进镜检查；反之，必须经另一端进镜完成整个小肠的检查以尽可能明确病灶。当需从两端进镜检查者，前一次检查可在镜端所达到的肠道部位标注亚甲蓝（美蓝）或印度墨汁等，次日采用小肠镜从肛门进镜经回盲瓣进入回肠到达标注处，达到全小肠检查的目的。

（谢晓丽）

第七节 结肠镜检查质量控制

一、检查前质量控制

1. 检查前质量控制从接诊患者至内镜插入前,包括患者的诊疗计划、病史采集和体格检查、检查前肠道准备、适应证确定、选择合适的镇静与麻醉药物及出血风险的评价等明确结肠镜检查的适应证。

2. 知情同意,告知检查风险

知情同意(见附表)包括疾病的诊疗计划,结肠镜检查的目的及是否进行活检,肠道准备过程中可能出现的脱水、出血甚至休克的可能,麻醉的必要性及风险,内镜检查过程中可能出现出血、穿孔、感染、漏诊等,检查后出现腹痛、腹胀及排血便的可能。另外,还应包括检查的费用及自费项目等内容。

3. 检查前准备

(1) 辅助检查结果评估:辅助检查包括血常规、血型、凝血五项、肝功能、乙肝五项、丙型肝炎抗体、抗 HIV 及梅毒螺旋体抗体检查,并进行心脏彩超及心电图评估心脏功能等。

(2) 肠道准备质量的评估:一般建议检查前 2~3 天给予患儿流食,以及番泻叶 10mg 代茶饮,进行肠道准备(图 11-1),结肠镜检查前一天晚上及当天早晨进行生理盐水灌肠。

肠道准备的情况是影响结肠镜(图 11-2)检查的重要因素之一。根据肠道内残存的固体粪便、液体粪便及清除难易程度分为优、良、中、差四个等级(图 11-3A、B、C、D)。

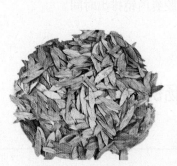

图 11-1 番泻叶

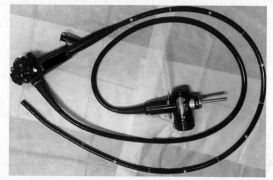

图 11-2 结肠镜

1) 优:肠道内没有固体粪便或少量粪便可以清除,不影响内镜观察。

2) 良:肠道内没有或极少量固体粪便,大量清凉液体粪便需要吸引清除,清除不净可能影响内镜观察。

3) 中:半固体粪便难以清除。

4) 差:固体或半固体粪便不能清除。

为进一步提高内镜检查质量,肠道准备差的患者,应缩短检查时间并向家属说明情况,根据临床需要决定是否再次进行结肠镜检查,并注意在复查时加强肠道准备。

二、术中质量控制

包括全结肠的进镜和黏膜的观察。

1. 进镜深度的确定 原则上要求每次检查应尽量进镜至盲肠,记录盲肠的标志,阑尾开口,并通

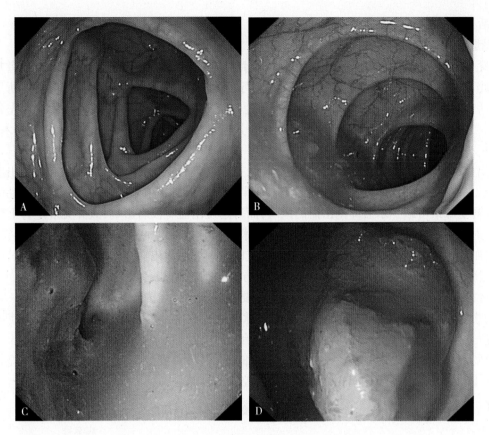

图 11-3 A~D 依次为肠道准备情况(优、良、中、差)

过回盲瓣进镜至回盲部。观察回肠末端情况,必要时取活检(如肠结核,克罗恩病、淋巴瘤等)。但是对于某些慢性腹泻或年龄较小的患儿,应根据内镜下所见对进镜深度进行风险评估后确定。

2. 活检时机的选择 对肠镜发现的所有病变(憩室、毛细血管扩张等病变可除外)均应进行活检。在炎症性肠病内镜随访过程中,有学者建议内镜下正常的黏膜也应每10cm病变取结肠活检4块,以尽可能增加发现异型增生的概率。但对于幼儿或新生儿,需要评估其活检风险及临床受益后再确定是否活检。

3. 撤镜时间 对于无异常发现的结肠镜检查,撤镜检查时间不少于6分钟,这样可减少漏诊的概率,尤其皱襞侧面镜下视野可能漏诊的部位应在安全范围内适当充气后观察。

4. 活检 对肠镜发现的所有病变(憩室、毛细血管扩张等病变可除外)应尽可能进行活组织检查。考虑到有显微镜下结肠炎的可能,慢性腹泻患者结肠镜检查时尽管黏膜正常,但仍应取外观正常的结肠黏膜组织进行病理检查。活检部位和数量仍需进一步明确。

5. 检查报告的书写 结肠镜检查报告内容包括肠道准备质量、进镜到达部位、进镜是否顺利,以及肠黏膜、肠腔、血管网。对所见病变的描述应包括病变部位、累及范围、形态、大小、表面黏膜情况、质地、根部是否有白斑等情况,伴有溃疡形成的病变还应描写溃疡苔的颜色,底是否平坦,底是否深远及溃疡周围黏膜情况等,弥漫性病变需描述病变部位、范围、病变处黏膜、肠腔、血管网等情况。进行活检的病变应详细记录取活检的部位、病变、活检数目,体积较小的病变还应记录是否钳净等。

6. 内镜下治疗 内镜下治疗应严格按照操作规程、所用器械的说明进行操作。

三、术后质量控制

1. 检查后应告知家属内镜下所见、诊断及治疗情况,并对下一步诊治进行初步指导,告知其注意事项、取活检结果的部门、时间及复诊情况。

2. 结肠镜检查和治疗并发症

(1) 穿孔：结肠镜检查总的穿孔发生率应控制到 0~2%。发生穿孔可能与操作不当及患儿原发病有关，因此，进行结肠镜检查前应据患儿原发病进行个体化告知。检查过程中根据内镜下所见确定进镜深度、活检时机，并密切观察患儿腹部情况，避免过度充气。检查者在出现穿孔后应首先分析是否与操作不当有关并及时纠正。结肠镜下治疗也可引起穿孔。内镜医师应熟悉治疗相关技术，以减少穿孔风险。

(2) 出血：内镜下活检及治疗均可能引起出血，一般活检后出血发生率较低，息肉电切出血的发生率应低于 1%，如果术后出血的发生率高于 1%，应请专家指导息肉电切的方法是否正确。黏膜下注射液中加入肾上腺素可减少术后即刻出血的风险，而对迟发出血者没有影响，故并无规定肾上腺素必须加入到注射液中。息肉切除术后出血应采取非手术治疗。如果出血持续存在，应重复结肠镜检查，内镜下对出血部位进行止血处理。一般说，90% 以上的息肉切除后出血可用非手术方法治愈，内镜止血时，可通过使用钛夹、注射肾上腺素或电凝止血等方法进行止血。

迟发性出血通常可自行止血。止血后是否需要复查肠镜可由内镜医生根据情况决定。如果迟发性出血的患者持续排出鲜红色血液，通常是因动脉出血所致，应快速进行结肠镜检查，即使不经过肠道准备也是可行的。治疗可以选择钛夹或者注射治疗后电凝止血。直肠出血慎用钛夹止血。

对结肠镜检查和治疗的并发症发生情况应详细记录并计算发生率，分析发生的原因，提高结肠镜检查质量，降低并发症出现的概率，从而达到质量控制的目的。

附表 1　电子结肠镜检查 / 治疗知情同意书

病案号

姓名：	性别	年龄	病区 - 病室

临床目前诊断：　　　　　　　　　　　　　　　　**过敏史：**

一、检查 / 治疗目的：
　　协助诊断和治疗结肠病变

二、检查 / 治疗的适应证：
□需要明确或排除结肠疾病者；　　　　□通过 X 线检查发现可疑病变，但不能定性者；
□结肠疾病的随访、复查；　　　　　　□下消化道出血的诊断和治疗；
□结肠疾病的治疗；　　　　　　　　　□原因不明的慢性腹泻；
□其他：

三、本项检查 / 治疗经多年的临床实践及应用，已证实有较高的安全性，只要和医生配合，一般均能顺利完成，但因患者健康状况、个体差异及某些不可预测的因素，在接受检查 / 治疗时可能出现下列情况：
　　1. 出血；2. 肠穿孔；3. 心脑血管意外；4. 麻醉意外；5. 腹痛、腹胀；6. 感染；7. 此项操作之前需取血进行相关检查(乙肝、肝功、凝血功能及 HIV 等)；8. 其他：以上所述是在正确操作过程中可能出现的意外并发症，如实介绍和了解此项内容，是医生和患儿及监护人的共同责任。

四、出现上述各种并发症的治疗对策：
　　此项检查 / 治疗的执行医生应按照医疗操作规则认真准备，仔细观察和操作，最大限度地避免所述并发症的发生。

　　上述并发症出现后，我们会立即采取相应措施，对危及生命的并发症处理的同时向家属紧急征求意见，来不及征求家属意见时，将先紧急实行输血、深静脉置管、心肺复苏、电除颤等抢救生命的措施，希望得到家属的理解、同意。

医生签字：_____　　　　　　　　签字日期　　年　　月　　日　　时

五、家长 / 监护人 / 委托人意见

我已仔细阅读并完全理解上述提及的＿＿＿＿＿＿条可能发生的并发症及风险性,对于我提出的问题,医生已给予我充分的解释,我已获得了电子结肠镜检查 / 治疗的相关信息。

我＿＿＿＿＿＿为＿＿＿＿＿＿实施电子结肠镜检查 / 治疗。若在操作期间发生紧急情况,
　(同意)　(患儿姓名)　同意接受贵院的必要处置。

我＿＿＿＿＿＿为＿＿＿＿＿＿实施电子结肠镜检查 / 治疗,并承担相应后果。
　(不同意)　(患儿姓名)

签名＿＿＿＿＿＿＿＿＿＿,与患儿的关系＿＿＿＿＿＿＿＿＿＿＿＿。

签字日期　　年　　月　　日　　时

（徐樨巍　秦秀敏）

第八节　超声内镜检查质量控制

一、术前质量控制

仪器选择及适用范围

1. 环扫超声内镜(图 11-4)　频率通常为 7.5~12MHz,主要用于消化道(如食管、胃、十二指肠)及邻近脏器(如胆、胰、纵隔、腹腔淋巴结等)的检查(图 11-5),了解肿瘤浸润深度,有无淋巴结转移,黏膜下肿物的鉴别。

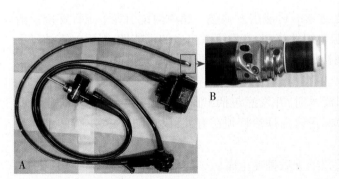

图 11-4　环扫超声内镜

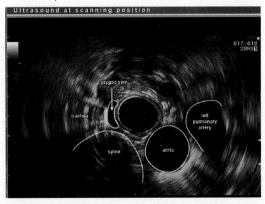

图 11-5　环扫超声内镜图像示正常食管图像及周围器官

2. 小探头超声(图 11-6)　超声探头从内镜活检钳道伸至管腔内,超声频率为 12~30MHz,主要用于表浅病变及小管道(如胆、胰管等小管道)检查(图 11-7),有助于发现早期癌及癌前病变、结肠息肉、黏膜内肿物、壶腹癌及胆管癌的诊断及分期。

3. 超声内镜引导下细针穿刺活检(endoscopic ultrasonographyfine needle aspiration,EUS-FNA)及治疗

(1) 诊断:EUS-FNA 通过超声内镜引导下利用细针穿刺活检获取标本进行病理检查,获得更多的

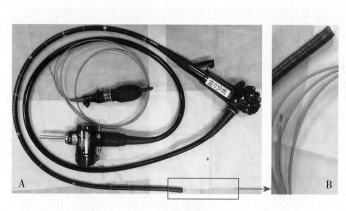
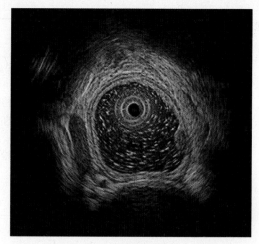

图 11-6 小探头超声内镜

图 11-7 小探头超声内镜图像

淋巴结组织标本,或得到液体标本用于化学分析、肿瘤标志物检查和细菌真菌染色或培养,以进一步明确诊断。多适用于胸段食管癌的腹腔干淋巴结、胰腺病变诊断性穿刺,以及胰腺假性囊肿和囊性肿瘤的鉴别。

(2) 治疗

1) EUS 引导下经胃胰腺囊肿内引流术,适用于不耐受手术的胰腺巨大假性囊肿的治疗,术后还可放置鼻囊肿引流管,便于引流及抗生素冲洗。

2) EUS 引导下细针注射术:胰腺癌患者局部注射抗肿瘤药物;囊肿内注射无水酒精等。

3) EUS 下腹腔神经节阻断术:减轻胰腺癌及慢性胰腺炎患者疼痛。

4) EUS 引导下胆道 - 十二指肠置管引流术:适用于 ERCP 失败的梗阻性黄疸。

儿科进行超声内镜治疗适应证多为胰腺假性囊肿的内引流术,其临床疗效尚有待于进一步的观察。

(3) 知情同意

1) 操作时容易出现穿孔的并发症,尤其是进镜时可能引发咽瘘。超声内镜引导下细针穿刺及治疗,出血、穿孔、感染的危险性增加,特别是胰腺组织的穿刺,有发生大出血的可能性,严重时需外科手术。胰腺穿刺还可能出现术后胰腺炎,也有细针穿刺后肿瘤沿针道转移的个案报道。腹腔神经丛阻滞术有引起低血压或腹泻的危险。

2) 儿科利用超声内镜进行假性囊肿内引流术时,并发症包括出血、穿孔、感染、胰腺炎、误吸、支架移位或阻塞、胰管损伤等,发生率为 5%~16%,建议内镜治疗须在有外科和放射介入支持的条件下进行,应常规预防性应用抗生素。

(4) EUS-FNA 术前应备血,开放静脉通道,并给予哌替啶止痛。

二、术中质量控制

1. 由掌握超声技术的高年资内镜医生进行操作。

2. 对疾病的诊断要求 应该记录超声内镜特异性结构的表现,对肿瘤的诊断应包括肿瘤 TNM 分期,与周围血管及重要器官关系,周围及远处淋巴结;评价胰腺疾病时,应记录整个胰腺的情况,包括胰腺的大小,周围是否伴有液体,与周围血管的关系,胰管及胆管扩张情况,病变位置,病变性质(囊性还是实性),病变内是否有分隔及坏死等。

3. 异常的描述 所有的胃肠道肿瘤应行 TNM 分期。记录黏膜内病变时,应注明病变起源于哪一层、回声特点、病变大小。

三、术后质量控制

1. 记录并发症发生率 术后观察患者有无出血、穿孔表现,胰腺穿刺有无胰腺炎的表现。

2. EUS-FNA 术后禁食,并采用抑制胃酸分泌、补充体液治疗,胰腺假性囊肿术后应预防性使用抗生素。

(徐樨巍 秦秀敏)

第九节 内镜逆行胰胆管造影检查质量控制

一、术前质量控制

(一) 适应证

严格按照内镜逆行胰胆管造影(endoscopic retrograde cholanginopancreatography,ERCP)检查的适应证纳入患者并根据检查结果选择治疗方法。

(二) 非适应证

1. 轻度急性胰腺炎应先保守治疗;有胆囊结石者,建议胆源性胰腺炎恢复后尽早进行胆囊切除术。

2. 胆囊微结石或胆泥引起的急性复发性胰腺炎,一旦确诊建议尽早进行胆囊切除术。

3. 实验室或非侵袭性影像学检查未提示腹痛是由于胰胆疾病引起的,进行 Oddi 括约肌测压时,才可进行 ERCP。

(三) 知情同意

1. ERCP 术后胰腺炎 发病率为 1.7%,有些情况下发病率会更高,女性、年轻患者、可疑 Oddi 括约肌功能障碍、重症胰腺炎等;与操作相关的如反复插管、乳头切开术、乳头气囊扩张术等。

2. ERCP 术后出血 多见于乳头切开术后,发生率为 0.8%~2%。

3. 感染性疾病并发症 以术后胆道系统感染多见,术后胆管炎发病率不高于 1%,而胆囊炎的发病率为 0.2%~0.5%。

4. 穿孔 以胃肠道穿孔多见,发病率为 0.3%~0.6%,若出现穿孔,可能需要外科修补或手术切除。

5. 心脑血管意外,猝死。

6. 操作治疗失败。

(四) 术前质量控制

1. 设备及器械准备 ERCP 操作室应具备性能良好的 X 线机,符合要求的放射防护设备,性能正常的心电监护仪,以及供氧和吸引装置。最基本的 ERCP 器械包括:十二指肠镜(图 11-8);导丝、乳头切开刀、造影导管、取石器、碎石器、气囊、扩张探条、扩张气囊、引流管、支架等(图 11-9);内镜专用的高频电发生器、注射针、止血夹等。所有器械应符合灭菌要求,一次性物品应按有关规定处理,常用易损的器械应有备用品。

2. 人员准备 医院应设有消化内科、普通外科/肝胆外科、麻醉科/重症监护室、放射/影像科及设施齐全的内镜室。ERCP 术应由具有执业资格的医生、助手及护士团队协同完成,团队中须由主治医师职称以上、经过正规培训的人员主持工

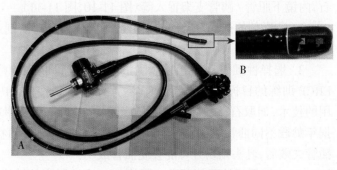

图 11-8 十二指肠镜

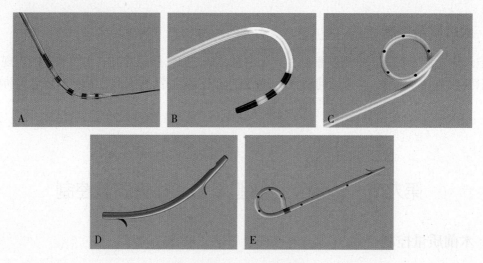

图 11-9 ERCP 常用器械

(由左至右,先上后下):乳头切开刀、造影导管、鼻胆引流管、胆管支架、胰管支架

作,根据 ERCP 操作的难易程度,实施分级操作。

3. 术前准备

(1) 患者需空腹 6 个小时,于术前 15~20 分钟肌内注射山莨菪碱 0.3mg/kg,异丙嗪 1mg/kg,咽喉部口服利多卡因凝胶进行局麻,检查过程中给予患儿持续鼻导管吸氧。

(2) 术前常规检查:血常规、凝血功能、腹部 B 超、胸片、心电图,必要时备血等,尤其是可能接受乳头切开的患儿,血常规及凝血功能不能超过进行 ERCP 的 72 个小时。

(3) 向家属交代病情及可能出现的并发症,并签署手术同意书,同时取得患者的配合。对于无法配合的患者可进行镇静或全身麻醉,需由有麻醉专业资质的医生进行并签署麻醉同意书,操作过程中应监测心率、血压、脉搏及血氧饱和度的变化。

(4) 术前开放静脉。

(5) 预防性应用抗生素:没有必要常规术前应用抗生素,但有以下情况除外:①已发生胆道感染及出现脓毒血症者;②肝门部狭窄;③胰腺假性囊肿的介入治疗;④已知或可疑的胆管狭窄;⑤胆漏或胰漏;⑥伴有胰腺坏死,建议应用广谱抗生素,抗菌谱需包括革兰阴性菌、肠球菌及厌氧菌。

4. 术前讨论 疑难患者建议进行术前讨论,最好有多学科人员参与,制订切实的诊治预案,并详细书写讨论记录。

二、术中质量控制

ERCP 常见的治疗方式主要包括内镜下鼻胆管引流术,内镜下胆管 / 胰管扩张术,内镜下乳头及胆、胰管括约肌切开术,内镜下乳头括约肌气囊扩张取石术,内镜下胆管取石、碎石术,内镜下胰管取石,内镜下胆管 / 胰管支架置入等(图 11-10、图 11-11)。

1. 造影剂的选择 常用的造影剂为碘海醇。对碘剂过敏者可选用纯二氧化碳团注。

2. 术中防护 应注意对患儿进行放射防护。

3. 选择性插管 插管是顺利进行 ERCP 诊断和治疗的基础。专家插管的成功率超过 95%,而 ERCP 训练的目标应大于等于 80%。因此,大多数 ERCP 医生插管成功率应大于 85%。对于最常应用的技术,如取石、缓解胆管梗阻、瘘管支架放置,成功率应大于 85%。而对于儿童这一特殊人群,根据年龄段不同插管成功率可能有所不同,因此,合理的目标尚有待于多中心的数据荟萃分析。当常规插管失败后,乳头预切开可能会使插管成功。

4. 内镜下括约肌切开术 胆管 EST 应沿胆道的轴线方向进行切开,一般为乳头的 11 点至 12 点

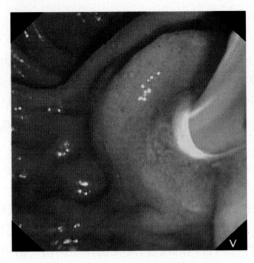
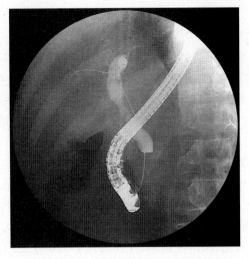

图 11-10 ERCP下内镜插管成功　　　　图 11-11 ERCP插管成功后X线显示

方向,应缓缓匀速切开。避免在同一部位通电时间过长。应根据结石的大小及胆管壶腹段的长度决定切口的长度,临床常称"大、中、小"切开术,还应避免"外大内小"的无效切开,以方便结石取出为原则。对儿童这一特殊群体,乳头预切开一方面可能增加ERCP术后并发症,另一方面其是否影响乳头括约肌的功能尚有待于研究。

5. 经内镜鼻胰胆管引流术(endoscopic nasobiliary drainage,ENBD)　胆道外引流措施,能有效降低胆道压力、控制感染和缓解梗阻性黄疸,而对于小儿则应慎用或禁用ENBD,其长期引流可能导致胆汁丢失、水电解质紊乱及营养不良。

6. 内镜下取石术　急性胆管炎和严重的急性胆石性胰腺炎需要快速解除胆道梗阻,通过括约肌切开、气囊或网篮取石技术,对85%以上的患者完成取石操作。如果以上操作失败,机械碎石可将成功率提高到90%以上,而只有少数患者需要电动液压、激光、体外微波碎石术,成功率可提高至近100%。

7. 内镜下胆/胰管扩张术　胆管及胰管狭窄在儿童多以良性狭窄多见,内镜治疗常具挑战性,严重狭窄时导丝通过病变部位十分困难,需耐心反复尝试,也可与PTCD技术联合完成;导管通过狭窄困难时,需分次逐级扩张,逐步增加塑料支架的口径与数量,直至达到满意的目标。

8. 内镜下胆/胰管支架置入术　对于内镜下难以清除的胆总管结石病例,不适合手术的患儿,可在胆管内留置塑料支架,有助于引流胆汁、控制感染、减少发作次数的作用,部分较疏松的结石还有可能逐渐缩小。长期留置支架一旦发生阻塞需及时更换。短期留置胰管支架有助于预防术后胰腺炎,或减轻胰腺炎的严重程度。对于高风险的病例,如插管困难、采用预切开进入胆管、气囊扩张乳头及儿童等,如条件许可,建议预防性短期留置胰管支架。

9. ERCP术中并发症的预防和处理:

(1) 呼吸抑制/低氧血症:主要见于全身麻醉患儿,术前对患儿进行心脏彩超及胸部正位检查评估患儿的心肺功能很有必要。术中监测血氧饱和度,常规给予患儿鼻导管吸氧是一种安全有效的措施,可明显减少低氧血症的发生。

(2) 休克:多见于胆源性败血症引起的感染性休克,与胆管系统过度充盈有关,应尽快进行经内镜胆管引流术,尽可能进行深部导管插入减压术,对临床诊断为胆道系统感染的患儿预防性应用抗生素可降低发生率。另外,镇痛剂和呼吸抑制也可导致低血压性休克,乳头切开后严重出血可致出血性休克,应倾斜X线检查床,使患者头低足高位,静脉补充血浆,增加有效血容量。

(3) 烦躁患者:应密切监测血压、脉搏、心率、呼吸及血氧饱和度,常规给予鼻导管吸氧,判断患者整体状态是否平稳。如果躁动不安,建议停止操作,进行复苏治疗,待病情平稳后择期手术。

三、术后质量控制

1. 内镜报告的书写　报告应包括使用的造影剂、插管是否成功、插管所使用辅助器械、内镜下采取的治疗措施,内镜所见及诊断意见,报告还应包括内镜照片、术中造影照片及内镜发现的异常情况。

2. 检查当日应禁食水、静脉补液,以后根据病情逐步恢复饮食。术后3个小时及次日早晨化验血常规、血淀粉酶、血脂肪酶,以后根据情况决定是否延长观察期;发生胰腺炎或术后胰腺炎高风险者如儿童,应给予生长抑素和胰酶抑制剂。

3. 术后并发症的处理

(1) 应该记录ERCP相关的胰腺炎、出血、穿孔及胆管炎的发病率。

(2) 术后胰腺炎:多由造影剂充盈胰管、机械性损伤胰管和腺泡所引起。在胆总管插管失败后,应尽量抽吸十二指肠内气体,使造影剂从胰腺流出。内镜附件,如导丝、导管或扩张器等容易引起创伤性胰腺炎,故操作应轻柔,并在透视下密切注意附件在胰管内的位置,避免机械性损伤。括约肌切开术时如过度凝固组织,导致胰管开口周围水肿,阻碍胰液引流,亦可引起术后胰腺炎。操作中要保证乳头切开刀在胆管和胆管括约肌内切割,避免误切胰管开口。

(3) 术后出血:注意观察呕吐物及粪便性状,一旦怀疑上消化道出血,条件许可应及时进行内镜检查,寻找出血原因并给予止血处理,内镜处理无效时应考虑放射介入或手术治疗。轻度出血可通过向括约肌切口周围喷洒去甲肾上腺素,或注射0.1%的肾上腺素。

(4) 术后穿孔:在术中发现穿孔,必须置入鼻胆管或胆管支架引流术,以减少胆内压,防止胆汁漏到十二指肠后间隙。同时加入广谱抗生素,经保守治疗大多数可在一周内愈合。必要时需外科手术。如有明显腹痛,怀疑胰腺炎或胃肠穿孔的病例,应给予胃肠减压,并及时进行胸腹透视、腹部超声和(或)CT检查,以尽早明确诊断并给以相应的处理。

(徐樨巍　秦秀敏)

参考文献

1. 钟捷,吴云林.胶囊内镜的临床使用及价值评估中华消化杂志,2003,23:565-567.

2. Cohen J,Safdi MA,Deal SE,et al. ASGE/ACG Taskforce on quality in endoscopy. Quality indicators for esophagogastroduodenoscopy. Am J Gastroenterol,2006,101:886-891.

3. Barther M,Napoleon B,Gay G,et al.Antibiotic prophylaxis fordigestive endoscopy.Endoscopy,2004,36(12):1123-1125.

4. Di Caro S,May A,Heine DC,et al.The European experience with double—balloon enteroscopy:indication,methodology,safety,and clinical impact. Gastrointest Endosc,2005,63:545-550.

5. Johnson DA,Barkun AN,Cohen LB,et al. Optimizing adequacy of bowel cleansing for colonoscopy:recommendations from the US multi-society task force on colorectal cancer. Gastroenterology,2014,147(4):903-924.

6. Fujii LL,Chari ST,El-Youssef M,et al. Pediatric pancreatic EUS-guided trucut biopsy for evaluation of autoimmune pancreatitis. Gastrointest Endosc,2013,77(5):824-828.

7. Jazrawi SF,Barth BA,Sreenarasimhaiah J. Efficacy of endoscopic ultrasound-guided drainage of pancreatic pseudocysts in a pediatric population. Dig Dis Sci,2011,56(3):902-908.

8. Halvorson L,Halsey K,Darwin P,et al. The safety and efficacy of therapeutic ERCP in the pediatric population performed by adult gastroenterologists. Dig Dis Sci,2013,58(12):3611-3619.

9. Green JA,Scheeres DE,Conrad HA,et al. Pediatric ERCP in a multidisciplinary community setting:experience with a fellowship-trained general surgeon. Surg Endosc,2007,21(12):2187-2192.

第十二章
儿童消化道解剖特点

儿童处于不断的生长发育时期,营养物质的需要量相对成人较多,消化系统的负担重,但消化系统功能尚未发育完善,这就形成了儿童生理功能与机体需要不相适应的矛盾,具体表现在儿童消化系统的解剖生理特点上,掌握这些特点对预防儿童消化道疾病的发生及进行消化道镜检非常有益。

一、上消化道解剖

以屈氏韧带(Treitz 韧带)为界,人体的消化道分为上、下消化道。其中上消化道(图 12-1)包括口腔、咽、食管、胃、十二指肠,现将其每个部位解剖特点分述如下。

(一) 口腔的解剖

作为消化道的起端,口腔包括牙齿、舌、唇、颊、颌骨和唾液腺等(图 12-2)。口腔黏膜为复层鳞状上皮,黏膜下为横纹肌。口腔的功能主要包括吸吮、咀嚼、消化、感觉和语言等。

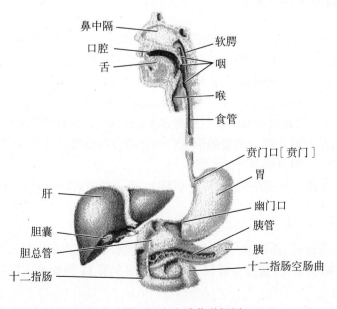

图 12-1　上消化道解剖

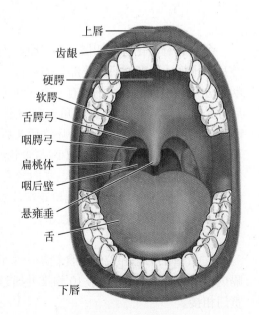

图 12-2　口腔的解剖

儿童的口腔处在发育阶段,相对成人较为狭小,尤其是新生儿,腭弓和口底部相对较浅,黏膜薄嫩,血供丰富,而且唾液较少、相对干燥,因此,容易受损、并发溃疡。舌和咀嚼肌发育较好,颊部还有脂肪垫,均有利于吸吮。儿童可以协调地进行吸吮及吞咽,而且可以与呼吸同时进行,而成人则很难做到。

（二）咽的解剖

咽位于口腔与食管之间，上宽下窄，左右宽而前后扁平。上方起自颅底，下方在第6颈椎下缘或环状软骨水平处与食管相连，前方与鼻、口和喉相通。咽一般分为三部分（图12-3）：软腭以上为鼻咽部；软腭至会厌中下部水平为口咽部，约相当于第2和第3颈椎上部；再向下至环状软骨水平为喉咽部，相当于第4~6颈椎水平。新生儿咽全长为（35.72±3.01）mm，咽部的下界大致与第4颈椎水平相对。鼻咽部长度为（7.96±1.95）mm，前后径（12.76±1.32）mm，左右径（12.78±1.85）mm。口咽部长度为（4.85±1.58）mm，前后径（7.55±1.65）mm，左右径（15.52±1.58）mm。喉咽部长度（22.94±1.75）mm，前后径（2.06±1.10）mm，左右径（11.76±1.09）mm。咽的长度在少年为10~12cm，宽1.5~3cm。口咽部和喉咽部是进食的必经之路，也是气管与食管的分叉处。

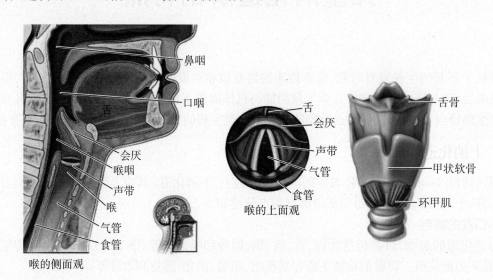

图12-3　咽的解剖

咽壁具有消化管的四层结构，肌层为横纹肌，包括咽缩肌、咽提肌及软腭肌。上、中、下咽缩肌呈叠瓦状排列。下咽缩肌最下部分的横行纤维构成环咽肌，环咽肌在咽后壁形成一个隆起，将食管肌与咽肌分开。在环咽肌上、下各有一个三角形的肌纤维薄弱部位，称咽肌上、下三角，其前方是环状软骨，后方是颈椎体。咽肌上、下三角是咽的重要解剖结构。咽的另一个重要结构是梨状窝。梨状窝位于喉咽部的两侧，左右各一，它是环绕后头后外方的较大空腔。其后壁是颈椎前的软组织；前壁是喉头；下缘相当于第5颈椎水平；在中线与食管起始部相连接。该窝的形状和位置随吞咽动作而变化，吞咽时它收缩和上移，静止时较宽大，平时含有气体，钡餐检查可见龛影。

消化道的X线检查和内镜检查应注意咽部的解剖结构，内镜经咽肌上、下三角时若用力过猛，可造成穿孔，经梨状窝时易误入此窝。

（三）食管的解剖

1. 食管的形态和位置　食管是一个肌性管道，连接咽与胃，约于第6颈椎水平与咽相接，在后纵隔内沿脊柱前方下行，在第10胸椎处通过膈肌裂孔，腹部食管仅1.25cm，下端在第11胸椎水平与胃贲门相接。

食管在出生前已基本发育完成，长度约10cm。新生儿食管入口在第3和4颈椎椎间盘水平，下端相当于第9胸椎处；2岁时位于4~5颈椎；12岁在6~7颈椎。在抬头时，食管上界提高半个椎体，在为儿童作消化内镜检查时应予注意。食管的长度随年龄而增长（表12-1）。

幼儿期的食管增长速度较慢，落后于脊柱的增长速度，因此，幼儿的食管相对较短。幼儿期食管长度与身长的比例比较稳定，约为1：5，故Bischoff建议用y=0.2x+6.3cm（式中x为身长），计算从门牙到贲门的距离（cm）。

表 12-1　食管长度与年龄

年龄(岁)	食管长度(cm)	从门牙到胃入口的长度(cm)	年龄(岁)	食管长度(cm)	从门牙到胃入口的长度(cm)
新生儿	8~10	16~20	10	18	27~33
1	12	20~22	15	19	34~36
2	13	22.5~24	成年男性	25(23~30)	40
5	16	24~27.9	成年女性	23(20~26)	

食管全长口径大小不一,在向食管充气时,新生儿管腔直径为5mm,5个月儿童8~10mm,1岁时12mm,3~6岁13~15mm,15岁18~19mm,成人在食管收缩时为13~19mm,扩张时16~22mm。据此选用相应的内镜。

食管的全长可分为颈、胸、腹三段,以胸段最长,腹段最短。食管腔在颈段和腹段通常是关闭状态,而胸段存有少量气体。食管有三个部位与周围器官接触受压而形成生理性狭窄(图12-4),从上而下依次有:①第一狭窄,在食管开口处(咽与食管交界处),有环咽肌围绕食管入口,相当于环状软骨下缘水平,内径最窄处仅1.3cm,做食管镜检查时,常因环咽肌收缩而造成障碍,应待肌肉松弛后插入;②第二狭窄,相当于胸骨角或第4胸椎水平,距切牙24~29cm,因主动脉弓和左主支气管横跨压迫而成;③第三狭窄,在膈食管裂孔处,相当于第10胸椎水平,距切牙33~40cm。这些狭窄是生理性的,也是食物嵌顿和憩室易发生的部位,进行消化道镜检通过这些狭窄时应谨慎(表12-2)。

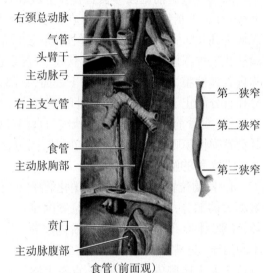

右颈总动脉
气管
头臂干
主动脉弓
右主支气管
食管
主动脉胸部
贲门
主动脉腹部

第一狭窄
第二狭窄
第三狭窄

食管(前面观)

图 12-4　食管的三处生理性狭窄

表 12-2　从上门齿到食管狭窄处的深度(cm)

年龄	第1狭窄	第2狭窄	第3狭窄	年龄	第1狭窄	第2狭窄	第3狭窄
3个月以内	7.5	12.5	19	5岁	10	17	26
1岁	10	14	22	9岁	11	19	28
2岁	10	15	23	15岁	14	29	33

2. 食管壁的组织结构　食管壁具有一般消化管壁典型的四层结构,即黏膜层、黏膜下层、肌层及外膜。

(1) 黏膜层:此层又分为上皮、固有层和黏膜肌层。在食管空虚和静止时组成纵行皱襞,贯穿食管全长,并达贲门与胃小弯的黏膜皱襞相接;食管舒张时则黏膜变平坦。

1) 上皮:黏膜上皮为复层扁平上皮,在与胃交界处突然转变成单层柱状上皮,因而分界十分明显。它隔一层很薄的基膜与固有层相连,在整个食管黏膜上皮基底层之间,可以见到典型的伴有黑色素颗粒的成黑色素细胞及其他树突状细胞,另外,还可以见到少量单个存在的嗜银细胞,它们有时可以2~5个成群出现。在食管上1/3处的上皮中偶尔可见到味蕾。

2) 固有膜:位于基膜之下,由疏松结缔组织组成,其中含有丰富的网状纤维、少量细胞,并有血管、淋巴管、食管腺导管和食管贲门腺,偶尔可见到淋巴小结。

3) 黏膜肌层:接续于咽的弹力纤维层,是一薄层平滑肌,沿食管纵长皱襞走行。在食管末端,平滑肌在纵行排列上伴有螺旋排列。黏膜层常借助于输送的黏膜下层而活动。

（2）黏膜下层：厚度约 300~700μm 之间，由疏松结缔组织组成，连接黏膜层和肌层。其中含有脂肪细胞群、散在的淋巴细胞、有丰富的血管、淋巴管、黏膜下神经丛和食管腺。

（3）肌层：内为环肌、外为纵肌，二层之间由疏松结缔组织所充填，其中含较大的血管和肌间神经丛。食管上 1/3 段为骨骼肌，由此向下平滑肌逐渐增多，中 1/3 段为骨骼肌与平滑肌混合而成，下 1/3 段为平滑肌。

（4）外膜：为食管最外层之结缔组织鞘。与胃肠不同，没有浆膜层，皆为纤维膜。食管借此层的弹力纤维附着于膈肌。

新生儿食管壁薄，出生后黏膜皱襞迅速增厚；出生前其肌膜发育差，而黏膜下层发育良好，富有血管和淋巴组织。

3. 胃 - 食管前庭段　食管在其下段和胃贲门上方之间有一段通常关闭着的高压区，即胃食管前庭段（食管下括约肌），其小部分在膈上，而大部分在膈下和食管裂孔内。前庭段有两个特点：一是此区域为高压区；二是具有食管弹性膜。该段的管壁比较特殊：在黏膜层，有食管黏膜鳞状上皮与胃黏膜柱状上皮锯齿状交错区，称齿状线；外膜层已不是食管的疏松结缔组织，而是一层特殊的组织结构，称食管弹性膜，它起源于膈肌的下表面，一部分通过膈肌食管裂孔到膈上，分散插入食管壁内；另一部分径直分散止于食管和胃交界处的壁内。

胃 - 食管前庭段的作用：齿状线与贲门部构成 2~4cm 长的高压带，可以防止胃内容物反流至食管；其食管弹性膜则能封闭膈裂孔的间隙，固定食管腹段和胃底以免向上疝入膈上。

（四）胃的解剖

1. 胃的位置和毗邻　胃是消化管中最膨大的部分，其形态、大小和位置因年龄、性别、体形、胃内容物的多少及体位的不同而异。充满时胀大，空虚时缩成管状。胃位于左上腹腔内，形如鱼钩，自左上斜向右下。胃上方通过贲门与食管相连，下方以幽门连接于十二指肠，胃有前后两壁，胃上缘凹向右上方为胃小弯，下缘凸向左下方为胃大弯。胃小弯最低处距幽门 5cm 有明显的转角称角切迹。食管左缘与大弯起始处形成的锐角称 His 角。胃分为四部分（图 12-5）：贲门部、胃底、胃体和幽门部。幽门部又可分为：幽门管和幽门窦。

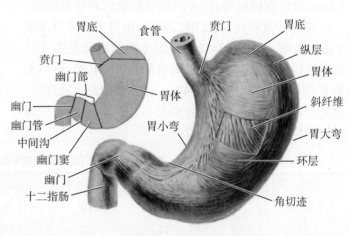

图 12-5　胃的解剖

胃的大部分位于左季肋区，小部分位于腹上区。胃前壁右半侧包括胃小弯被肝区覆盖，左侧上半部分为膈肌及肋骨覆盖，下半部分与腹前壁内侧相邻，此处为游离面。胃后壁构成小网膜囊前壁的小部分，隔腹膜与胰腺、肾上腺、脾、横结肠及膈肌角等结构相邻。后壁的溃疡穿孔易与胰体粘连并穿入其中。胃小弯与肝门之间有肝胃韧带。胃大弯以大网膜起始部的胃结肠韧带与横结肠相连。胃贲门部以膈胃韧带与膈肌相连，胃底以脾胃韧带与脾相连。胃窦后壁有与胰腺体颈相连的腹膜皱襞，称胃胰韧带。新生儿胃的位置：新生儿胃贲门水平面在剑突上方（2.58 ± 7.46）mm，后方相当于第 8~11 胸椎之间；垂直面位于正中线右侧（43.33 ± 9.05）mm，新生儿胃底高度约（2.70 ± 1.72）mm。婴幼儿的胃大多呈水平位，位置高于成人 1~2 椎体，3 岁以上接近成人。

2. 胃底容量　胃的生理容量可随年龄而增长，出生时为 7ml，4 天为 40~50ml，10 天后为 80ml，以后每月增加 25ml。1 岁末为 250~300ml，3 岁为 400~600ml，4 岁以后增加缓慢，10~12 岁胃内容量增加又加快，达 1300~1500ml。胃镜检查时应考虑儿童的胃容量，不要盲目充气。

1 岁内儿童喂养量的计算公式如下。

$$V=30ml+30ml \times n$$

公式中,V 为食物容量,n 为出生后月数。

早产儿胃容量小,喂奶更困难,可以根据体重推断胃容量以便指导喂奶量(表 12-3)。

表 12-3 早产儿胃容量与体重的关系

体重(g)	最小胃容量 (ml)	平均胃容量 (ml)	最大胃容量 (ml)	体重(g)	最小胃容量 (ml)	平均胃容量 (ml)	最大胃容量 (ml)
500	2	3	4	2000	10	15	25
1000	3	5	8	2500	20	30	45
1500	6	9	14				

3. 胃的血液供应

(1) 胃的血管:胃有两条沿大、小弯走行的血管弓。胃小弯侧的血管由胃左动脉(或称胃冠状动脉,来自腹主动脉)和胃右动脉(来自肝动脉)汇合而成。大弯侧的血管由胃网膜左动脉(来自脾动脉)和胃网膜右动脉(来自胃、十二指肠动脉)汇合而成。另外,胃底还有数条胃短动脉(来自脾动脉)。在胃大弯侧胃短动脉与胃网膜左动脉的分支因走向胃壁的方向不同,在胃壁上形成一个"无血管区",临床上常用来作为胃切除范围的指标。胃的静脉与同名动脉伴行,胃网膜右静脉注入肠系膜上静脉;胃网膜左静脉和胃短静脉注入脾静脉,汇入门静脉。胃左静脉食管支与奇静脉食管支属支在食管下段和贲门附近的黏膜下层中吻合,形成食管及贲门静脉丛,构成门静脉和上腔静脉的吻合。在正常情况下,两者血液分别流经门静脉和奇静脉汇入腔静脉系,当门静脉压力增高时,门静脉的血液回流受阻,部分血液可由胃左静脉,通过食管静脉丛、奇静脉流向上腔静脉,造成静脉丛曲张。

(2) 胃的淋巴管及淋巴结:胃的毛细淋巴管起自黏膜层,在黏膜下层形成淋巴管网,穿过肌层及浆膜层进入周围淋巴结。其走行与胃的主动脉一致。胃和食管、十二指肠、肝、脾、胰、横结肠及大网膜之间的淋巴管均有联系,所以几乎任何一处胃癌都可以有广泛转移。

4. 胃壁的组织结构 胃壁组织分为四层:黏膜、黏膜下层、肌层和浆膜层。

(1) 黏膜:胃黏膜在贲门区较薄,幽门区厚,在胃空虚时形成许多高低不一的皱褶及黏膜皱襞,皱襞间形成纵行沟纹。在胃幽门括约肌内的黏膜则呈环形皱襞,即幽门瓣。在胃充盈扩张时,黏膜的皱襞和纵沟消失而变平。正常黏膜呈玫瑰色或橘红色,在贲门和幽门区稍苍白。胃的黏膜层可分为上皮层、固有层和黏膜肌层。

1) 黏膜上皮:为单层柱状上皮细胞,基本功能是分泌黏液。分泌的黏液覆盖于黏膜表面,有保护上皮细胞免受胃酸和胃蛋白酶损伤的作用。

2) 固有层:固有膜内充满腺体,依其部位不同有三种:贲门腺、胃底腺、幽门腺,腺间有少量结缔组织和毛细血管、淋巴管等。贲门腺位于贲门部固有黏膜内,主要由黏液细胞组成,有少量壁细胞和内分泌细胞。主要分泌黏液和钾、钠等电解质。胃底腺广泛分布于胃底和胃体,腺体为单管状和分支状,分泌胃液的主要成分。可分为 3 段:底部、颈部、峡部。各段细胞成分不同。壁细胞又称泌酸细胞,与盐酸形成有关,主要分布于胃腺的峡部和颈部。主细胞又称胃酶细胞,位于胃底腺的底部,其主要功能是生产和分泌胃蛋白酶。颈黏液细胞位于腺体颈部,数量少,具有再生能力,当胃黏膜受损时刻分裂增殖,向上修复表皮,向下形成腺体的 1/3 处,分泌胃泌素。胃泌素有刺激胃酸分泌和促进胃肠道黏膜生长的作用。还有壁细胞和内分泌细胞。内分泌细胞分散于腺体内,具有细胞的一般结构,含有分泌颗粒,其内容物有细胞底面和侧面释放,有 3 种作用方式:经典的内分泌作用、旁分泌作用和神经内分泌作用。目前已知的内分泌细胞有 D、EC、ECL、G、P、X 细胞,胎儿还有 A 细胞。

在内镜检查时,也常按胃腺分区,即贲门腺区、胃底腺区和幽门腺区,这对理解和寻找发病规律有帮助。例如,胃角附近是幽门腺和胃底腺分布区,也是胃溃疡的好发部位。

3) 黏膜肌层:黏膜肌层由 2~10 层平滑肌纤维构成,每隔一定的距离黏膜肌层向黏膜腺体发出少量纤维,肌纤维收缩有利于腺体分泌物的排出。胃黏膜表面的小沟彼此连接成网,还有许多小凹,称胃小凹。胃小凹为管状,底部与胃腺相连,胃的分泌物通过小凹排到胃腔内。胃小凹占整个胃表面积的50%,小凹间距平均为0.1mm,每平方毫米约有100个胃小凹,在胃窦部和胃小弯区最发达。

儿童的特点:新生儿胃黏膜相对较厚,胃小凹的数量随年龄而增加;新生儿有胃小凹约20万个;3个月有70万个;5个月~2岁130万个;6~14岁有170万个;15岁400万个。在出生之前已出现壁细胞和主细胞,但是胃腺的形态和功能均未能发育。每公斤体重约有胃腺1.5万~2万个,这比成人多1.5倍。在开始喂养后胃腺数量迅速增加:2个月时增加3.5~4倍,2岁时已有800万个,6岁时1000万个,15岁1800万个,成人2500万个。

(2) 黏膜下层:为较疏松的结缔组织,有脂肪细胞、肥大细胞、淋巴样细胞和嗜酸性粒细胞、血管、淋巴管和黏膜下神经丛。

(3) 肌层:胃肌层是食管肌层的延续,移行到十二指肠,由3层平滑肌组成:内斜、中环及外纵。

(4) 浆膜层:胃壁的最外层,即腹膜的脏层,由间质和薄层结缔组织构成,内含血管、淋巴管和神经纤维。间皮为单层扁平上皮,面向腹腔,表面有浆液,光滑,可减少胃运动时产生的摩擦。浆膜在大弯和小弯处离开胃壁,分别形成周围韧带。

(五) 十二指肠的解剖

十二指肠的形态和位置　十二指肠为小肠的开始段,位于右上腹,是小肠中最短的一段,全长约为十二指宽(25~30cm),因而得名。其外形如"C"形弯曲包绕着胰腺头部。

十二指肠通常分为四个部分(图12-6),即上部、降部、横部和升部。也有学者将其分为三个部分,即球部、降部和升部,将上部的后2/5归降部,横部和升部合并为升部。

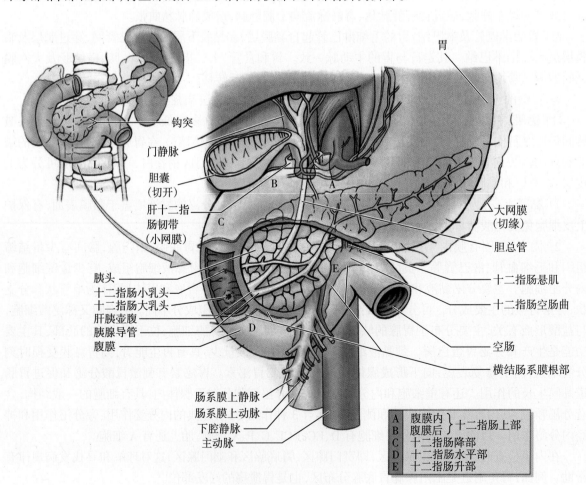

图 12-6　十二指肠的解剖

(1) 上部(第 1 部):又称上水平部,最短,长约 5cm。位于第 1 腰椎水平,起自胃的幽门,水平向右后方,至肝门下方急转向下移动为降部,移行部形成的弯曲叫十二指肠上曲。最靠近幽门的一段称十二指肠球部或冠部,约占上部的 3/5。球部在第 12 胸椎及第 1 腰椎的右侧,呈圆锥形,尖端指向肝门,轮廓光滑,黏膜皱襞较平而纵行(与长轴方向一致)。此部几乎都被腹膜所盖,活动性较大,其上方与肝方叶、胆囊相接触,下为胰头和横结肠,后为胆总管、门静脉和肝动脉,其解剖生理特点与胃近似,可视为胃与十二指肠的移行部,也是溃疡病的好发部位。

(2) 降部(第 2 部):起于十二指肠上曲,沿脊柱右侧下行,从第 3 腰椎体的下缘处由右急转向左,弯曲成十二指肠下曲,移行于横部,长 6~8cm。降部中段内侧壁稍偏后方一乳头状突起称十二指肠乳头,其周围有括约肌(又称 oddi 括约肌),胆总管和胰腺管并行或汇合后开口于此,成人 Vater 壶腹距切牙约为 75cm。有时在降部上方另有一圆形隆起,顶端有副胰腺管开口,称十二指肠小乳头(副乳头)。从十二指肠乳头延伸向下有一纵行皱襞,与其他的横行皱襞相垂直。降部只有前外侧为腹膜所盖,固定于腹膜后。其前为横结肠及其系膜,后有右肾和下腔静脉,外侧为结肠肝区、升结肠和小肠袢,内侧与胰头相接处有胰十二指肠动脉弓及其分支。

(3) 横部(第 3 部):该部起始于十二指肠下曲,长 4~7cm。由右向左转折,横跨下腔静脉与第 3 腰椎的前方,恰位于腹主动脉与肠系膜上动脉所成的夹角之间,故该部有时会受肠系膜上动脉压迫而引起肠梗阻,即肠系膜上动脉综合征。

(4) 升部(第 4 部):十二指肠升部起始于腹主动脉前方,向左前上方上升,至第 2 腰椎左侧,再向前下方转折而形成十二指肠空肠曲,下续于空肠。十二指肠空肠曲由发自膈肌右角的一束由平滑肌与结缔组织共同构成的十二指肠悬肌所固定,该肌也称 Treitz 韧带,是确定空肠上端起点的重要标志。

十二指肠起始部和末端有腹膜包裹,故可活动。而其余部分均在腹膜后位比较固定,因此,上消化道的内镜检查,一般只能到达降部或十二指肠上曲附近,专用的十二指肠纤维内镜则可到达十二指肠空肠曲。

二、下消化道解剖

下消化道由空肠、回肠、大肠构成(图 12-7),其中大肠包括盲肠、阑尾、结肠、直肠、肛管。

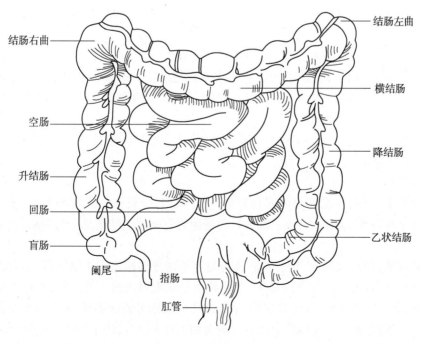

图 12-7　小肠和大肠的解剖

（一）空肠和回肠的解剖

空肠和回肠起自十二指肠空肠曲，止于回盲瓣，来回迂曲，故称小肠袢。空肠和回肠为腹膜内器官，为腹膜完全包裹，被膜又形成系膜，总肠系膜根自左上斜向右下附着于腹后壁。小肠袢主要位于腹腔的中部和下部，该部小肠在成人约 6 米，其中上 2/5 因管腔常空虚，故称为空肠；3/5 为回肠，因其多迂回而得名。空回肠都有系膜，所以在腹腔内可较自由地活动，但位置又相对恒定。婴儿期小肠系膜较狭长，活动度大，容易发生肠扭转、疝、和肠套叠等。空肠位于左季肋部和中腹部；回肠位于下腹和右髂窝，最低的部分位于盆腔内，但末端回肠又向右上方走行，经回盲瓣与盲肠和升结肠相接。另外，空、回肠的位置因人而异，并依体质、呼吸运动和邻近器官的位置及大小而有相应的改变。

回盲瓣和梅克尔（Mekel）憩室：回肠末端突入大肠，其开口为回盲结肠口。该口的上、下缘各有一个半月形皱襞，即回盲瓣。上缘的皱襞为上唇，相当于盲肠和中结肠的移行部；下缘的皱襞称下唇。回盲瓣不仅能阻止大肠内容物逆流入回肠，还可控制食糜不致过快地流入大肠，食糜得以在小肠内充分地消化和吸收。幼儿的回盲瓣相对较弱，富含细菌的盲肠液因而有可能逆流入回肠而发生炎症。

空肠和回肠没有严格的分界。但是，若以空肠上段与回肠下段作比较，则有明显的不同：空肠壁厚，腔大，直径 2~3cm（为远端回肠的 2 倍），有较多密集的环状皱襞，淋巴组织较少，肠系膜达其边缘，X 线检查时常呈空泡状；回肠壁稍薄，管腔较小，直径 1.5~2.5cm，环状皱襞不明显，淋巴组织较多。

1. 空、回肠组织结构　小肠肠壁均为 4 层结构，由内向外分为黏膜层、黏膜下层、肌层和浆膜层。

（1）黏膜层：黏膜和部分黏膜下层向肠腔隆起形成许多环形皱襞，其上又有许多绒毛，以十二指肠和空肠最为密集。绒毛长 0.5~1.5mm，形状不一，在十二指肠呈叶状、空肠呈指状、回肠呈杵状。绒毛上皮包括柱状细胞和杯状细胞。柱状细胞是吸收细胞，在空肠占 90%，每个细胞上又有 1700~3000 个微绒毛，每平方毫米小肠黏膜的微绒毛可达 2 亿以上，使小肠的吸收面积扩大约 600 倍。杯状细胞主要分泌黏液，数量比柱状细胞少得多。在绒毛的基底部附近有肠腺，它由未分化细胞、潘氏细胞和内分泌细胞组成。在新生儿，仅空肠上段可以见到黏膜皱襞，以后才在下段逐渐出现。1 岁以内的儿童小肠黏膜血管丰富和通透性高，有利于其营养物质的吸收，但也容易透过未完全分解产物和病原微生物而引起全身感染性疾病。

（2）黏膜下层：为疏松结缔组织，偶见脂肪细胞团。此层分布着黏膜下动脉丛、静脉丛、淋巴管丛和神经丛。

（3）肌层：较厚，由平滑肌组成，包括内环肌、外纵肌。肌层有动脉、静脉及淋巴管穿行，两层之间有肌间神经丛。

（4）浆膜层：即外膜，为腹膜脏层。于系膜缘与小肠系膜相连。

2. 空、回肠的血液供应　空、回肠的血液供应来自肠系膜上动脉分出的 10~15 支肠动脉。这些动脉在肠系膜中反复分支、吻合成 3~5 列动脉弓，从上分支穿透肠壁肌层，到达黏膜下层形成动脉网；静脉回流入肠系膜上静脉，经门静脉入肝。

3. 空、回肠的淋巴汇流　肠绒毛中心有乳糜管，汇流入壁层淋巴管丛，再注入肠系膜淋巴结，然后入腹腔淋巴管至乳糜池。

（二）大肠的解剖

大肠是消化管的下段，在右髂窝内起自盲肠，止于肛门，全长 1.5cm，宽 5~8cm，全程形似方框包绕着空、回肠，可分为盲肠、结肠和直肠三部分。盲肠附近有阑尾。结肠又分为升结肠、降结肠和乙状结肠。

除了阑尾和直肠以外，大肠有三大特征，成为与小肠区分的标志。①结肠带：在大肠表面有与其纵轴平行的、大致等距离分布的三条结肠带，乃肠壁纵行肌增厚而成。②结肠袋：由于结肠袋短于肠管，将肠管牵拉而皱起，使结肠形成许多横沟，结肠袋之间肠壁呈囊状膨隆，形成许多结肠袋。横沟对应的肠腔内，黏膜突向肠腔而形成结肠半月襞。横沟和半月襞结合，将结肠间隔成每段 3~5cm 的若干结肠袋。③肠脂垂：即结肠带附近的许多大小不等的脂肪突，它有时能发生扭转或出血。

儿童大肠的特点:儿童出生前,大肠发育尚未完善。例如,刚出生的儿童勉强可见结肠带,而结肠带和肠脂垂暂缺,到6个月以后方出现。4岁内的儿童升结肠比降结肠长,4岁以后接近于成人。

1. 盲肠与阑尾　盲肠是大肠的起始部,上接回肠,两者以回盲瓣为界。盲肠呈盲状袋,长6~8cm,是大肠中最短的一段。一般位于右髂窝内,但是少数人在胚胎期肠回转不全或回转过度,以致盲肠位置过高而位于右侧腹,甚至右上腹而在肝下面,或者位置过低而在盆腔内。盲肠大部分为腹膜所包被,稍可移动;少数人盲肠与回肠末端共有系膜,因而盲肠有较大的活动范围,称移动性盲肠。

阑尾是附属于盲肠的一段肠管。附着于盲肠下端的后内侧面,在回盲部结肠口下方2.5~3.5cm处,曲如蚯蚓,故又名蚓突。其长度因人而异,一般7~9cm,偶可长达28cm或短至1cm,乃至阑尾缺如者。其直径0.5~1cm,末端为盲端。正常阑尾的内腔可以是完全闭锁的,或者其内充有粪石。新生儿盲肠长约1.5cm,宽1.7cm,容积2.5ml。以后发育很快,到1岁末盲肠发育完成。由于盲肠位置的变异较大,致儿童阑尾的位置也常不典型,当盲肠位于正常部位(右髂窝内)时,阑尾常见的位置有:盆腔、盲肠后位、盲肠下位、回肠前位和回肠后位五种位置。

婴儿阑尾较宽大,呈漏斗形,故阑尾腔的内容物易于排空,阑尾炎的发病率较低,但因其壁薄,基层很弱,发炎时易发生穿孔。新生儿阑尾呈圆锥形,长约5cm,其向盲肠的开口大,内有瓣膜。1岁儿童阑尾与大肠长度之比为1:10;阑尾与全肠长度之比为1:70。而成人则分别为1:20和1:115。阑尾长度随年龄而增,5~12个月时7cm,以后增长速度明显变慢:10岁时增长1~2cm,20岁时可达9~12cm。阑尾中的淋巴结在出生后即已存在,10~14岁时发育接近成人。

2. 结肠　结肠呈环形包绕小肠襻,起于盲肠下续直肠,可分为升结肠、横结肠、降结肠和乙状结肠。

(1) 结肠的构成

1) 升结肠:是盲肠之延续,长约15cm,在髂窝从盲肠上端开始,沿右侧腹及右肾前方上行,至肝右叶下方,折向左前方形成结肠右曲,移行于横结肠。其前方邻接小肠和腹前壁,通常前面和两侧盖有腹膜,后面无腹膜,仅借结缔组织固定于腹后壁,故后面受伤穿破时可引起腹膜后感染而无腹膜炎发生。升结肠一般无系膜,但也有为腹膜包绕而构成短窄的系膜者。新生儿升结肠极短。

2) 横结肠:最长,成人长约50cm,1岁内儿童长23~28cm,10岁长35cm,横结肠在右季肋下起自结肠右曲,横行向左,中间形成一个垂弓形弯曲,到左季肋部脾的下端,继而从后向前下弯曲形成结肠左曲(脾曲),续于降结肠。腹膜将横结肠完全包被并形成系膜连于腹后壁,因而其活动度较大。横结肠前面有胃结肠韧带和大网膜附着,后方与十二指肠、胰腺相邻接,上有肝、胆囊、胃、胰尾和脾下端,下与小肠襻接触。结肠左曲的位置比右曲高而深,呈锐角,贴近腹后壁和左肾上部。

3) 降结肠:长约20cm,在脾门处起于结肠左曲,沿左肾外侧缘和腰大肌前面垂直向下,至左髂峰处移行为乙状结肠。前面通常盖有小肠襻,后面与腹后壁及左肾外缘相接触。降结肠比盲肠、升结肠和横结肠细。儿童降结肠长度1岁时是出生时的2倍,5岁13cm,10岁16cm。

4) 乙状结肠:呈"乙"字形弯曲,长约40~45cm。自左侧髂峰至第3骶椎水平,与直肠相接。乙状结肠被腹膜完全覆盖,并形成乙状结肠系膜固定于盆腔后壁,该系膜在乙状结肠的中段较长而两端较短,所以中段的活动度大。乙状结肠的发育程度、肠管长度、形状和位置,因人而有较大的差异。可以突向前,也可降入盆腔而与盆腔器官接触。当乙状结肠系膜过长,特别是系膜根部较窄时,容易发生肠扭转。

儿童乙状结肠特点:幼儿因骨盆小,发育不全,因此,乙状结肠位置高,5岁以后才到达恒定位置。儿童乙状结肠和直肠相对较长,乙状结肠1岁时长20~28cm,5岁时长28~30cm,10岁时长30~38cm。这是儿童容易发生习惯性便秘的原因之一。

(2) 结肠肠壁的结构:结肠肠壁也分为黏膜、黏膜下层、肌层和浆膜四层。黏膜层为单层柱状细胞覆盖,其下有大量分泌黏液的黏液腺管,并有丰富的淋巴组织。结肠黏膜有许多表浅凹沟,称无名沟,沟深约0.2mm,沟间距约0.7mm。黏膜下层为疏松结缔组织,内有丰富的血管和淋巴组织。肌层与小肠不同,结肠的内环肌在结肠间隔处特别增厚并深入间隔(即半月皱襞)之中,外纵肌构成结肠带。升结肠和降结肠的后部没有浆膜层,而由疏松结缔组织固定于腹后壁。

(3)结肠的血液供应:分为两部分,分别来自肠系膜上、下动脉,前者供应横结肠右半侧以上的结肠;后者供应横结肠左侧至直肠上部的肠管。结肠的静脉与动脉相伴行,分别回流入肠系膜上、下静脉。结肠的淋巴管沿肠系膜血管伴入淋巴结,然后注入肠系膜上、下淋巴结,然后都汇入乳糜池。

3. 直肠和肛管 直肠全长约 12~15cm,位于盆腔内,是消化管的终末段,起自第 3 骶椎的上缘,沿肋骨前方下行,穿过盆膈,行向后下,以肛门终于会阴(图 12-8)。

(1)直肠的形态:直肠以盆膈为界,上方为直肠盆部(壶腹部),下方为直肠肛门部(肛管),长 2~4cm。直肠盆部,简称直肠,长约 12cm,其管腔并不一致,上、下端较狭窄,下部膨大成为直肠壶腹。直肠在盆腔以下部分称肛管,长约 3cm,起出口为肛门。直肠并非上下垂直,在矢状面上,它有两个弯曲,上一个称直肠骶曲,凸侧向后,与骶骨前面弧度一致;直肠绕过尾骨尖转向后下方,又形成凸向前的弯曲即直肠会阴曲。前者距肛门 7~9cm,后者距肛门 3~5cm。在额状面上,直肠还有向左、右方向凸出的弯曲,但并不很恒定。若进行乙状结肠镜或结肠检查,在通过直肠时应注意这些弯曲,以免损伤肠壁。婴幼儿骶骨弯曲尚未形成,直肠肛管也呈直线状态,

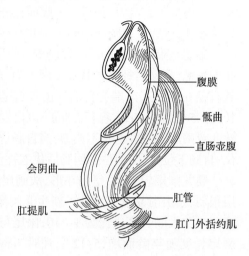

图 12-8 直肠和肛管的解剖

再加上儿童直肠相对较长,黏膜固定不牢固,肛管周围组织松弛等,所以容易引起直肠脱垂(脱肛)。

(2)直肠壁的结构:直肠较厚,有 2~3 条明显的半月瓣皱襞,内有环形肌束,称直肠横襞,也叫霍思顿(Houston)瓣,其中最大的一条在壶腹上方,贴靠前右侧直肠壶腹壁,距肛门约 7cm。直肠横襞有阻止大便的作用。在壶腹部的下部,黏膜形成 6~10 条纵行皱襞,称直肠柱(肛柱),儿童更为明显。各柱下端之间有半月形皱襞相连,这些皱襞称肛瓣。相邻的直肠柱下端彼此借横行的肛瓣相连接,形成锯齿状的齿状线和梳妆线,这是黏膜与皮肤相互移行的分界线。肛柱和肛瓣之间,形成口向上,底在下的小隐窝,称直肠窦(肛窦),窦底有肛线的开口。由于此处常积存粪而致感染,易发生肛窦炎,在婴儿则可致肛周脓肿。齿状线的下方有一光滑的区域,称痔环。痔环的下界称白线(Hilton 线),相当于肛门内括约肌的下缘,外观为浅蓝色,触诊为一个浅沟。

直肠下端和肛管周围有肌肉环绕,控制肛门的关闭,称肛门括约肌。内括约肌为环肌,在内层,受自主神经支配,对肛门无自主收缩,舒张作用,仅可协助排便。肛门外括约肌在外方围绕着肛门内括约肌,它有脊神经支配,有自主收缩、舒张作用,损伤时可能造成大便失禁。

(3)直肠的毗邻:男性直肠前为膀胱、前列腺和精囊;女性直肠前为子宫及阴道等。

(4)直肠的血液供应:直肠上部的血液供应来自肠系膜下动脉,直肠下部和肛门的血液供应来自髂内动脉的分支直肠下动脉。直肠和肛门有两个静脉丛:痔内静脉丛和痔外静脉丛。前者经直肠上静脉流入门静脉,由于没有静脉瓣,在门脉高压时曲张可形成内痔。后者经直肠下部和肛门的静脉汇流入下腔静脉系统。所以,直肠静脉丛是门静脉系和下腔静脉系相互交通之处。痔外静脉丛曲张即成外痔。如痔内、外静脉丛在相邻接部位同时发生曲张,则形成混合痔。直肠肛管的淋巴引流以齿状线为界分为上、下两组。齿状线以上大部分注入直肠旁淋巴结,齿状线以下注入腹股沟淋巴结。由于上、下两组淋巴网彼此存在广泛联系,所以直肠癌可侵及腹股沟淋巴结。

(张春艳 王朝霞)

参考文献

张素桂,盖志敏.小儿胃肠病诊断与治疗.北京:人民卫生出版社,2004.

第二篇

消化内镜检查

第十三章

胃镜检查法

第一节　胃镜检查法

一、概述

电子胃镜检查术可通过胃镜的操作与上消化道内气体的调节,顺利通过口腔、咽部、食管、胃、幽门,进入十二指肠球部到达十二指肠降部,可以全面了解上消化道内黏膜情况,并可进行活体病理学和细胞学检查,是检查上消化道病变的一种诊查方法。1881 年 Mikulicz 制作了硬管式胃镜,使内镜初步具有了实用价值。1923 年 Wolf-Schindler 研制出半曲式胃镜。1941 年 Taylor 在胃镜操作部装上了弯角装置,使末端可作"上""下"两个方向的弯曲,极大地减少了观察盲区。1948 年 Benedict 将活检管道安装于内镜,使胃镜的性能进一步完善。1950 年日本制造了第一代胃内照相机,从而部分弥补了 Schindler 半可曲式胃镜的不足。1957 年,美国 Hirschowitz 制成了第一台纤维胃、十二指肠镜。日本在 1963 年开始生产纤维胃镜。1984 年在日本的 DDW 会上,富士公司研制出日本国内第一套电子内镜。20 世纪 90 年代以色列 Given 公司研制开发出 M2A 胶囊内镜,2001 年应用于临床,2002 年进入中国。20 世纪 80 年代诞生了内镜、超声探测仪联合装置超声内镜。近年随着 CCD 技术的进步,电子内镜也不断改进,出现了高分辨电子内镜、双气囊内镜、放大电子内镜、经鼻内镜、红外线电子内镜、电子染色内镜、激光共聚焦电子内镜等。

自 1996 年 5 月第一届儿科消化内镜临床应用专题学术会议后,我国儿科消化内镜诊断与治疗技术得到了迅速发展。随着仪器设备的不断改进与更新,适应儿科患者的各项内镜治疗技术也已随之开展。只有严格掌握相应技术的适应证和禁忌证,才能更好地使其得以应用和开展。

二、适应证与禁忌证

(一) 适应证

1. 反复腹痛,尤其是上腹部及脐周疼痛。

2. 上消化道出血,如呕血、便血。

3. 不明原因的恶心、呕吐。

4. 有明显的消化不良症状,如厌食、反酸、嗳气、上腹饱胀、胃灼热感等。

5. 上消化道异物,息肉摘除,胃扭转复位。

6. 原因不明的贫血。

7. 不能用心肺疾病解释的胸骨后疼痛。

8. 已有上消化道疾病者复查。

（二）禁忌证

1. 严重心肺疾病。

2. 上消化道大出血生命体征不平稳者。

3. 有出血性疾病者（必须检查时，不进行活检和息肉切除）。

4. 有咽部急性炎症者，如发热、急性咽喉炎、扁桃体炎者。

5. 腐蚀性食管炎急性期。

6. 疑有上消化道穿孔者。

7. 精神病患儿、严重智力障碍、脊柱明显畸形不能配合者。

三、检查前准备

（一）器械准备

内镜、光源主机、活检钳、细胞刷、必要的各种治疗器械、表面麻醉剂、各种急救药品（备用）以及内镜消毒设备。术前应检查内镜的控制钮及送气送水功能是否正常。

（二）患者一般情况了解

1. 了解病史、检查目的、特殊要求、其他检查情况、有无内镜检查禁忌证、有无药物过敏及急慢性传染病等。估计可能病变，必要时测出、凝血时间及血小板计数。

2. 向患儿及家长说明检查程序和目的，消除恐惧心理。

3. 签署胃镜检查知情同意书。检查或治疗前需获得患儿及其家长的知情与同意，包括：施行该手术 / 检查 / 治疗目的；胃镜检查的禁忌证；手术 / 检查 / 治疗潜在风险及处理措施。

（三）消化道准备

术前应禁食 6~8 个小时，禁水 4 个小时，哺乳期婴儿禁奶 6 个小时。幽门梗阻患者应禁食 2~3 天，必要时术前洗胃。钡餐透视者需 2 天后才可行胃镜检查。

（四）术前用药

镇静剂及解痉剂不必常规应用。婴幼儿或精神紧张年长儿，术前 30 分钟给予咪达唑仑 0.075mg/kg 静脉推注或给予 10% 水合氯醛每次 0.5ml/kg 保留灌肠，或地西泮 0.1~0.3mg/kg 肌内注射，阿托品每次 0.01~0.02mg/kg 肌内注射；除婴儿外术前可用达克罗宁胶浆咽部麻醉、祛泡。

四、体位摆放

患儿取左侧卧位躺于操作床上，双下肢屈曲，咬住牙垫，下颌微抬。患儿下颌稍向前上方抬起，此时患儿口、咽、食管入口处于同一水平，易于进镜。助手扶持患儿头部，保证最佳体位，并固定患儿口中牙垫（图 13-1）。如患儿有活动牙齿检查时应高度注意，避免牙齿脱落形成异物。

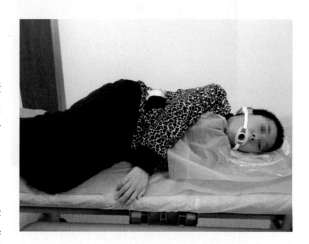

图 13-1　体位

五、操作步骤

1. 检查者面向患者，左手持内镜操纵部，用拇指调节上下、左右旋钮。右手以执笔式持镜，手持部位距镜端 15~20cm。使镜末端对准患者舌根部，将镜端通过牙垫插至咽后壁。

2. 胃镜前端通过舌根，沿左侧梨状窝（图 13-2）进镜并轻轻右旋镜身，顺势轻柔地插入食管。切忌用暴力硬插，可让较大的儿童配合做吞咽动作。

3. 胃镜进入食管后，需要边送气边进镜，观察齿状线（图 13-3）、贲门，并做记录。

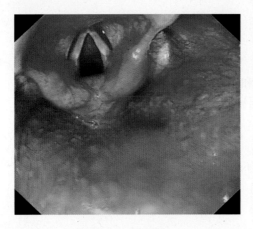

图 13-2　梨状窝

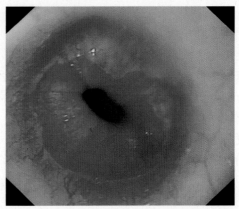

图 13-3　齿状线　贲门

4. 通过贲门进胃后,控制送气量在最小,进到胃窦和幽门部(图 13-4),以幽门为中心,分别观察胃窦四壁。并应在观察胃窦全貌后做近距离仔细观察,注意有无溃疡、糜烂、结节、僵直变形等病灶。

5. 调整旋钮,通过幽门进入十二指肠球部(图 13-5),少量送气使球部展开,观察前壁和上壁,稍退镜观察球后壁和下壁。如镜退回胃内,需重新插入。向上向右调节角度钮,顺时针方向旋转操作部进入十二指肠降部(图 13-6),观察注意有无十二指肠炎症等病变。

6. 将胃镜退至胃窦、幽门部,观察胃窦小弯侧和前壁。继续退镜,操作部顺时针旋转,观察胃窦大弯侧和后壁。

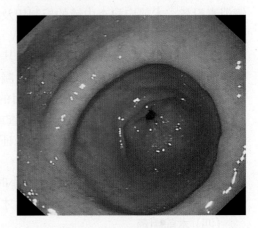

图 13-4　胃窦　幽门

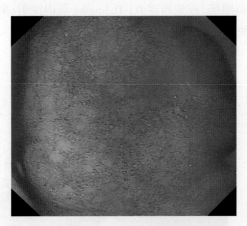

图 13-5　十二指肠球部

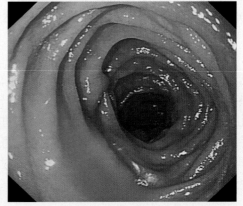

图 13-6　十二指肠降部

7. 将内镜向医生身前牵拉,调节钮不变,可观察胃角部(图 13-7),从贲门侧观察呈拱门型,看到的是贲门侧黏膜;在胃窦部可用低位反转法(J 形反转法),即尽量使弯角旋钮向上,推进胃镜,观察胃角前壁和后壁。

8. 向上调节角度钮,沿胃角前壁侧面越过胃角,观察胃角垂直部和胃体、胃底(图 13-8)。胃体下部小弯侧、前壁、后壁均可能进入视野,可以同时观察。缓慢退镜,沿小弯侧继续观察。进一步退镜观察胃体上部小弯侧。

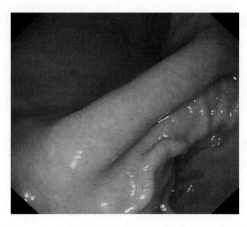
图 13-7　胃角

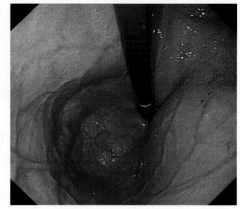
图 13-8　胃体　胃底

9. 向上将角度钮打到最大,使操作部顺时针旋转 180°,镜端由 "J" 形变为 "U" 形,可正面观察贲门部。在胃体上部将操作部逆时针方向旋转几次,移动镜身可观察贲门部小弯侧。

10. 稍向下调节角度钮,观察穹隆部,如胃黏液湖有液体潴留时,予以吸引。

11. 再次向上打角度,内镜操作部旋转 180°,向下移动观察,可看到幽门和胃角对侧大弯。

12. 继续向上退镜,将胃镜由胃体下部向中部移动,操作部逆时针旋转,观察胃体中部前壁。将操作部顺时针旋转,观察胃体中部后壁。向胃体上部退镜,操作部逆时针旋转,观察胃体上部前壁。将操作部顺时针旋转,观察胃体上部后壁。观察完毕,吸引胃内空气,最后观察食管。

13. 食管为最后检查部位,注意勿漏诊食管病变,仔细观察食管下、中、上部。

14. 操作过程中,应有专人陪同患儿给予安抚,并密切观察患儿反应。

六、注意事项

1. 胃镜操作不可暴力插入,遇阻力不可强行进入,遵循 "循腔进镜" 原则。

2. 常规胃镜检查,必须按一定顺序仔细观察,以免漏诊。

3. 儿童胃镜外径细,有时会在食管内反折,此时不必拔镜,也不可在食管内解除反折,因有引起食管破裂的风险。可慢慢让弯曲的镜身引入胃内,在宽阔的胃腔内容易解除反折。

七、新生儿及婴儿胃镜检查特点

由于小儿在不同时期其生长发育各具特点,以致婴幼儿上消化道疾病病因构成与年长儿亦存在差异,所以随着医学的进步,新生儿及婴幼儿胃镜的应用也越来越普遍。但新生儿及婴儿由于年龄过小,消化道腔道狭小,管壁薄弱,黏膜柔嫩,血管丰富,配合困难等原因,技术操作的风险也较大。

针对新生儿及婴儿做胃镜检查应尽量采用较细外径、柔软的胃镜,尽量简化操作。术前用药方面由于麻醉或镇静剂对中枢的抑制可减少通气,降低血氧饱和度,故尽量减少应用。阿托品虽可抑制腺体分泌,减少胃肠平滑肌蠕动,使视野清晰,但鉴于其对心率和心律可能的影响,也应酌情应用。同时新生儿咽部反射不及年长儿敏感,咽部麻醉可能导致检查后的吞咽反射减弱、呛奶误吸,应慎重使用或术后应严密观察。检查时术者应动作轻柔、熟练,不能强行进镜,必要时退镜,充分暴露视野后再缓慢进镜。只要科学地掌握适应证,做好病情评估、危险防范,胃镜检查不失为新生儿上消化道疾病的良好检查方法。

八、胃镜检查的并发症及处理

多年的临床实践证明胃镜检查具有很高的安全性,但有时也会发生一些并发症。发生并发症的原因可能与胃镜检查指征掌握不严格、检查时机把握不正确、操作不小心、个别患儿体质异常或患儿不配合检查等有关。并发症分为一般并发症和严重并发症。一般并发症指下颌关节脱臼、喉部炎症、喉头痉挛、皮下气肿、癔症等。严重并发症指心脏意外、严重出血、胃肠穿孔等。据统计,一般并发症的发生率为 0.03%~0.2%,严重并发症的发生率仅为万分之一。

（一）出血

在胃镜检查中能引起消化道出血的原因如下。

1. 伴有明显黏膜损伤或活检时取组织太深、撕拉过度时出现。出血量不多时,多能自行停止;如出血量大,应内镜下止血。

2. 原有食管胃底静脉曲张、裸露血管等病变,胃镜检查时损伤或误做活检引起病变部位出血。

3. 胃镜擦伤消化道黏膜,尤其是患儿有出血性疾病者。

为防止上述情况发生,在检查前要详细了解患儿病史,有无肝硬化及出血性疾病病史,有无呕血、黑便史,同时应该备齐止血药品,若为大出血刚刚缓解,则建议患儿首次胃镜不取活检。在检查过程中,操作要轻柔,不可盲目取活检,应准确判断,保障检查的安全性。

（二）消化道穿孔

胃肠穿孔是内镜检查的一个严重并发症,胃镜检查的发生率很低,但其后果严重。一般发生在食管下段或咽喉部梨状窝,主要症状是立即出现剧烈的胸背上部疼痛,纵隔气肿和颈部皮下气肿,X 线检查能明确诊断。其他部位的穿孔包括胃和十二指肠,通常发生在较深的十二指肠球部溃疡、胃溃疡创面上,有时溃疡很严重,即使不进行胃镜检查也会穿孔,而胃镜检查由于充入过多的气体加快了穿孔的发生,主要表现为腹部剧烈疼痛,一般在胃镜检查后即刻或几小时内出现,腹部 X 线片检查能明确诊断,一旦确诊应立即手术。

预防的办法是除了在检查中动作轻柔、循腔前进外,掌握胃镜检查指征也很重要,对腹痛患儿怀疑有胃肠穿孔者暂不宜进行胃镜检查,应在明确目前无穿孔证据的情况下谨慎胃镜检查。

（三）感染

感染发生很少,主要包括咽喉部感染以及吸入性肺炎。前者主要是由于插镜不当或患儿不配合时强行插镜造成损伤所引起,或者本身存在咽喉部感染,胃镜检查后病情加重。后者大多数是由于使用了超剂量的镇静剂后(如采用全身麻醉时)发生。一些患儿有胃内食物大量潴留或大量出血,或月龄过小等也可能是吸入性肺炎的原因。吸入性肺炎的主要表现为术后出现发热、咳嗽、咳痰或胸闷、气促等,X 线胸片检查有肺炎表现。对吸入性肺炎应及时进行抗感染治疗,可以避免病情的恶化。一般患儿发生吸入性肺炎的可能性很小。

预防措施包括嘱患儿左侧卧位,尽量让分泌物流出口外,缩短检查时间和减少注气等。检查中见胃内有潴留,可在胃镜监视下抽吸干净。无痛胃镜需在进镜前确保麻醉深度。对已明确有胃潴留的患者尽量不实施全身麻醉。检查后 2 个小时内禁食、禁饮可预防胃潴留的发生。

需预防胃镜室内交叉感染,规范的内镜消毒交叉感染少见。严格实施国家卫生计生委"内镜清洗、消毒技术规范",可极大地降低交叉感染的风险。

（四）心脏并发症

主要包括各种心律失常、晕厥、心肌缺血、休克、心脏破裂、心脏骤停等。国外报道接受胃镜检查患者术中的心电监测结果,33%~35% 出现室上性期前收缩、室性期前收缩或心房颤动。发生严重心血管并发症时,患儿多有痛苦面容、烦躁、大汗、面色苍白或呼吸急促。严重者抽搐、两眼上翻、神志丧失、血压测不出、大动脉搏动消失等,多发生在胃镜通过咽部、贲门部时。原因:①迷走神经反射。食管第 2 狭窄靠近左心房,胃镜机械激惹可引起心脏迷走神经强烈反射,致传导阻滞、明显窦性心动过缓、室性心动过速、心室颤动及其他血流动力学紊乱等;②与心肺功能异常的患儿检查期间憋气、挣扎或者无痛胃镜所使用的静脉麻醉药物的负性肌力、负性传导、负性变时和扩张外周血管等作用所致的严重低氧血症有关。有严重房室传导阻滞、病态窦房结综合征、室性心律失常、扩张型心肌病等病史的患儿胃镜检查时可致心脏骤停。既往无严重心律失常病史的年长儿,由于紧张、迷走神经强烈反射也可致心脏骤停。而罕见的心脏破裂则可能与原有心脏病变、接受过房颤消融,加上胃镜操作手法粗暴等有关。

只要操作者手法娴熟,尽可能缩短操作时间,并做好术前解释,消除患儿的紧张情绪,防止过度憋气,对于绝大多数受检者来说胃镜检查都是安全的。

（五）肺部并发症

肺部并发症可由术前应用麻醉剂、口咽部插管、胃镜检查中胃膨胀引起的膈肌上升等因素引起。胃镜检查的患儿肺部误吸的危险因素包括胃部扩张、胃排空不充分及气道保护性反射受损等,如有胃幽门梗阻或上消化道出血时,风险也增加。

（六）其他

1. 咽喉部损伤　插镜时患者体位不正,精神过度紧张,环咽肌痉挛阻碍内镜顺利滑入食管,如术者插镜角度控制不好,位置偏斜而又用力过大,势必造成擦伤及出血糜烂,或引起局部血肿,唾液中可有血丝等。如插镜时损伤了咽部组织或梨状窝,会导致该部位感染、脓肿,可出现声音嘶哑、咽部疼痛,甚至发热。

术前应做好充分的解释工作,消除患者的紧张情绪,使其配合检查。对咽喉部反应强烈和精神过度紧张的患儿可酌情应用镇静剂,使其全身放松。插镜时摆正患儿头颈位置,勿使其过度后仰。插镜抵达咽部时,令患者做吞咽动作。如内镜偏离视野中的左侧梨状窝,可稍顺时针旋转内镜镜身;如偏离右侧梨状窝,可稍逆时针旋转内镜镜身,使其滑入食管上端。切勿用力过强、过猛。

2. 下颌关节脱臼　下颌关节脱臼是一种少见的并发症。多由于检查时安放口圈张口较大或插镜时恶心所致,特别是习惯性下颌关节脱臼者更易出现,一般无危险,手法复位即可。

3. 喉或支气管痉挛　大多由于内镜插入气管所致,患者可出现鸡鸣、窒息、发绀、呛咳等阻塞性通气障碍表现,此时患者多躁动不安。

治疗及预防:立即终止检查,拔出内镜,给予吸氧,经对症处理一般能自动缓解。术前嘱患者咽喉部放松,镜端位置要端正,内镜插至咽部时让患者做吞咽动作。一旦镜下发现患者气管环状软骨要立即退镜。退镜后嘱患者稍休息片刻再进镜,以免引起喉痉挛。

4. 拔镜困难　多发生于使用过于柔软的内镜、软管部在胃内高位反转观察贲门口时,由于过度牵拉使内镜呈180°弯曲并滑入食管下段引起。

治疗及预防:该并发症发生后,应嘱患者全身放松,深呼吸,给患者肌内注射地西泮和山莨菪碱或吸入亚硝酸异戊酯,然后放松各弯角钮,试将内镜送入胃内解除弯曲后再退出。若不成功,可另插入一内镜,顶住嵌顿内镜弯曲部,推送入胃内,然后两条胃镜再分别退出。

5. 麻醉并发症　心肺并发症是全身麻醉后胃镜操作(无痛胃镜)最常见的并发症。轻者仅有生命体征改变,如血氧饱和度下降等;重者可出现心肌梗死、呼吸抑制或休克等。血氧饱和度下降见于70%以上的麻醉患者。

治疗及预防:肺部疾病患者应用地西泮及哌替啶后有可能引起低氧血症、低血压及呼吸功能不全等严重的并发症,用药时应酌情减量。婴幼儿全身麻醉后做内镜检查时易发生缺氧及误吸,操作时应简化步骤,尽快完成,并在检查全过程进行心电、血氧饱和度监测,并持续吸氧。术前用药时应详细询问病史,咽喉部麻醉者第一次喷药应少量,待观察无反应后再喷第二次、第三次。应用镇静剂时注射速度要慢。另外,内镜室应备有抗过敏药。

（张春艳　王朝霞）

第二节　食管、胃、十二指肠的局部解剖和正常镜像

一、食管的局部解剖和正常镜像

食管是一个前后压扁的肌性管,位于脊柱前方,上端与咽相续,下端续于胃的贲门,依其行程可

分为颈部、胸部和腹部三段。食管全程有三处狭窄：第一个狭窄位于食管和咽的连接处，距中切牙约15cm；第二个狭窄位于食管与左支气管交叉处，距中切牙约25cm；第三个狭窄为穿经膈肌处。这些狭窄处需要注意：①先天组织薄弱、发育不良，或者周围组织炎症牵拉等，易于发生憩室；②异物易于滞留而致炎症或瘢痕形成；③食管癌好发部位，又是食管-气管瘘形成之部位（第一和第二狭窄）；④在插入内镜时，通过狭窄处，应予留意。

正常镜下食管黏膜呈淡红色（图13-9），比胃黏膜的橘红色要淡许多。食管黏膜血管走行上段呈树枝状，下段纵向走行。食管与胃连接部由淡红色的食管鳞状上皮和橘红色的胃柱状上皮构成鳞柱交界线，也称齿状线，正常情况与胃食管连接线处于同一位置。

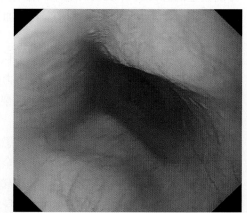

图13-9 食管

二、胃的局部解剖和正常镜像

胃是消化管中最膨大的部分，有前后两壁。上端与食管相续的入口称贲门，下端连接十二指肠的出口称幽门。上缘凹向右上方为胃小弯，下缘凸向左下方为胃大弯。胃小弯最低处距幽门5cm有明显的转角称角切迹。食管左缘与大弯起始处形成的锐角称His角。胃分为四部分：贲门部、胃底、胃体和幽门部。幽门部又可分为：幽门管和幽门窦。在内镜检查时，也常按胃腺分区，即贲门腺区、胃底腺区和幽门腺区，这对理解和寻找发病规律有所帮助。例如，胃角附近是幽门腺和胃底腺分布区，也是胃溃疡的好发部位。

（一）贲门

贲门（图13-10）是胃与食管相连的部分，是胃上端的入口，食管黏膜在贲门处与胃黏膜相接其近端为食管下端括约肌，位于膈食管裂孔下2~3cm。此处的食管下段括约肌能起到收紧胃上口的作用，防止进入胃的食物和胃酸等反流入食管，贲门松弛会导致反流性食管炎。正常人体即使在平躺或倒置时，胃内容物也不会反流进入食管，这也是食管下段括约肌的作用。

（二）胃底

胃的最上部分，位于贲门至胃大弯水平连线之上。胃底（图13-11）上界为横膈，其外侧为脾，食管与胃底的左侧为His角。

（三）胃体

胃底以下部分为胃体（图13-12），其左界为胃大弯，右界为胃小弯；胃小弯垂直向下突然转向右，

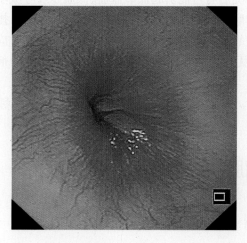

图13-10 贲门

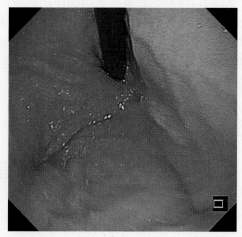

图13-11 胃底

其交界处为胃角切迹,胃角切迹到对应的胃大弯连线为其
下界。胃体所占面积最大,含大多数壁细胞。

(四)胃角切迹

胃角切迹(图13-13)是胃窦体部交界处的解剖标志,
组织学分界常位于胃角切迹的近侧,此处抗酸能力差,是胃
溃疡的好发部位。

(五)胃窦

胃窦(图13-14)指的是幽门与胃角切迹平面之间的部
分。胃角切迹向右至幽门的部分,主要为 G 细胞。胃窦是
经常会引发疾病的部位,如胃窦炎、胃窦溃疡、胃窦血管扩
张症、胃窦紫癜等一系列病变。

(六)幽门

幽门位于第一腰椎右侧,幽门括约肌连接胃窦和十二
指肠。

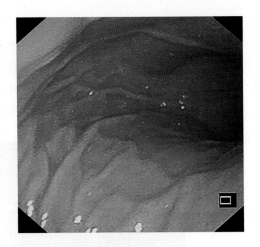

图 13-12　胃体

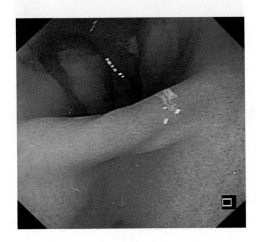

图 13-13　胃角切迹

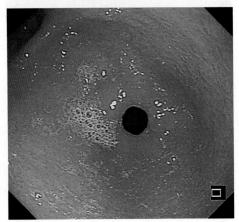

图 13-14　胃窦

镜下胃黏膜为橘红色,反映了血中血红蛋白含量及黏膜血流量,但与血红蛋白高低并不成比例。
胃体部小弯侧黏膜充气后无皱襞,短而平滑;胃体大弯侧黏膜皱襞较粗,沿胃长轴由上迂曲而下呈脑
回形,充气后不易消失。胃体前、后壁黏膜皱襞成分叉状,充气后易消失。胃底部黏膜皱襞排列紊乱,
在充气状态下皱襞消失,这时胃底呈光滑圆屋顶状。幽门呈圆形,常处于关闭状态,有时也可呈开放
状,从开放的幽门口可看到十二指肠球部,当幽门收缩,可见星状皱襞。胃窦部黏膜充气后一般看不
到黏膜皱襞,可看到胃窦部蠕动收缩,使胃窦腔闭锁,形成假幽门。胃角是胃镜检查中容易找到的重
要定位标志,呈光滑弧形,其前端达胃前壁,后端止于胃后壁,其一方为胃体腔,另一方为胃窦。

三、十二指肠的局部解剖和正常镜像

十二指肠介于胃与空肠之间,是小肠中长度最短、管径最大、位置最深且最为固定的小肠段。胰
管与胆总管均开口于十二指肠。因此,它既接受胃液,又接受胰液和胆汁的注入,所以十二指肠的消
化功能十分重要。十二指肠的形状呈"C"形,包绕胰头,可分球部、降部、水平部、升部四部。

(一)十二指肠球部

十二指肠球部(图13-15)(superior part)长约5cm,起自胃的幽门,走向右后方。至胆囊颈的后下
方,急转成为降部,转折处为十二指肠上曲。十二指肠球部近幽门约 2.5cm 处的一段肠管,壁较薄,黏
膜面较光滑没有或甚少环状襞,此段称十二指肠球,是十二指肠溃疡的好发部位。

(二)十二指肠降部

十二指肠降部(图13-16)是十二指肠的第2部,降部左侧紧贴胰头,该部位的黏膜有许多环状襞,其后内侧壁有胆总管沿其外面下行,致使黏膜呈略凸向肠腔的纵行隆起,称十二指肠纵襞。纵襞的下端为圆形隆起,称十二指肠大乳头,是胆总管和胰管的共同开口。胆总管和胰管在此处,组成肝胰壶腹。大乳头稍上方,有时可见十二指肠小乳头,这是副胰管的开口处。

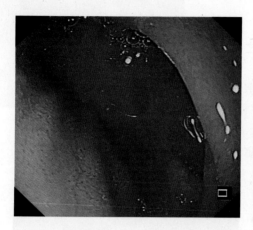

图13-15 十二指肠球部

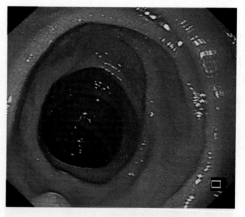

图13-16 十二指肠降部

(三)十二指肠水平部

十二指肠水平部又称下部,长约10cm,自十二指肠下曲起始,向左横行至第3腰椎左侧续于升部。肠系膜上动脉与肠系膜上静脉紧贴此部前面下行。肠系膜上动脉可以压迫水平部,引起肠梗阻。

(四)十二指肠升部

十二指肠升部与十二指肠空肠曲相连,之后移行为空肠。十二指肠空肠曲由十二指肠悬肌连于膈右脚。十二指肠悬肌(又称Treitz韧带)是一个重要标志,手术时用以确定空肠的起点。

(张春艳 王朝霞)

第三节 食管、胃、十二指肠常见病变的诊断

一、食管常见病变的诊断

(一)反流性食管炎

反流性食管炎是胃或小肠内容物反流入食管引起食管下段黏膜炎、溃疡甚或狭窄,称反流性食管炎。典型症状为胃灼热和反流,也是本病最常见的症状。非典型症状除食管症状外,还有胸痛,因反流物刺激食管引起,发生在胸骨后。食管外症状由反流物刺激或损伤食管以外的组织或器官引起,如咽喉炎、慢性咳嗽和哮喘、中耳炎等。胃镜下特点主要表现为食管黏膜充血、糜烂、溃疡等,病变多以食管下段明显(图13-17)。

国际上常用洛杉矶分级进行严重程度分级,分为四级:A级,食管可见一个或一个以上黏膜破损,长度小于5mm(局限于一个黏膜皱襞内);B级,食管可见一个或一个

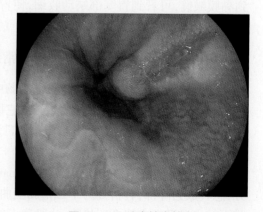

图13-17 反流性食管炎

以上黏膜破损,长度大于5mm(局限于一个黏膜皱襞内),且病变没有融合;C级,食管黏膜破损病变有融合,但是小于食管管周的75%;D级,食管黏膜破损病变有融合,且大于食管管周的75%。烟台会议分级:0级,黏膜正常(可有组织学改变);Ⅰ级(轻度),黏膜呈点状或条状发红、糜烂,无融合现象(将洛杉矶A、B级合为一起);Ⅱ级(中度),有条状发红、糜烂,并有融合,但非全周性;Ⅲ级(重度),病变广泛,发红、糜烂融合呈全周性,或溃疡。

治疗方面嘱患者改变生活方式、喂养方式,以稠厚饮食、低脂饮食为宜。药物治疗主要为抑酸剂、质子泵抑制剂及促进反流物排空的药物。内镜下治疗主要适用于需要长期大剂量服药或不能坚持服药者。

(二) Barrett 食管

Barrett 食管指食管下段复层鳞状上皮被化生的单层柱状上皮替代的一种病理现象,可伴有或不伴有肠上皮化生。其中伴肠上皮化生者属于食管腺癌的癌前病变。至于不伴有肠化生者是否属于癌前病变,目前仍有争议。Barrett 食管的临床症状如胃灼热、反酸和吞咽困难等与食管炎、溃疡、食管狭窄有关。

胃镜特点主要是根据上皮的结构和颜色改变来确定。镜下可见粉红色的鳞状上皮和橘红色柱状上皮形成一个明显的分界线。Barrett 食管发生时鳞柱线上移,近端出现橘红色(或)伴有栅栏样血管表现的柱状上皮,即胃-食管交界线与鳞柱线分离。Barrett 食管上皮表现为天鹅绒粉红色斑,黏膜充血水肿,也可显示糜烂、坏死假膜、溃疡和狭窄等。将胃内轻轻注气,有助于分辨食管-胃结合部。由于Barrett 食管的最后诊断要靠组织学检查,因此,内镜检查时取材部位甚为重要。

Barrett 食管按化生的柱状上皮长度分类。①长段BE:化生的柱状上皮累及食管全周且长度≥3cm;②短段BE:化生的柱状上皮未累及食管全周或虽累及全周但长度<3cm。按内镜下形态分类:分为全周型、舌型和岛状。

治疗目的是控制基础病变——胃-食管反流病,减轻症状,逆转柱状上皮化生,降低不典型增生及癌变风险。根据病情程度可选择抑酸药物口服,伴有重度异型增生和癌局限于黏膜层的BE患者,目前常采用的内镜治疗方法有:氩等离子凝固术、高频电治疗、激光治疗、射频消融、光动力治疗、内镜下黏膜切除术和冷冻消融等,并应定期随访。

(三) 念珠菌性食管炎

念珠菌性食管炎主要由于白色念珠菌侵入食管黏膜形成的一种溃疡性假膜性感染所致,是食管炎中的一种特殊类型,属消化道念珠菌病之一。当机体状况发生一定变化,如长期大量使用广谱抗生素;长期接受激素或抗肿瘤药物治疗;慢性病及营养不良致机体抵抗力低下等情况,宿主和微生物之间的动态平衡发生紊乱,机体免疫功能受损,极易发生本病,念珠菌性食管炎近20年发病率有增加趋势。

胃镜下可见食管黏膜出现水肿、充血、糜烂、溃疡,触之易出血。黏膜表面覆盖白色斑点或假膜,此种分泌物用水冲洗不掉。进行活检及细胞刷涂片和培养,若涂片见有真菌菌丝或孢子,活检组织见有菌丝侵入上皮细胞即可明确诊断。

本病需与饮用牛奶或其他食物残渣附于食管黏膜相鉴别,牛奶或食物残渣用水可冲洗掉,冲净后所见黏膜无炎症表现;念珠菌性食管炎的白斑用水冲不掉,且周围伴有炎症表现(图13-18)。

治疗方面,首先要治疗原发病,如有可能,停用诱发念珠菌感染的有关药物。提高机体抵抗力。治疗本病的常用药物有两类:①多烯类药物:如制霉菌素;②三唑类药物:如氟康唑、伊曲康唑、伏立康唑等。若有狭窄、穿孔等

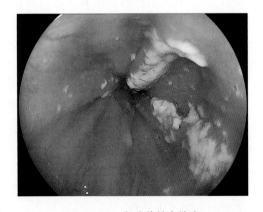

图 13-18 念珠菌性食管炎

并发症时,可外科手术治疗。

（四）食管静脉曲张

食管静脉曲张是由食管任何部位的静脉血量增加和(或)回流障碍所致的疾病。上行性食管静脉曲张见于门静脉高压。下行性食管静脉曲张见于上腔静脉阻塞。常见病因是肝硬化,少数可继发于肝外门静脉主干或肝静脉阻塞,如布 - 加综合征等,导致门静脉高压,此时门 - 体静脉间交通支开放,使大量门静脉血液通过侧支循环直接进入体循环,造成胃底、食管静脉曲张。具体的侧支循环径路如下:门静脉 - 胃冠状静脉 - 食管静脉丛 - 奇静脉 - 上腔静脉。

胃镜特点:食管内可见自下向上的曲张静脉,以下段明显。食管静脉曲张伴红色征、糜烂时易误诊为炎症、肿瘤,故活检时应注意,错误活检易引起大出血。我国消化内镜学会于 2003 年根据食管静脉曲张形态和红色征,制订了一个分级标准(表 13-1)。

表 13-1 我国消化内镜学会分级诊断标准

分级	形态	红色征
轻度(GI)	F_1 食管曲张静脉呈直线形或略有迂曲	无
中度(GII)	F_2 食管静脉呈蛇形纡曲隆起	无
	或 F_1	有
重度(GIII)	F_3 食管静脉呈串珠状,结节状或瘤状	无或有
	或 F_2	有

食管静脉曲张主要症状是曲张的静脉破裂引起的出血,治疗主要以预防出血及出血后止血治疗为主。预防出血可采用药物治疗,如血管加压素及其类似物和生长抑素及其类似物等。内镜下治疗主要为内镜下食管曲张静脉硬化剂注射或食管曲张静脉套扎术。效果不理想可选择介入治疗或外科手术治疗。

（五）食管息肉

食管息肉属食管良性肿瘤中的上皮性肿瘤,是来自黏膜上皮或黏膜下层的息肉样外观的良性隆起性病变。食管息肉可发生于食管任何部位,但大部分食管息肉发生于颈段食管,以环咽肌附近最多见。食管息肉生长缓慢,患者的临床症状出现较晚。主要症状为吞咽困难。食管息肉可以发生溃疡出血、堵塞食管腔或发生恶变。食管息肉一般为单发,食管腔内同时有两个或两个以上息肉的病例极为少见。

胃镜下可见表面色泽与周围黏膜不同或相同的隆起,有蒂或无蒂,蒂长者甚至可从口中吐出。日本的学者山田根据隆起病变的形态将食管息肉分为 4 型,息肉形态也可按此分型。

对于直径 <2cm 的息肉,可在胃镜下采用高频电、激光、微波、氩气等方法治疗。对于基底部宽、瘤体较大,胃镜下治疗有难度者可进行胃镜下黏膜剥离术或外科手术治疗。

（六）食管裂孔疝

食管裂孔疝是指腹腔内脏器通过膈 - 食管裂孔进入胸腔的疾病。疝入的脏器多为胃。其中滑动性食管裂孔疝最多见。

胃镜特点:正常情况,用反转法可见贲门唇紧紧包绕内镜。当贲门功能不全时,可见贲门唇松弛,组织皱襞变得不明显,不能完全包绕内镜。严重者不存在组织皱襞,可见食管内腔覆盖的鳞状上皮。有时胃的一部分进入食管,可见齿状线上移,出现双环征,反转法可见贲门唇消失,疝囊突向食管。

食管裂孔疝需与胃镜检查时患者因恶心反应而造成的胃黏膜翻入食管内相鉴别。此时也可见齿状线上移,但恶心反应过后即恢复正常,且反转法观察无贲门松弛。

治疗上以保守治疗为主,防止胃食管反流,促进食管排空,保护食管黏膜,改善患者的生活质量。必要时外科手术治疗。

(七) 食管贲门黏膜撕裂症

食管贲门黏膜撕裂症是由于剧烈干呕、呕吐致腹内压骤然增加,造成胃的贲门、食管远端的黏膜和黏膜下层撕裂,并发大量出血,本症亦称 Mallory-Weiss 综合征。

胃镜是诊断该病的最有效手段,应列为首选检查方法,胃镜应在出血 24 个小时内或在出血时进行。胃镜下可见食管与胃交界处或食管远端、贲门黏膜的纵行撕裂,撕裂多为单发,少数为多发,以小弯侧多见,其次为后壁侧,裂伤长短不等,数毫米至数厘米。急诊检查局部可见出血,出血停止后检查可见纺锤形的溃疡形成或线状白苔,白苔消失呈线状瘢痕,此期约需 2 周时间。此病需与食管-胃连接部肿瘤、特发性食管破裂、反流性食管炎相鉴别。连接部肿瘤常致贲门口狭窄,病灶范围较广;食管破裂常伴皮下气肿、纵隔气肿等表现;反流性食管炎有糜烂、溃疡等,且溃疡位于食管侧。

食管贲门黏膜撕裂症大多采用抑酸、止血治疗,出血多能停止。胃镜下如有活动性出血,首选内镜下治疗,如局部喷洒凝血酶、巴曲霉、局部注射肾上腺素、高渗盐水、硬化剂、微波、电凝或光凝止血,也可应用钛夹直接夹住裂伤处。对于少数出血量较大,内科治疗无效,可进行动脉栓塞治疗或外科急诊手术。

二、胃常见病变的诊断

(一) 急性胃黏膜病变

急性胃黏膜病变是各种严重应激因素引起的消化道黏膜病变,包括糜烂、溃疡、出血等,常因饮酒、药物、脑损伤等所致应激状态、过敏性紫癜等原因引起,多以上消化道出血为首发症状。

胃镜下病变部位以胃体最多,十二指肠、食管、空肠次之,病变形态为黏膜缺血、充血水肿、糜烂、多发性溃疡,典型的急性溃疡呈壕沟状。

急性胃黏膜病变(图 13-19)需与消化性溃疡相鉴别,急性胃黏膜病变时的溃疡为急性溃疡,常为多发、表浅,愈合后不留瘢痕,其周围黏膜常有充血、水肿、糜烂;消化性溃疡为慢性溃疡,多为 1~2 个,溃疡愈合常留瘢痕,周围黏膜急性炎症不明显。

治疗上主要以止血、抑酸、保护胃黏膜为主。根据病情给予输血、补液等。必要时内镜下止血治疗。

(二) 慢性胃炎

慢性胃炎是由多种病因引起的胃黏膜慢性炎症,目前认为与幽门螺杆菌感染关系密切。大致分非萎缩性胃炎(又称浅表性胃炎)、萎缩性胃炎和特殊性胃炎 3 类(图 13-20)。

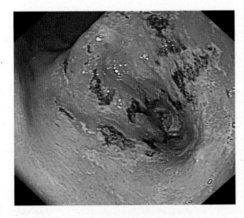

图 13-19 急性胃黏膜病变

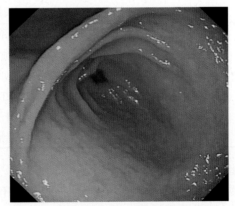

图 13-20 慢性胃炎

多数慢性胃炎患者无任何症状,有症状者主要为消化不良,且为非特异性;消化不良症状的有无和严重程度与慢性胃炎的内镜所见及胃黏膜的病理组织学分级无明显相关性。

内镜下将慢性胃炎分为慢性非萎缩性胃炎(即旧称的慢性浅表性胃炎)及慢性萎缩性胃炎两大基本类型。如同时存在平坦或隆起糜烂、出血、黏膜皱襞粗大或胆汁反流等征象,则可依次诊断为慢性非萎缩性胃炎或慢性萎缩性胃炎伴糜烂、胆汁反流等。

慢性非萎缩性胃炎内镜下可见黏膜红斑，黏膜出血点或斑块，黏膜粗糙伴或不伴水肿及充血渗出等基本表现。而其中糜烂性胃炎有2种类型，即平坦型和隆起型，前者表现为胃黏膜有单个或多个糜烂灶，其大小从针尖样到最大径数厘米不等；后者可见单个或多个疣状、膨大皱襞状或丘疹样隆起，最大径5~10mm，顶端可见黏膜缺损或脐样凹陷，中央有糜烂。

慢性萎缩性胃炎：内镜下由于腺体萎缩、黏膜变薄，黏膜下血管显露，色泽灰暗，皱襞细小，黏膜红白相间，白相为主，皱襞变平甚至消失，部分黏膜血管显露；可伴有黏膜颗粒或结节状等表现。

特殊性胃炎：特殊类型胃炎的内镜诊断，必须结合病因和病理。特殊类型胃炎的分类与病因、病理有关，包括化学性、放射性、淋巴细胞性、肉芽肿性、嗜酸细胞性及其他感染性疾病所致者等。

慢性胃炎的治疗目的是缓解症状和改善胃黏膜炎性反应；治疗应尽可能针对病因，遵循个体化原则。常采用中西药物对症治疗，活动性慢性胃炎可给予抗幽门螺杆菌治疗。有中、重度肠化和异型增生发生，有使用射频、氩气、微波等烧灼治疗。重度异型增生（重度上皮内瘤变）应内镜下病变黏膜切除。

（三）胃溃疡

胃溃疡是指在各种致病因子的作用下，黏膜发生的炎性反应与坏死性病变，病变可深达黏膜肌层乃至浆膜层（图13-21）。

胃溃疡的腹痛多发生在餐后半个小时左右。近年来由于抗酸剂、抑酸剂等药物的广泛使用，症状不典型的患者日益增多。部分以上消化道出血为首发症状，或表现为恶心、厌食、食欲缺乏、腹胀等消化道非特异性症状。

胃镜检查是诊断消化性溃疡病最主要的方法。检查过程中应注意溃疡的部位、形态、大小、深度、病期以及溃疡周围黏膜的情况。消化性溃疡为慢性溃疡，愈合后常留有瘢痕。消化性溃疡在不同时期内镜下所见不同，分为活动期（A_1、A_2）、治愈期（H_1、H_2）和瘢痕期（S_1、S_2）（表13-2）。溃疡往往于原发部位或愈合溃疡的周围复发，因此，在内镜检查时需注意，如为活动性溃疡，见到黏膜皱襞集中征，可诊断为复发性（再发性）溃疡。

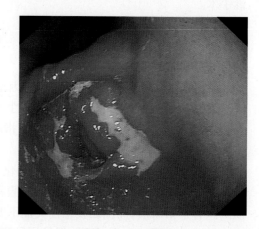

图13-21 胃溃疡

表13-2 溃疡的时相分期

A_1期	溃疡底覆有厚苔，周围黏膜水肿，无再生上皮，无黏膜皱襞集中，溃疡面有出血或露出血管
A_2期	溃疡周围水肿减轻，溃疡边缘变明显，边缘有炎症引起的红晕
H_1期	溃疡稍缩小，白苔变薄，溃疡缘出现再生上皮，有轻度黏膜皱襞集中征
H_2期	溃疡缩小，可见再生上皮呈栅状发红，伴明显皱襞集中征
S_1期	溃疡愈合，完全被再生上皮覆盖，白苔消失，残存发红的胃小区，又称红色瘢痕期
S_2期	溃疡完全修复，发红消退，黏膜皱襞集中征减轻，也称白色瘢痕期

鉴别诊断如下。

（1）糜烂：糜烂为不规则形的浅凹，表面可覆有白苔，常为多发性。溃疡为圆形或椭圆形，多为单发，两个以上者称多发溃疡。消化性溃疡可并发有糜烂，与消化性溃疡病期无关。有的糜烂虽经抑酸治疗，溃疡已愈合而糜烂仍存在。

（2）应激性溃疡：常为急性胃黏膜病变的表现之一，一般治愈后不留瘢痕，很少慢性化，但也有报道急性溃疡后复发，成为慢性溃疡。

胃溃疡在针对可能的病因治疗同时，要注意饮食、休息等一般治疗。在溃疡活动期，要注意休息，避免剧烈运动，避免刺激性饮食。胃溃疡的抑酸治疗是缓解消化性溃疡病症状、愈合溃疡的最主要措施。质子泵抑制剂（PPI）是首选的药物。胃内酸度降低与溃疡愈合存在直接的关系。消化性溃疡病治疗通常采用标准剂量的 PPI，每日 1 次，早餐前半小时服药。治疗胃溃疡为 6~8 周，通常胃镜下溃疡愈合率均在 90% 以上。其他抑酸药与抗酸药亦有助于缓解消化性溃疡病的腹痛、反酸等症状，促进溃疡愈合。H_2 受体拮抗剂的抑酸效果略逊于 PPI，常规采用标准剂量。联合应用胃黏膜保护剂可提高消化性溃疡病的愈合质量，有助于减少溃疡的复发。

（四）胃异位胰腺

胃迷走胰腺也称胃异位胰腺，是指位于胰腺以外部位，且与正常胰腺组织无解剖和血管联系的孤立的胰腺组织，属于一种先天性发育异常，多位于上消化道黏膜及黏膜下，少数可见于肝、胆囊、胆总管、肠系膜、大网膜、肺纵隔等部位，因其症状不典型，易发生误诊。

异位胰腺患者大多因腹痛、腹胀、反酸、胃灼热等消化道症状就诊而发现，尚有部分患者无明显临床症状，多于胃镜检查时发现。

胃镜特点：80% 位于胃窦，其次为胃角。多表现为脐形、半球形或息肉样隆起，形态及大小差异大，直径数毫米至数厘米不等，中央有反映导管凹陷而呈肚脐样改变，活检触诊有弹性；也有隆起中央无导管凹陷者，常需用超声内镜确定，表现为不均一低回声或高回声。活检有利于确诊，但因其位于黏膜下，普通活检不一定能取到胰腺组织，有报道在导管开口处抽取少量液体检测，可有淀粉酶升高。

胃异位胰腺较小且无症状的病变，可以进行长期随访观察，较小的位于黏膜下层或黏膜肌层的病变，可以进行内镜下病灶切除。对于累及固有肌层或浆膜层，内镜下治疗难以完全切除或切除过深致穿孔的概率较大，则以手术切除为宜。

（五）胃息肉

胃息肉，全称良性上皮性胃息肉，是指起源于胃黏膜或黏膜下层，突出于胃腔的宽基底或带蒂的良性隆起性病变。息肉通常没有症状，超过 90% 为偶然发现。胃息肉一般分肿瘤性和非肿瘤性两大类，炎性息肉、增生性息肉为非肿瘤性息肉，腺瘤样息肉为癌前病变，为肿瘤性息肉，应积极治疗或随访。

胃镜特点：内镜下可呈多种形态，息肉直径从几毫米到几厘米，但大多数 <2cm。内镜下肉眼胃息肉形态学分类常按"日本山田法"分为 4 型。Ⅰ 型最多见，息肉形态呈无蒂半球形，息肉隆起与胃黏膜间角 >90°，色泽与周围黏膜相似或稍红；Ⅱ 型息肉呈无蒂半球形，息肉隆起与胃黏膜间角 <90°，表面较红，中央可见凹陷；Ⅲ 型息肉无蒂，表面不规则，呈菜花样、山脉状或棒状，息肉与黏膜间角 <90°，好发于窦部幽门区；Ⅳ 型息肉有蒂，长短不一，表面光滑，可有糜烂或颗粒状。Ⅳ 型息肉的癌变率高。

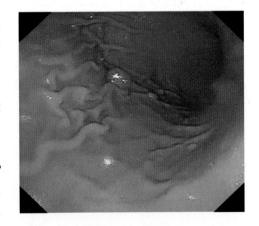

图 13-22　胃息肉

治胃息肉的发病机制尚不明确，部分学者认为儿童胃镜下发现胃息肉可进一步进行病理检查、HP 检查，若有 HP 感染性炎症性息肉，可先进行根除 HP 治疗，息肉可消失。成人腺瘤性息肉和直径 ≥1cm 的息肉，常需内镜下切除。儿童胃息肉患儿应以门诊随访为主，不必先在胃镜下切除。

（六）胃血管瘤

胃血管瘤属错构性血管病变，属良性疾病，有出血危险。发病机制不完全清楚。胃血管瘤在儿童期非常罕见，大多数病例为中老年患者，儿童患者以女孩多见。

胃镜特点：多见于胃体部，常单发，也有多发，位于黏膜下层或浆膜下。镜下呈淡蓝色或稍发红息肉状病灶，界限清楚，表面可见毛细血管扩张、充血、溃疡，极少数病变色泽与胃黏膜颜色相同，内镜活检可引起迟发性大出血。组织学上以海绵状血管瘤多见，也有海绵状血管瘤、蔓状血管瘤、毛细血管型及混合型。

胃血管瘤需与静脉瘤相鉴别。静脉瘤多见于胃底、贲门部,常因门脉高压引起。

胃血管瘤范围小且局限于黏膜下层者,治疗可以采用内镜下套扎、电切、硬化剂注射疗法、冷冻疗法等,但治疗效果不理想,且易复发,需要长期随访观察。范围较大或出血严重者需进行局部楔形切除或胃大部切除术。

三、十二指肠常见病变的诊断

(一) 十二指肠炎

十二指肠炎指各种原因所致的急性或慢性十二指肠黏膜的炎性变化。最常见病因是胃酸分泌增高,刺激物及毒素的作用、应激及微血管病变等。在有胃上皮化生时,幽门螺杆菌可定植于化生黏膜引起十二指肠炎。

胃镜特点:镜下最常见的表现有黏膜充血、水肿,点片状出血、渗血及糜烂,或黏膜粗糙不平呈颗粒增生状,绒毛模糊不清,黏膜下血管显露。根据胃镜下所见的不同,有学者将十二指肠炎分为 3 型,即红斑型、糜烂型、黏膜粗糙型。十二指肠炎以球部最多见。

治疗主要以去除病因、抑制胃酸分泌为主,有幽门螺杆菌感染可给予抗感染治疗。

(二) 十二指肠溃疡

十二指肠溃疡是因多种原因造成,发生于十二指肠黏膜的慢性溃疡。目前认为与幽门螺杆菌感染、高胃酸有关,高胃酸进入十二指肠导致其黏膜呈胃上皮化生,幽门螺杆菌在胃化生上皮处生长,与高胃酸共同作用产生慢性炎症,降低黏膜的防御能力,在胃酸和胃蛋白酶的作用下形成溃疡。病变达黏膜下层或更深时,愈合后可遗留瘢痕。

胃镜特点:十二指肠溃疡比胃溃疡多见,多发于球部前壁(图 13-23),呈圆形或椭圆形,溃疡周边可有霜斑样糜烂,一般较胃溃疡小,直径多 <1cm。与胃溃疡分期原则相同,分活动期(A 期)、愈合期(H 期)和瘢痕期(S 期),每期又分为两个亚期,镜下溃疡表现同胃溃疡。

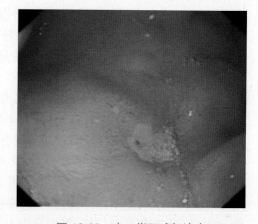

图 13-23　十二指肠球部溃疡

与胃溃疡相比,十二指肠溃疡以多发溃疡、对吻溃疡、线状溃疡多见。并发胃溃疡者称复合溃疡。发生在十二指肠上角以下的溃疡称球后溃疡。对吻溃疡指同时发生于十二指肠前后壁相对位置上的溃疡,容易导致球腔变形。线状溃疡常 >2cm,所有病例都可见复杂的脊状隆起,脊状隆起之间形成假性憩室。

十二指肠溃疡的并发症主要有出血、球部和幽门变形、梗阻、穿孔等。

治疗与胃溃疡治疗原则基本相同。有穿孔和梗阻时可考虑外科手术治疗,溃疡侵及血管引起较大量出血或药物治疗效果不好时,可进行内镜下止血或手术治疗。

(张春艳　王朝霞)

参考文献

1. 龚均,董蕾,王进海. 实用胃镜学. 北京:中国出版集团,世界图书出版公司. 第 2 版.2011.
2. 王旭,曹国梁,陈君毅. 常见胃镜并发症的病因分析. 中华消化内镜杂志.2001,18(4):206.

第十四章
结肠镜的临床应用

第一节　结肠镜检查法

一、概述

电子结肠镜检查术，是通过内镜的操作与肠腔内气体的调节，使结肠缩短变直，顺利通过直肠、直肠 - 乙状结肠移行部、乙状结肠、降结肠 - 乙状结肠移行部、降结肠、脾曲、横结肠、结肠肝曲、升结肠、盲肠、进入回盲瓣到达回肠末段，并全面了解肠壁及皱褶黏膜的情况，而且可以进行活体的病理学和细胞学检查，是检查直肠、结肠内部病变的一种诊断方法。

经过全世界内镜学者的不懈努力，内镜设备不断改进，内镜技术得到不断更新。1895 年美国人 Kelly 研制出带有闭孔器的长短不一的金属管式直肠、乙状结肠镜；1903 年德国人 Strauss 研制成电珠照明附有注气装置的硬式直肠、乙状结肠镜，使观察范围达到 30cm；1957 美国人 Hirschowitz 研制出可屈式纤维光学内镜；1969 年日本 Olympus 光学公司开发出供临床使用的纤维结肠镜；1983 年美国 Welch Allyn 公司将纤维内镜改为电荷耦合器件（CCD）摄像电子内镜；1984 年 SivaK.M.V.Jr 研发出电子结肠镜。近年电子内镜与其他技术设备结合研发出各种特殊功能的内镜（如超声、放大、窄带成像术、共聚焦、智能光学染色内镜等），为临床、科研、教学的发展做出了卓越的贡献。

二、适应证与禁忌证

（一）适应证

1. 有腹泻、腹痛、贫血、腹部包块等症状及体征而原因不明者。

2. 原因不明的消化道出血。

3. 钡剂灌肠或其他检查不能确定肠道病变性质者。

4. 已确诊的肠道病变如炎症性肠病、慢性结肠炎、过敏性胃肠病、结肠息肉、结肠癌术后等需定期随访复查者。

5. 有结肠癌家族史，需要进行肠镜检查者。

6. 有其他系统疾病或临床其他发现，需要结肠镜检查进行辅助诊断者。

7. 息肉术后复查及疗效随访。

8. 原因不明的低位肠梗阻。

9. 不明原因的营养不良、贫血。

10. 临床普查及科研研究。

（二）禁忌证

1. 绝对禁忌证

(1) 严重心肺疾病,如严重心律不齐、心肌梗死急性期、重度心力衰竭、哮喘发作期、呼吸衰竭不能平卧等患者。

(2) 怀疑休克、肠坏死等危重患者。

(3) 严重精神失常不合作的精神病患者(必要时可进行无痛内镜)。

(4) 巨大腹主动脉瘤、脑梗死急性期、脑出血患者。

(5) 烈性传染病患者。

(6) 有腹膜刺激症状的患者,如肠穿孔、腹膜炎等。

(7) 严重急性憩室炎。

(8) 重度的结直肠炎。

(9) 中毒性巨结肠。

(10) 肛管直肠狭窄,内镜无法插入时。

(11) 严重心、肺、脑、肾衰竭(如心力衰竭、严重心力失常、肺梗死等)。

2. 相对禁忌证

(1) 大肠梗阻。

(2) 近期心肌梗死、中枢神经系统感染。

(3) 有出血倾向,血红蛋白低于60g/L者。

(4) 高度脊柱畸形患者。

(5) 血压过高或过低。

(6) 既往有腹腔或盆腔手术,腹膜炎疑似复发或粘连者。

(7) 肛门直肠有严重炎症或疼痛,如肛周脓肿、肛裂者。

(8) 月经期。

(9) 高热,全身中毒症状严重者。

(10) 不合作者,肠道准备不良者。

三、检查前准备

(一) 设备及器械准备

1. 检查肠镜型号的选择及是否正常运行　结肠镜型号:儿童选择直径大于等于11.2mm结肠镜;婴幼儿及新生儿选择直径小于等于11.2mm结肠镜(以胃镜替代作为婴幼儿结肠镜)。

(1) 首先对肠镜进行测漏和防水结构的完整性测试,查找是否有泄气、漏水。

(2) 检查插入管:检查插入管的所有表面有无异常状况,如凹痕、褶皱、弯曲、隆起、裂缝、过度扭曲、突起、表层脱落、划痕、切孔等情况。检查导光缆的外表面,查找有无打结、压痕等损伤;确保每次在患者使用之前,整个内镜都已进行清洁,并完成严格的消毒和灭菌处理。

(3) 检查偏转控制和锁定装置:缓慢转动上/下和左/右偏转控制钮,观察其转动是否平稳。保证全程内任一角度均可偏转自如;将偏转锁定装置完全闭合,确保末端的偏转位置稳定。

(4) 检查送气/送水:连接内镜和影像处理机,打开送气泵,调整到所需的气压设置,将内镜末端浸没在无菌水中,确定末端气嘴中能有冒出气泡;当按下气/水输送阀时,即可启动送水系统。内镜末端的气/水喷嘴中将输出流速稳定的水流。

(5) 检查设备管道选择功能:检查设备管道选择旋钮的状态,选择旋钮应能自如转动,并准确卡位预定标志的位置,检查放大控制功能。

(6) 检查吸引装置:使用前,应仔细检查吸引控制阀。从控制体上取下吸引阀,确认阀体的橡胶部分完好,无破损;用吸引管连接外接的吸引源和导光缆末端的PVE接头上的吸引嘴,将内镜的末端浸入无菌水中,并按下吸引控制阀,正常应见迅速将无菌水吸入吸引系统的盛水容器中;松开吸引控制阀后,应确保阀门自如地回复到OFF(关)位置,并停止吸水。

2. 检查影像处理机 将装有 2/3 容量无菌水的水瓶安放在影像处理机左侧的正确位置上；使水瓶组件中的排空杆处于竖直向上标有 A/W（气／水）的位置；确保处理机电源关闭，并将插头插入正确接地的插座中；确保内镜的 PVE 接头对准处理机前面板上的接口插座；连接内镜与处理机的接口插座；将水瓶组件的气／水输送管与 PVE 接头侧面的气／水端口连接；打开处理机和送气泵的电源，检查其功能是否正常；按下处理机上的灯开关，点亮灯泡。进行上述每一步操作之前，应检查监视器上所显示的内镜图像的质量，按照内镜影像处理机的说明，确认图像的质量、颜色、自动调光（光圈）一切正常。

3. 检查内镜的附件并确认均在消毒灭菌期内 确认活检钳的软性杆无缠结；钳夹上无残留物，使用活检钳之前，必须将钳上的残留物清除干净，活检钳确保在灭菌有效期内；检查用于控制钳夹开合的活检钳手柄，确保开合自如；关闭并检查钳口，确保两个钳夹能够对在一起，若活检钳带有探针，必须完全平直并完全位于两个钳夹之内。根据需要检查圈套器、热活检钳、注射针、热探头、尼龙绳套扎器、三爪钳、钛夹等器械。目前大多采用一次性活检钳。

（二）患者准备

1. 签署肠镜检查知情同意书 检查或治疗前需获得患者及其家属的知情与同意，包括：施行该手术／检查／治疗目的；肠镜检查的禁忌证；手术／检查／治疗潜在风险及处理措施。

2. 饮食准备 预约肠镜检查术前 3 天行少渣饮食，术前 1 天必须进食无渣流质饮食。便秘者于术前 2 天给予缓泻剂，以清除宿便。并于检查当日禁食、禁水 4~6 个小时。

3. 肠道准备 年长儿可口服泻药者，检查前一天进食少量少渣饮食，睡前服用硫酸镁溶液 50~250ml 或半乳糖液 20~50ml，检查前 4 个小时禁食，用甘油清洁灌肠或温生理盐水清洁灌肠。对口服泻药困难者或限制饮食者，检查前 4 个小时禁食，反复进行甘油清洁灌肠或温生理盐水清洁灌肠。肠道准备时应注意患儿的身体状况及电解质平衡问题。婴幼儿用甘油清洁灌肠法，于检查当日执行即可。

4. 药物应用

（1）镇静：对小婴儿或紧张不安者术前 30 分钟可肌内注射地西泮，每次 0.1~0.3mg/kg，或口服 10% 水合氯醛，每次 0.5ml/kg。

（2）静脉麻醉：必要时采用丙泊酚注射液全身麻醉，总剂量 1.5~2.0mg/kg 静脉泵入，丙泊酚的用量以被检者入睡，对刺激无反应为宜，但需麻醉科医生参与。

（3）氧化亚氮吸入：氧化亚氮通过抑制中枢神经系统的兴奋性、递质释放及神经冲动传导来发挥作用，对心率、心排出量、血压、全身血量均无影响，不降低脑、肝、肾等重要脏器的血流量，对中枢神经系统起到非特异性的抑制作用，对呼吸道无刺激，对机体器官功能无损害，应用氧化亚氮操作方便，操作中保证机体有充足的氧供，无需麻醉医生的参与。适用于 5 周岁以上的儿童。

5. 体位的摆放 受检者左侧卧位，方便操作，不与操作者对面，以减少患者心理负担。婴幼儿体位：左侧卧位，左腿伸直，右腿弯曲贴近腹部。

四、操作步骤

结肠镜检查分单人操作法和双人操作法两种，两种方法均需循腔进镜，避免过度拉长，不断缩短大肠长度即轴短缩法。

（一）单人操作法

单人操作法（图 14-1）对患者进行结肠镜检查过程中，检查者为一个人，用左手控制角度、送气／水、吸引，

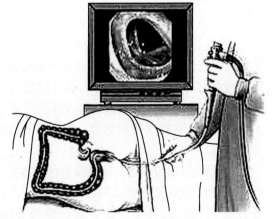

图 14-1 单人操作插镜手法

同时用右手插入及旋转内镜,参照不使肠管过度伸展的原则,通常一边进行肠管的短缩化,一边进行插入。

患者基本上采取左侧卧位,检查医生应站在患者身后。将内镜监视器摆放在便于术者观看的位置。通常放在患者的头部上方。为了便于检查,应使用操作空间较大的检查台。应选择既不易使医生疲劳又方便其操作的检查台高度。另外,检查医生也应采取一种既轻松又不费力的姿势,挺直腰板,左手放在与胸平行的高度握住内镜的操作部,右手握住距离肛门20~30cm处的内镜镜身软管。

（二）双人操作法

结肠镜双人操作法,是由负责控制内镜操作部各旋钮、实施拉退镜的内镜医生,与负责将内镜向肠腔内送、把持及防止内镜外滑的助手(医生或护士)共同配合而完成。结肠镜双人操作法中医生与助手相互配合,术者与助手各自的经验水平,以及默契配合的程度共同决定了整个结肠镜操作的情况。

术者一般站在患者足侧,将内镜主机置于检查床尾,操作者对面的位置。左手握住内镜的操作部并放在与胸平行的高度,负责内镜旋转,示指控制吸气按钮,中指控制注气、注水按钮,拇指与无名指协同控制上下旋钮,必要时可微调左右旋钮。右手拇指和示指控制小角钮及各种治疗器械的插入和操作。当镜端插入直肠后,术者协调左、右手来调控各种按钮,运用左右手控制大小组合钮,指挥助手进镜或退镜,在肠腔内完成镜身的旋转并协助进镜。嘱患者变化体位,必要时指挥助手手法防袢,并完成各种操作和保留图像。

助手通过肛门指诊确定无狭窄梗阻后,用左手拇指和示指将肛门分开,然后用右手握住已涂有润滑剂的前端,持笔式将肠镜插入肛门口,缓慢配合术者充气,将镜端插入直肠内。对于精神紧张而肛门口过紧者,可通过语言安慰,或示指轻柔刺激来使肛门口松弛。助手用大块纱布包裹镜身,在术者指挥下进退镜身。术者退拉镜身时,助手应给予轻度抵抗力,以防止用力过猛拉出。除进镜时紧握镜身外,右手应放松镜身,便于术者旋转镜身,左手应及时了解结袢情况及辅助防袢。助手在术者指挥下完成各种操作及并发症的处理。术后将患儿送回复苏室,将用完的肠镜进行消洗,并安装测试已消毒肠镜。

（三）操作要领

1. 循腔进镜 循腔进镜(图14-2)是指努力寻找肠腔的走向,镜端的前进力求沿着肠腔的走向呈爬行式插入,而非紧贴腔壁滑进,以免使肠腔被额外撑长,并减少被检者的不适感及减少肠道损伤等并发症的发生。内镜越过肠腔弯曲部位后即通过各种必要的操作手法重现视野,再通过吸气、旋转拉镜等手法短缩肠管。肠镜操作者,应能在较少量注气的状态下循腔完成内镜的插入,减少肠形角度的过度改变,从而保证了内镜取直和肠管短缩。

2. 注气与吸气 注气的目的是为了找腔,一旦明确肠腔的走向即应停止注气。在整个插镜操作的过程中,应当积极地吸气,以使肠管尽量短缩而利于进镜。应注意吸气孔的位置所在,吸气时尽量让吸气孔偏离肠壁而减少黏膜误吸及保证吸引的效果。当在某一弯曲、肠腔闭合的部位较长时间尝试仍无法通过时,应适当退镜后反复吸除肛侧段肠腔因暴露视野需要而多注入的气体,短缩被撑长的肠管,或能张开原来闭合的弯曲肠腔(图14-3)。

3. 手法防袢与解袢 肠镜检查的过程是在内镜一直保持没有多余弯曲的情况下到达回盲部。弯曲、成袢导致插镜过程中进镜效率下降,此刻应当通过吸气、拉镜等措施取直镜身,再序贯通过。尽量避免带袢进镜,尤其当被检者有明显痛感或进镜

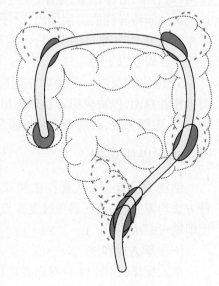

图14-2 循腔进境

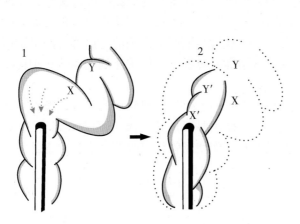

图 14-3 注气与吸气前后肠腔变化

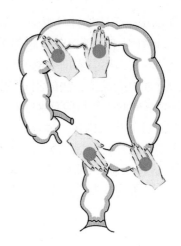

图 14-4 手法防袢

阻力较大时,需退镜解袢。确实无法克服而需要带袢进镜者,在镜端越过前方的转弯部后应当拉镜解袢,短缩肠管,取直镜身。若连续带袢进镜,将使插镜越来越困难,最终可能无法继续进镜,且将会明显增加被检者的不适程度,增加并发症的发生。对已形成的弯曲肠袢没法解除者,应将内镜退出,在消除袢曲后重新尝试取直镜身的情况下通过该部位。对于不可避免而形成的弯曲肠袢,若解袢得当,将可明显地短缩肠管,并可能于解袢过程中反而使镜端前进而非后退。通过内镜的旋转寻找到内镜与肠腔间的阻力感,于明视下拉镜解袢,取得肠镜的顺利通过(图 14-4)。

4. 拉镜 不断地拉镜操作(图 14-5)贯穿于整个结肠镜的检查中,在插镜的进程中随时反复回拉、吸气以短缩肠管。拉镜过程中应配合内镜旋转,尝试寻找镜身与肠管的阻力,以提高短缩肠管的效果。拉镜过程应保持镜头在肠腔中处于明视状态,而非镜端贴紧肠壁的"钩镜",尤其是在解袢过程中更应如此。拉镜过程中一旦出现肠管大幅度滑脱的情况,应立即放松所有旋钮,让其自由滑脱,不要希望通过钩镜阻止滑出过程,以免出现肠黏膜损伤甚至穿孔的危险。没有视野的钩镜仅能应用于肠腔完全折叠的急弯部位,在判断肠腔走向后,镜端循腔稍前进后即做小幅度的钩拉镜即应见腔,不应做大幅度的钩拉镜,尤其是钩拉的力量不宜过大,以免造成损伤。

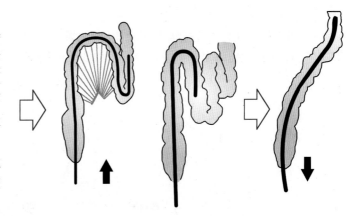

图 14-5 结肠镜钩拉方法

5. 倒镜 倒镜观察能弥补顺镜观察的某些不足,能清楚地观察末端直肠及齿状线附近的情况,有时也应用于升结肠。应将内镜置于较空旷的部位,边弯曲向上角度旋钮边向前插镜以完成倒镜操作,再根据肠腔暴露情况配合内镜旋转及进退镜进行观察。复位前同样先将内镜置于较空旷的部位,然后边退镜边将向上角度旋钮向下回位。这样的操作手法,目的是避免镜端从肠黏膜表面划过,即于倒镜或回位的过程中,避免镜端与肠黏膜表面的相对运动而减少损伤的可能。

6. 体位改变 适时体位改变将有利于肠镜的插入,部分情况下于左侧卧位下可以完成整个大肠的插入,多数情况下于内镜到达脾曲时转为仰卧位是可取的,更有学者主张镜近降 - 乙交界时即转为仰卧位。具体可视插镜情况而定,如果插镜顺利,可以左侧卧位插镜到底;若于降 - 乙交界或脾曲附近时进镜效率下降,难以跨越时,转为仰卧位是合适的。

7. 腹部按压手法解袢 腹部按压的辅助手法可防止肠管曲袢的形成。进行腹部按压前应先将内镜拉直,再针对不同情况进行腹部按压,目的在于给镜身一个着力点,防止内镜再次插入时在该处弯曲、甚至成袢,而不是靠助手的按压解袢,也不能压住镜身而影响内镜的自由感。助手按压后在内镜插入的过程中应保持手法的相对固定不变,因内镜插入过程中按压手法的变动将影响按压的效果及可能带来额外的操作风险(图 14-6)。

8. 快速往返进退内镜 通过轻微地前后移动来确认内镜的自由感,同时还可以调整一些轻度弯曲和扭曲,使冗长的肠管缩短和直线化(图 14-7)。其操作要领是:将内镜退回数厘米,消除肠管的过度伸展,在这种状态下,前后迅速移动内镜,通过反复操作使肠管得以收缩套叠在取直的镜身上。此方法必须抽出肠内过多的气体,使肠管恢复柔软和收缩功能。

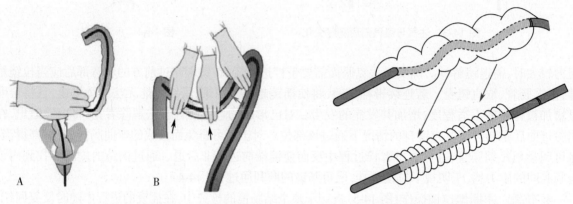

图 14-6 手法协助解袢

图 14-7 快速往返进退内镜技术

9. 回转复位穿行 无论需要多大角度,如果将镜身向右方旋转 180°,再向左方旋转 180°,理应能够覆盖 360° 的范围,而实际上也很少需要如此大的角度。由于旋转度与角度操作相配合,即使再大的弯曲也能越过(图 14-8)。

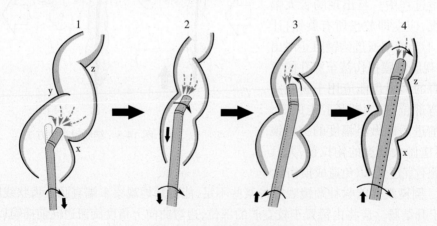

图 14-8 回转复位穿行技术

(四) 操作技术

根据循腔进境的基本原则。通过内镜的操作和肠内气体的调节,使结肠缩短变直,结肠镜便可顺利地通过直肠、乙状结肠、降结肠、脾曲、横结肠、结肠肝曲、升结肠、盲肠,然后进入回盲瓣到达回肠末段,能够全面地观察到肠壁及皱褶里面的情况。进镜过程要轻柔,并随时调整角度,使镜端处于肠腔中央,且在肠腔微开时进镜为宜。要准确判断肠腔走向,注意有无肠袢的形成。在内镜插入过程中,保持内镜镜身呈相对直线状态,避免使肠管伸展,在缩短肠管的同时推进内镜,这是结肠镜得以顺利插入的基本要领。各肠段通过的方式如下。

1. 直肠 较固定,肠腔较大,稍注气,轻轻旋转上下旋钮,循腔进镜通过三个直肠横皱襞,到达直肠 - 乙状结肠移行部,不宜注气过多(图 14-9)。

2. 直肠 - 乙状结肠移行部 距离肛门约 15cm,在直肠 - 乙状结肠移行部位推进结肠镜,将其前端送入乙状结肠后,会使乙状结肠伸长,导致插入困难。通常在内镜进入乙状结肠前的直肠 - 乙状结肠移行部位就开始进行缩短肠管,充分抽出空气,退拉结肠镜,并进行镜身取直缩短的操作。

3. 乙状结肠 循腔进镜手法对于乙状结肠(图 14-10)系膜活动度较小、肠腔较直的被检者,往往容易通过。但必须知道大部分人的乙状结肠系膜长,移动度相当大,一般通过较难。乙状结肠检查操作的过程需谨慎,在镜身取直的状态下通过该肠段,使肠管充分缩短,则可以在被检者在没有明显不适的情况下通过乙状结肠。该处易形成"α"袢(图 14-11)或"N"袢(图 14-12),需反复退镜、吸气、进镜,必要时需助手协助解袢。操作者能取直镜身,使内镜在没有弯曲的状态下进入降结肠,是最为理想的入镜状态。当无法取直镜身,带袢通过后应尽快旋转内镜或拉镜进行解袢。如被检者诉疼痛难忍,镜头有阻力或镜身的自由度下降时,提示内镜无取直而成袢,不能强进,否则有损伤肠道的危险。此时更需要耐心,动作宜小心、轻柔的,缓慢地反复进行退镜、解袢、进镜操作。如仍不能通过,建议退至直肠上段,使镜身取直后,嘱助手从脐右上方向朝左下腹方向深压腹部,阻止内镜在乙状结肠的过分伸展,然后再尝试进镜。

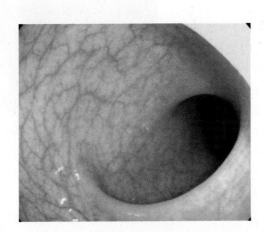

图 14-9 直肠

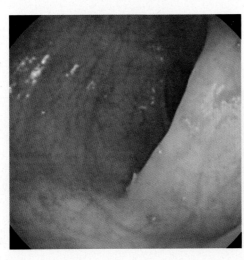

图 14-10 乙状结肠

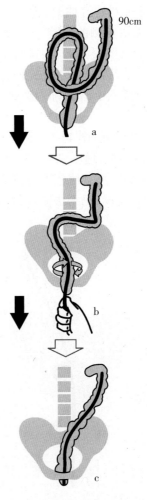

图 14-11 "α"袢及解袢手法

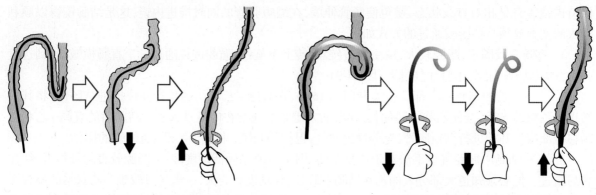

图 14-12 "N"袢及解袢手法   图 14-13 右旋短缩技术

4. **降结肠-乙状结肠移行部** 该段需反复抽气,减轻降-乙移行部处肠管的张力,使肠管变软缩短,消除肠腔折曲。运用右旋短缩技术(图 14-13),一边退拉内镜,同时右旋内镜,使乙状结肠缩短直线化过程中插入结肠镜。

5. **降结肠** 降结肠(图 14-14)位于腹膜后,较直而固定,容易通过,但应在此肠段检查镜身是否拉直,镜身的自由感是否恢复正常;对视野较好的肠腔抽气,反复快速往返进退内镜,把乙状结肠均匀地套在镜身上,充分取直缩短肠袢再前进。

6. **脾曲** 镜头到达脾曲时,镜头有阻力感,尽量抽吸肠管内的空气,吸住右侧的内腔,并立即左旋内镜插入(图 14-15)。如果患者无明显痛苦,内镜自由感无下降,可带袢通过脾曲,通过脾曲后再拉直,缩短脾曲以下的肠管。有时需要改为仰卧位或右侧卧位以加大脾曲弯曲部角度,然后再进镜。

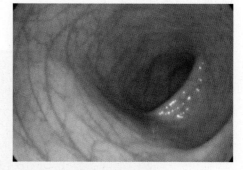

图 14-14 降结肠

7. **横结肠** 横结肠(图 14-16)肠腔较为宽大,可反复抽气,多次往返进退内镜,使横结肠皱缩在镜身上,向肝曲靠近。对横结肠系膜长、移动度较大的被检者,内镜较难通过,有的横结肠下垂成角明显,反复抽气、钩拉、循腔旋转镜身、退镜,仍无法取直,此时建议充分退镜至横结肠远端,嘱助手从脐部向剑突方向推

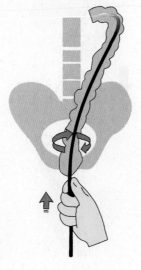

图 14-15 左旋内镜插入

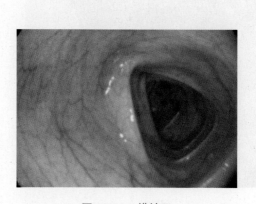

图 14-16 横结肠

项,防止横结肠向被检者下腹下坠,减轻肝曲的锐角,再进镜。

8. 结肠肝曲 内镜到达肝曲时,由于肝曲转弯角度较锐,此处需要耐心旋转镜身找腔,可以适当注气,看到升结肠腔后,不要急于送镜,应抽气使肠管缩短,配合循腔旋转取直镜身,进入升结肠。

9. 升结肠 进入升结肠(图14-17),不要急于向前插入,以防止横结肠再次结袢,应把镜头调到管腔中央,继续抽气,可顺利抵达回盲部。

10. 盲肠 内镜到达盲肠(图14-18),寻找回盲瓣及阑尾开口。

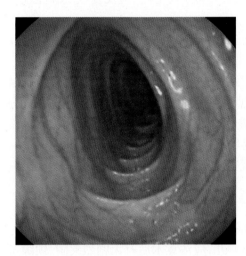
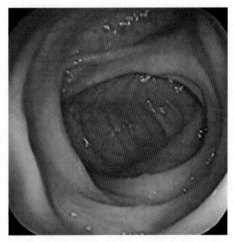

图 14-17 升结肠   图 14-18 盲肠及回盲瓣

11. 进入回盲瓣 镜身充分自由时,循腔将镜端送达盲肠后,轻微上调镜端,左旋镜身,拨开回盲瓣口,再向前送镜,可较易跨过回盲瓣,进入回肠末段。如果镜头有阻力或镜身固定,提示内镜仍未取直而成袢,应抽气、退镜、旋转拉镜以取直镜身,待恢复镜身自由感再进入回盲瓣。

12. 回肠末段 适当注气,循腔进镜20~40cm观察,可见小肠绒毛状结构。

五、注意事项

1. 详细询问病史,明确检查目的或治疗方案;对患者进行全面的身体耐受状况的判断;掌握适应证及禁忌证,并对患者具体情况做好各种应对措施。

2. 调试内镜及配件正常工作,肠道清洁需完善,避免在操作中发生意外,或黏膜不能充分暴露,导致漏诊。

3. 肠缩短操作。在旋镜与角度操作的协调过程中,向后退镜的同时缩短肠管操作非常必要。如果在容易伸长的肠管内只是向前插入的话,就很容易形成弯曲或袢曲,内镜将难以插入。

4. 推进操作的位置确认。推进内镜时机的掌握和对肠管内阻力程度的正确判断比较困难。如果强行插入,不仅会给患者带来痛苦,而且有造成黏膜损伤或穿孔的危险。为了避免内镜插入体内过长,应事先拟定插入的极限长度,可避免肠管形成袢曲。

5. 防盲观察

(1) 运用各种观察方法将所有的肠壁全部观察到,防止出现盲区。进镜和退镜均应仔细观察。一般进镜是沿着肠系膜对侧肠壁进入,退镜是沿着肠系膜侧肠壁退出,故进退镜观察可以相互补充,减少盲区,尤其是急转弯处黏膜更应仔细观察。进镜时发现病变,可进行标记。

(2) 退镜时要缓慢,肠腔应适当扩张,使肠腔四周黏膜尽量显示清楚。保持在同一视野中最佳,若观察不清或退镜时肠腔快速滑脱,应反复进镜、退镜,并利用吸气或给气及体位变化、大小螺旋调节等手法使每处肠腔纳入视野中,减少盲点。

6. 滑镜在整个插镜过程中应尽量少用或不用,尤其不应做长距离的滑镜。因滑镜过程将使肠管过度牵拉延长并易于结袢,被检者的不适感将大为增加,肠道损伤等并发症的发生风险也会相应增加,尤其是当存在肠憩室、炎症或溃疡形成等病变时。

7. 不同肠段的观察要点

(1) 直肠肠段肠腔宽大,黏膜皱襞肥厚,应检查每个褶皱,发现潜藏病变;出镜时要缓慢,可出现肛瘘口、肛裂、肛乳头、痔等病变,在直肠壶腹内的 U 形翻转可观察直肠下段与肛管移行处病变。

(2) 乙状结肠是大肠最迂曲及活动度最大的肠段,肠镜不易通过,应反复吸气和注气、变换体位、反复进镜及通过角钮调节、配合等方法,减少盲点。

(3) 降结肠、升结肠短直,呈三角形。但该部位多有粪水及粪质、清洁度较差且皱襞较深,应反复冲洗或多角度观察病变。

(4) 横结肠较冗长,皱襞隆起较高,结肠袋深,需逐段观察,反复进镜、退镜,观察褶皱处病变。

(5) 肝曲、脾曲为大肠转角固定处,滑镜时要注意黏膜病变,退镜时宜将肠管拉直,防止遗漏病变。

(6) 回盲瓣形态多变,要注意黏膜表面变化及瓣后病变,该处有粪水掩盖时,需注水冲洗干净并仔细检查。注意阑尾开口形态及有无红肿、粪石、分泌物流出等病变。

(7) 末端回肠是小肠疾病的好发部位,要注意观察淋巴滤泡及区别其他病变。

六、检查后处理

1. 检查完毕后,要帮助患儿清除肛周粪水及润滑剂,穿好裤子。

2. 询问患儿有无腹胀、腹痛、排便情况;若是小婴儿,应注意术后有无剧烈哭闹、烦躁不安、拒食、腹胀、血便等。

3. 麻醉患者必须卧床休息 30 分钟,直至完全清醒和能控制呼吸道分泌物。同时做好生命体征监护。术后 6 个小时禁食。

4. 发放检查报告单,并预约复诊时间。

5. 结肠镜检查或镜下治疗术后,患者出现持续性腹痛,或大便带血量多等情况,应及时告知医生,必要时做进一步处理。

七、并发症及处理

1. 肠壁穿孔　肠壁穿孔的发生率为 0.17%~0.9%,多因常规检查肠镜不按操作原则进行引起,如不循腔进境、暴力滑行、注气过多、解袢手法不当及活检过深,以及内镜适应证选择不当、肠道准备不充分而勉强施术、乙状结肠冗长。若有严重溃烂或坏死的结肠,穿孔要大于预期,高压力充气会使憩室穿孔。

腹腔内肠壁穿孔确认后应立即剖腹手术,千万不可拖延时间,以免形成化脓性腹膜炎。根据穿孔情况选择修补或肠段切除术。若穿孔小,术中不能发现时,可进行术中肠镜协助查找穿孔位置。患儿需禁食水或流质饮食,静脉补液,应用抗生素,一般 1~2 周后穿孔即能愈合,后腹膜及皮下气肿能自行吸收消失。

2. 肠道出血　肠道出血的发生率为 0.55%~2%,比穿孔更常见。发生部位多在直肠及乙状结肠,一般保守治疗可控制,危险性小于穿孔。其发生原因多为:滑镜撕裂,原有病变黏膜变脆,擦伤出血或咬取组织过大过深,或患者存在血凝障碍未得到控制。

少量出血无需治疗,大量出血需立即处理。方法:镜下治疗;保守治疗;手术治疗。对于检查术中出血者进行内镜下止血,对保守治疗或镜下止血失败者可进行手术治疗。

(1) 内镜下止血术:①局部药物喷洒,去甲肾上腺素 4mg 加生理盐水 100ml,插入喷洒管局部喷洒止血,或孟氏液 5ml 喷洒止血。②局部注射止血,在出血部位局部注射 1:10 000 肾上腺素溶液,要注意深度和速度。③凝固止血,可用热探头、微波、激光等方法。目前氩离子凝固术(argon plasma

coagulation,APC)应用较多。④机械止血:金属钛夹止血。

(2) 保守治疗:①维持血容量:静脉输液包括晶体液、胶体液及必要时输血治疗。②止血药物治疗:酚磺乙胺、巴曲酶、对氨基苯甲酸;严重者可用垂体后叶素。密切监测患儿生命体征及出血情况;一般出血停止后 12 个小时方可结束治疗,并且需要再观察 48 个小时。保守治疗失败者宜采取手术治疗。

3. 肠系膜、浆膜撕裂,脾门撕裂　多以腹腔出血为主要表现,临床可见腹膜刺激征(压痛、肌紧张、反跳痛)、腹部移动性浊音、肠鸣音减弱及休克症状。腹腔内出血一旦确诊应立即手术,做撕裂修补止血或脾切除,有失血性休克者应采取抗休克治疗,无腹腔出血者可进行保守治疗,观察数日即可。

4. 肠系膜牵拉综合征　患儿出现恶心、呕吐、面色苍白、心动过速、血压下降,随时间推移症状可逐步缓解,考虑存在肠系膜牵拉综合征。应采取对症处理,严重者可胃肠减压及输液支持治疗。若为浆膜炎可观察数日,病变多可自愈。

5. 心血管呼吸系统并发症　患者出现心动过缓或过速,甚至期前收缩,停止检查即可恢复正常。但原有先天性心脏病的患者,结肠镜检查可诱发心脏骤停、呼吸抑制。一旦出现相关症状,应停止结肠镜检查;若出现心脏骤停或呼吸抑制,应立即实施心肺复苏术,纠正水电解质酸碱平衡失调,并进行心电监护等相关抢救措施。

【新生儿和婴儿肠镜检查】

小儿肠腔狭窄,肠壁薄,血管丰富,乙状结膜系膜较成人的更长,因而容易出血,肠镜检查宜遵循"退退进进"的原则,不可盲目插镜检查。新生儿和婴儿不强调全结肠镜检,发现病变即可。操作宜轻柔、缓慢,不应滑镜太长进入,要循腔进镜,避免结袢,尽量少注气。对于进镜困难的成锐角狭窄部尤其要谨慎进镜。活检取材要小心,可抽气,待肠壁增厚再进行活检。若发现息肉,在凝血正常的情况下,可进行套扎电凝术,最好在全麻下进行息肉摘除。

操作时宜选用更细、更柔软的小儿结肠镜,直径小于 11.2mm,也可将胃镜当作结肠镜使用,可解决结肠镜管径粗、小儿无法耐受的问题。一般用示指扩肛,新生儿括约肌需用小指指尖轻柔扩张。

(李小芹　陈洁)

第二节　大肠的局部解剖和正常镜像

一、大肠的局部解剖

大肠是消化管的下段,全长 1.0~1.5m,直径为 5~8cm,全程呈"M"形围绕于空、回肠的周围,可分为盲肠、阑尾、结肠、直肠和肛管五个部分(图 14-19)。

除直肠、肛管和阑尾外,结肠和盲肠具有 3 种特征性结构,即结肠带、结肠袋和肠脂垂。结肠带有3 条,是由肠壁的纵行肌增厚形成的,沿大肠的纵轴平行排列,3 条结肠带均汇集于阑尾根部。结肠袋是由横沟隔开向外膨出的囊状突起,这是由于结肠带的长度短于肠管,使肠管皱缩形成的。肠脂垂是沿结肠带两侧分布的许多小突起,由浆膜和其所包含的脂肪组织形成。上述 3 个特征是鉴别结肠与小肠的主要依据(图 14-20),但年龄越小,结肠壁越薄,这 3 个特征越不明显。

(一)盲肠

盲肠是大肠的起始部,是大肠最粗的部位,充盈时内径可达6cm。盲肠长约6~8cm,其下端为盲端,上续升结肠,左侧与回肠相连接。盲肠主要位于右髂窝内。盲肠属于腹膜内位器官,其各面均有腹膜被覆,因无系膜或仅有短小系膜,故其位置相对较固定。

回肠末端向盲肠的开口,称回盲口。此处肠壁内的环行肌增厚,并覆以黏膜而形成上、下两片半月形的皱襞,称回盲瓣。在回盲瓣下方约 2cm 处,有阑尾的开口,称阑尾口。

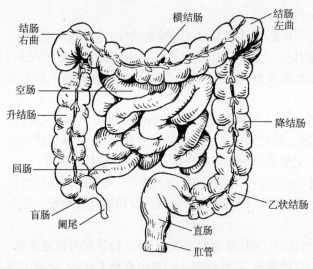

图 14-19 大肠结构示意图

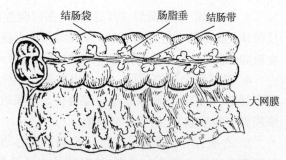

图 14-20 结肠的特征性结构（横结肠）

（二）阑尾

阑尾是从盲肠下端后内侧壁向外延伸的一条细管状器官，外形酷似蚯蚓。一般长 5~7cm。

（三）结肠

结肠是介于盲肠与直肠之间的一段大肠，分为升结肠、横结肠、降结肠和乙状结肠四个部分。结肠的直径自起端的 6cm，逐渐递减为乙状结肠末端的 2.5cm，这是结肠腔最狭窄的部分。

1. 升结肠　升结肠长约 15cm，在右髂窝处，起自盲肠上端，沿腰方肌和右肾前面上升至肝右叶下方，转折向左前下方移行于横结肠。转折处的弯曲称结肠右曲（或称肝曲）。升结肠属腹膜间位器官；无系膜，其后面借结缔组织贴附于腹后壁，因此，活动性甚小。

2. 横结肠　横结肠长约 50cm，起自结肠右曲，先行向左前下方，后略转向左后上方，形成一个略向下垂的弓形弯曲，至左季肋区，在脾脏面下缘处，转折成结肠左曲（或称脾曲），向下续于降结肠。横结肠属腹膜内位器官，由横结肠系膜连于腹后壁，活动度较大，其中间部可下垂至脐或低于脐平面。

3. 降结肠　降结肠长 15~20cm，起自结肠左曲，沿左肾外侧缘和腰方肌前面下降，至左髂嵴处续于乙状结肠。其位置较升结肠距离正中线稍远，管腔也较升结肠略细，位置也较深。降结肠与升结肠一样属腹膜间位器官，无系膜，借结缔组织贴附于腹后壁，活动度小。

4. 乙状结肠　乙状结肠长约 40cm，在左髂嵴处起至降结肠，沿左髂窝转入盆腔内，全长呈"乙"字形弯曲，至第 3 骶椎平面续于直肠。乙状结肠属腹膜内位器官，由乙状结肠系膜连于盆腔左后壁，活动度较大。

（四）直肠

直肠是消化管位于盆腔下部的一段，全长 5~12cm。直肠在第 3 骶椎前方起自乙状结肠，沿骶、尾骨前面下行，穿过盆膈移行于肛管。直肠并不直，在矢状面上形成两个明显的弯曲：直肠骶曲和直肠会阴曲。直肠骶曲是直肠上段沿着骶尾骨的盆面下降，形成一个突向后方的弓形弯曲，距肛门 7~9cm；直肠会阴曲是直肠末段绕过尾骨尖，转向后下方，形成一个突向前方的弓形弯曲，距肛门 3~5cm。在冠状面上也有 3 个突向侧方的弯曲，但不恒定，一般中间较大的一个凸向左侧，上、下两个凸向右侧。当临床进行直肠镜、乙状结肠镜检查时，应注意这些弯曲部位，以免损伤肠壁。

直肠上端与乙状结肠交接处管径较细，向下肠腔明显膨大，称直肠壶腹。直肠内面有三个直肠横襞，由黏膜及环行肌构成，具有阻挡粪便下移的作用。最上方的直肠横襞接近直肠与乙状结肠交界处，位于直肠左侧壁上，距肛门约 11cm，偶见直肠横襞环绕肠腔一周，致使肠腔出现不同程度的缩窄；中间的直肠横襞大而明显，位置恒定，通常位于直肠壶腹稍上方的直肠右前壁上，距肛门约 7cm，相当于直肠前壁腹膜返折的水平,因此,在乙状结肠镜检查中,确定肿瘤与腹膜腔的位置关系时,常以中直肠横襞为标志。最下方的直肠横襞位置不恒定,一般多位于直肠左侧壁上,距肛门约 5cm。

(五) 肛管

肛管长约 3~4cm,上端在盆膈平面接续直肠,下端终于肛门。肛门被肛门括约肌所包绕,平时处于收缩状态,有控制排便的作用。

肛管内面有 6~10 条纵形的黏膜皱襞称肛柱,儿童时期更清楚。通常将各肛柱上端的连线称肛直肠线,即直肠与肛管的分界线。将连接各肛柱下端与各肛瓣边缘的锯齿状环行线称齿状线。在齿状线下方有一宽约 1cm 的环状区域称肛梳(或称痔环),表面光滑。肛梳部的皮下组织和肛柱部的黏膜下层内含有丰富的静脉丛,如因某种病理原因而形成静脉曲张,向肛管腔内突起,称"痔"。痔发生在齿状线以上称内痔,痔发生在齿状线以下称外痔,也有跨越于齿状线上、下相连的称混合痔。

肛梳下缘有一条不甚明显的环形线称白线。该线位于肛门外括约肌皮下部与肛门内括约肌下缘之间的水平,故活体肛诊时可触知此处为一环行浅沟即括约肌间沟。肛门是肛管的下口,为一前后纵行的裂孔,前后径约 2~3cm。

二、大肠的正常镜像

正常结肠黏膜呈橘红色,光滑湿润,有明显光泽。因结肠黏膜层较薄,黏膜下层血管能清楚地显示,称血管纹理。其特征为呈鲜红色树枝状分支,主干较粗,分支逐渐变细,终末细如细丝状,与另一支终末分支相吻合,相互交错形成网状,且边缘光滑,粗细匀称。当肠管痉挛收缩或充气较少时黏膜变厚,血管纹理隐没消失。有时因清洁灌肠或泻药的刺激,黏膜往往充血、水肿,血管增粗,边缘发毛,应与病理性炎症相鉴别。

(一) 肛管和直肠

肛管指从肛缘开始到肛门齿状线和肛提肌上缘附近之间的狭小部位,其长度因人而异。由肛门上皮覆盖,为白色黏膜(图 14-21)。由于此处狭窄,镜头和黏膜形成紧密接触的状态,易成为内镜观察的盲区。

内镜经过肛管进入直肠后,视野明显扩大,直肠长 12~15cm。两端细,中间膨大形成直肠壶腹。三条半月形直肠皱襞,围绕壶腹约 1/2 周径。直肠正常黏膜树枝状血管透见(图 14-22),但直肠下段是很难观察到血管网的。病变处黏膜如存在炎症或刚刚灌肠结束,因有水肿会使血管图像不清晰。如果给予少量气体,肠管伸展不充分时,直肠下段也可见蓝色怒张的血管(直肠内、外静脉丛)。当给气量多时,肠管被伸展开,这些表现就不明显。直肠与乙状结肠之间则以移动乙状结肠管与直肠固定肠管连接处(称直乙移行部)为界。

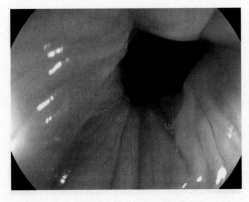
图 14-21 正常肛管

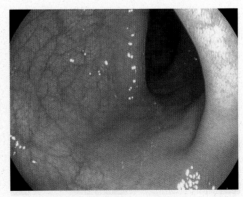
图 14-22 直肠

(二) 乙状结肠和降结肠

从乙状结肠(图 14-23)到降结肠(图 14-24)观察不到有特征性的管腔,因此,很难定位。降结肠处因游离带位于肠壁前方,网膜带、系膜带分别位于后外侧与后内侧,因此,三角形的顶角在视野的上方。因检查中大量的给气使肠腔过度伸展,结肠带附着部就变得不明显。三角形特征有时不太明显。乙状结肠为腹膜内位脏器,可较大幅度地游离于腹腔内,有很大的伸展度。降结肠为腹膜间位脏器,伸展度较小,肠镜比较容易通过。乙状结肠和降结肠之间则以乙状结肠移动管与降结肠的固定肠管的接续处(称乙降移行部)为界。它与结肠肝曲是肠镜中最难通过的,原因是两处均由移动肠管向固定肠管进镜,常因内镜头端受阻时镜身弯曲,在移动肠管内形成袢所致,内镜很难通过。

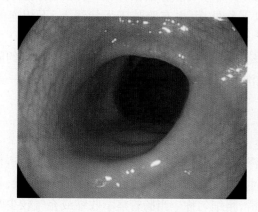
图 14-23 乙状结肠

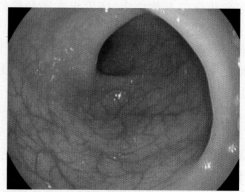
图 14-24 降结肠

(三) 结肠脾曲

结肠脾曲是横结肠与降结肠的分界部位,脾曲属较明显的锐角,拐角处色泽较深,多可见蓝色征(图 14-25)。虽然镜身在固定的降结肠内不易形成弯曲,理论上应如同直乙移行部一样容易进镜,但因脾曲锐角明显,头端阻力较大,进镜时镜身易在乙状结肠弯曲,从而使内镜通过脾曲时比较困难。

(四) 横结肠

横结肠可以观察到半月襞和由它形成的结肠袋的基本结构。结肠带附着处由于被肠系膜牵拉而使肠腔呈三角形(图 14-26)。因游离带位于横结肠下缘正中,而网膜带位于前上缘,系膜带位于后上缘,故三角形顶角往往向下。年龄越小,肠腔三角形表现越不明显。

(五) 结肠肝曲

结肠肝曲处透见的肝和胆囊为蓝色(图 14-27),是升结肠和横结肠的分界,可以作为内镜检查时

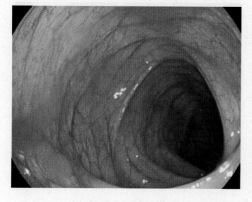
图 14-25 结肠脾曲

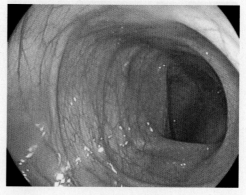
图 14-26 横结肠

的位置标志。通过肝曲时不仅横结肠易形成弯曲,增大肝曲的锐角,同时乙状结肠也易形成弯曲,所以通过肝曲尤为困难。

（六）升结肠

内镜通过结肠和肝曲到达升结肠后,可观察到从升结肠到盲肠呈粗的圆筒状。如果观察到远处的回盲瓣,便可确认内镜已经到达了升结肠。升结肠入口常呈鱼口样,位于视野的左下方或左侧。进入升结肠后,可见顶角向上的等边三角形的半月襞,向腔内明显突出(图 14-28)。

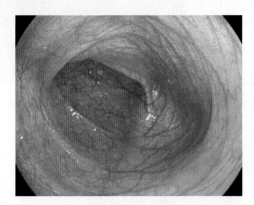
图 14-27 结肠肝曲

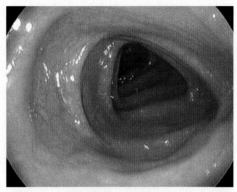
图 14-28 升结肠

（七）盲肠和阑尾开口

盲肠和直肠一样,内腔宽阔(图 14-29),充气后可达 6cm。盲肠内阑尾开口的位置虽然因人而异,但大部分都在盲肠的盲端。因此,内镜观察时,大致在正前方就能看到。因 3 条结肠带汇聚于阑尾根部,故阑尾口常位于 V 形、Y 形皱襞的夹角附近(图 14-30),距回盲瓣 2~4cm。阑尾口多呈圆形或半月形,稍凹陷。通常看上去是很低的皱襞或呈憩室样。婴儿阑尾及其开口相对地宽大呈漏斗状,易于排空。阑尾的形态虽然不像回盲瓣那样明显,但是也可以随着内压和蠕动而改变。阑尾的内腔狭窄,无法观察。如果炎症波及阑尾或者存在肿瘤的话,阑尾开口处会出现发红、糜烂,呈黏膜下肿瘤样的隆起。隆起质硬,几乎不随肠蠕动而变形。

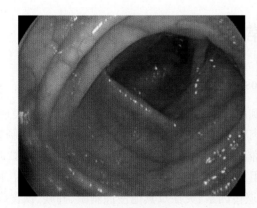
图 14-29 回盲部

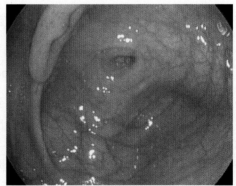
图 14-30 阑尾口

（八）回盲瓣

小肠和大肠交界处的回盲瓣,是盲肠和升结肠交界的标志。回盲瓣是末端回肠向大肠腔内突出形成的,由于它的黏膜下脂肪组织较多,通常观察到的是呈肥厚的息肉样。回盲瓣由上唇和下唇构成。上唇和下唇之间为回盲瓣的开口。肠内容物就从此处通过。

被检查者取仰卧位,将内镜插入回盲部时,在视野的左侧可以观察到回盲瓣。如果内镜不是很直接地通过结肠肝曲时,则在左侧观察不到回盲瓣。通过观察到的回盲瓣的位置,可以推断横结肠处产生了祥。

回盲瓣随着盲肠的伸展度和肠管的蠕动而变化。大肠内气体多时,回盲瓣收缩,开口闭合,能够防止空气和肠内容物逆流入回肠。如果继续给气,盲肠内压上升,回盲瓣就会向回肠侧脱出,此时可从张开的回盲瓣开口处进入到回肠末端。肠蠕动时回盲瓣就会变大,向大肠侧突出。回盲瓣很柔软,而且有可动性,形态一般有三种类型。

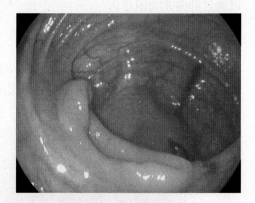

图 14-31 回盲瓣(唇样型)

(1) 唇样型:两唇呈微隆的扁平状(图 14-31)。
(2) 乳头型:呈半球形乳头样,中央圆形凹陷(图 14-32)。
(3) 隆起型:中间上下唇隆起但不形成乳头状(图 14-33)。

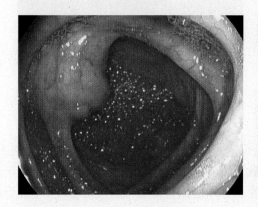

图 14-32 回盲瓣(乳头型)

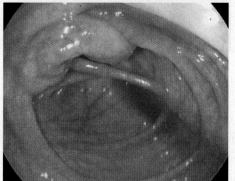

图 14-33 回盲瓣(隆起型)

(黄开宇)

第三节 结肠常见病变的诊断

一、肠息肉(polyps)和肠息肉病(polyposis)

胃肠息肉是指胃肠黏膜隆起局限性增生凸起到腔内而形成的过度生长的组织,其大体表现、组织结构和生物学特性可各不相同。临床上以大肠息肉多见,且症状明显,间歇性少量便血是大肠息肉最为常见的表现,便血的特点是便中带血,而不发生滴血,还可表现为大便习惯改变、形状异常,腹痛比较少见,较大息肉可以引起肠套叠,甚至造成肠梗阻而出现腹痛,直肠息肉较大或数量较多时,可并发直肠脱垂。胃肠道息肉发病原因很多,主要与家族遗传因素、炎症及其他慢性刺激、种族、饮食成分(高脂肪、高动物蛋白、低纤维素)等因素有关。胃肠息肉可分为真性和假性两类:真性息肉又称息肉样腺瘤。其病变性质属于肿瘤性增生,可发生癌变,假性息肉则为炎性黏膜增生而形成的息肉。

息肉的分型有:按大体形态学或组织学、病理、病生、病变性质等,目前国内外较多的是 Morson 的组织分类,分为肿瘤性、错构瘤性、炎症性和化生性四类。根据息肉数目:分为单发与多个。根据有蒂或无蒂,分为有蒂型、亚蒂型(广基型)、扁平息肉;根据息肉所处位置,分为食管息肉、胃息肉、小肠息肉、大肠(结肠和直肠)息肉等,其中以胃和大肠息肉最为常见;根据息肉大小分为微型(直径 0.5cm 以内)、小型(0.5~2.0cm)、大型(2.0~3.0cm)、特大型(3.0~5.0cm),分型有助于判断内镜切除的可能性及难度。

（一）常见的肠息肉分类

1. 幼年性息肉 是青少年儿童大肠息肉最为常见的类型,占 90% 以上。大多发生于 10 岁以下,以男孩为多见。幼年性息肉属错构瘤息肉,错构瘤指正常组织异常增生而成瘤样改变,它与炎性息肉、增生性息肉皆为非肿瘤性息肉。1957 年由 Horrilleno 命名为 Juvenile Polyp,组织学特点为腺管呈囊性扩张,充满黏液及中性粒细胞,细胞间质中的细胞成分丰富,有淋巴细胞、中性粒细胞、嗜酸性粒细胞。构成息肉的腺管无异型,间质内有出血,毛细血管充血,表面上皮常有脱落,故幼年性息肉的临床症状多为便血。

结肠镜下所见特征,息肉充血、发红或呈紫红色,为圆形或卵圆形,直径多数小于 1cm,绝大多数有蒂,不分叶,表面常有糜烂及白苔附着(图 14-34~ 图 14-36),周围有黏膜白斑,在成年人也有此特征。80% 位于直肠、乙状结肠。70%~80% 为单发,也有多发者,多发者需要与幼年性息肉病相鉴别。治疗采用内镜下电切,很少复发,一般不发生恶变。

2. 增生性息肉 增生性息肉又名化生性息肉。分布以远侧大肠为多,一般较小,直径很少超过1cm,其外形为黏膜表面的一个小滴状凸起,表面光滑,基底较宽(图 14-37),组织学上这种息肉是由增大而规则的腺体形成,腺体上皮细胞增多造成皮皱缩呈锯齿形,细胞核排列规则,其大小及染色质含量变化很小,核分裂象少见。增生性息肉的重要特点是肠腺隐窝的中、下段都有成熟的细胞出现,且不发生恶变。

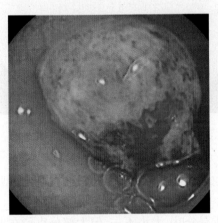

图 14-34 乙状结肠幼年性息肉
表面糜烂、渗血

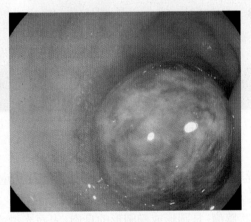

图 14-35 直肠幼年性息肉
有蒂、周围黏膜白斑

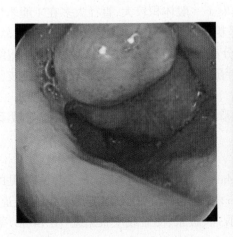

图 14-36 巨大息肉,呈分叶状

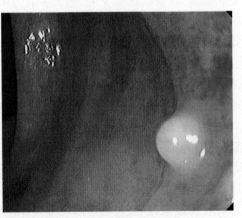

图 14-37 直肠增生性息肉

3. 淋巴性息肉　淋巴性息肉亦称良性淋巴瘤,儿童少见,多发于直肠,尤其是下段直肠,多数为单发,亦可多发,大小不等,直径可自数毫米至 3~4cm。表面光滑或呈分叶状或有表浅溃疡形成。多数无蒂,有蒂时亦短粗。组织学上表现为分化良好的淋巴滤泡组织,局限于黏膜下层内,表面覆盖正常黏膜。可以看到生发中心,往往较为扩大,有核分裂象,但周围淋巴细胞中无核分裂象,增殖的滤泡与周围组织分界清楚。淋巴息肉不发生癌变。良性淋巴性息肉病表现为数量很多的淋巴性息肉,多呈 5~6cm 的小球形息肉,好发于儿童。组织学变化与淋巴性息肉相同。

4. 炎症性息肉　炎症性息肉又名假息肉,是肠黏膜长期慢性炎症引起的息肉样肉芽肿,这种息肉多见于炎症性肠病(图 14-38,图 14-39)、慢性血吸虫病、阿米巴痢疾及肠结核等病的病变肠道中。常为多发性,多数较小,直径常在 1cm 以下,病程较长者,体积可增大。外形多较窄、长、蒂阔而远端不规则。有时呈桥状,两端附着与黏膜,中段游离。组织学表现为纤维性肉芽组织,上皮成分亦可呈间叶样变,尚不能肯定。

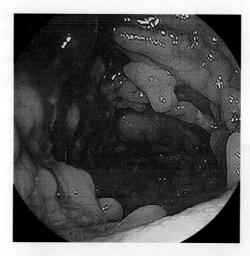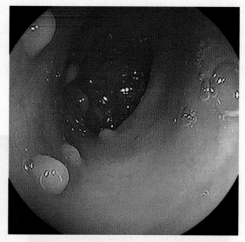

图 14-38　克罗恩病炎性息肉　　　　图 14-39　克罗恩病缓解后并发假性息肉

5. 腺瘤　结肠腺瘤是大肠的良性上皮肿瘤,儿童少见,根据组织学结构分成三种类型即管状腺瘤、绒毛状腺瘤及混合型腺瘤。

(1)管状腺瘤:是圆形或椭圆形的息肉,表面光滑或有分叶,大小不一,但大部分直径在 1cm 以下,80% 有蒂。组织学表现可见多数管状腺腺体,未成熟细胞分布于腺体的各处。可有不同程度的间叶样变,有时亦有少量乳头增生。其癌变率在 1%~5%。

(2)绒毛状腺瘤:较管状腺瘤少见,绝大多数为单发。一般体积较大,直径大多在 1 厘米以上。大部分为广基,约 10%~20% 可以有蒂。表面暗红色,呈粗糙或呈绒毛状突起或小结节状,质软易碎,触之能活动,如触及硬结或固定,则表示有癌变可能。分布以直肠最多,其次为乙状结肠。组织学表现为上皮呈乳头样生长,中心为血管结缔组织间质,亦伴随上皮一起增生,呈乳头样生长,上皮细胞多间变明显。其癌变率较管状腺瘤大 10 倍以上。

(3)混合型腺瘤:是同时具有上述两种结构的腺瘤。其癌变率介于管状腺瘤与绒毛状腺瘤之间。

(二)结肠息肉病

1. 黑斑息肉综合征　黑斑息肉综合征(Peutz-Jeghers syndrome,P-J 综合征)是一种少见的遗传性良性疾病,常染色体显性遗传。最初由 Peutz 年和 Jegher 两位学者分别在 1921 年和 1949 年报道而得名。约 50 % 的患者有明显家族史,患者常以反复发作的腹痛、腹胀、便血或皮肤黑斑(图 14-40)等原因来就诊,可根据皮肤黏膜色素斑、胃肠道多发息肉及家族史这三大临床特点诊断 P-J 综合征。皮肤黑斑在口唇及其周围、口腔黏膜、手掌、足趾或手指上有色素沉着，呈黑斑，也可为棕黄色斑。多发性息肉可出现在全部消化道，根据国内报道，分布的部位多见于结 - 直肠(约72%)、其次为胃(43%)，小肠(38%)，结肠镜下可见多发和单发息肉，息肉大小各异，有蒂或无蒂，表面呈结节状或不规则，病理上多为错构瘤，其次为腺瘤性息肉。

P-J 综合征息肉分布的倾向性与遗传不一定有直接的关系，但黑斑发生的部位常较一致。息肉数目较家族性结肠息肉病少，癌变发生率约10%，年龄越大、息肉越多，则恶变率越高。

由于复发率高，P-J 综合征目前无规范化治疗方案，大多主张以内镜治疗为主，内镜下电凝切除息肉，当发生肠套叠、肠梗阻等并发症或有恶变时，进行外科肠切除手术治疗。可采取内镜联合手术治疗。需定期肠镜检查，尽早发现恶变。

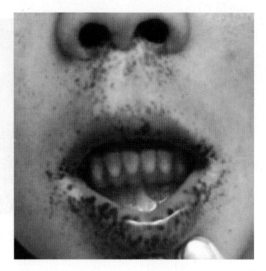

图 14-40　P-J 综合征黑斑

2. 幼年性息肉病　大肠内有多个与幼年性息肉组织相同的息肉，称幼年性息肉病(juvenile polyposis syndrome，JPS)，常在大肠内散在 10 个以上，甚至几百个以上。诊断标准：①在大肠有 5 个以上的幼年性息肉；②消化道多处有幼年性息肉；③只有 1 个息肉者，必须有幼年性息肉的家族史，具备其中之一诊断为幼年性息肉病。幼年性息肉病约半数呈常染色体显性遗传，癌变倾向高，这个特点与幼年性息肉不同，因此，两者应予以区别。

JPS 多指在大肠发生的息肉，而在其他部位发生的息肉应在前冠以部位名称，例如，胃幼年性息肉病，胃肠都有则称"胃肠幼年性息肉病"；若具有家族性、遗传性，在诊断命名之前再冠以"家族性、遗传性"，小儿则前冠以"小儿"，以兹区别。

临床上多以便血或伴贫血而发病，腹痛发生率不高，幼儿期起病者易并发胃肠蛋白漏出症、营养不良、发育迟缓。

内镜检查可见散在多发的明显发红的球形息肉，多为有蒂或亚蒂形，很少见表面呈分叶状，但大的 JPS 可呈分叶状者，较家族性腺瘤性息肉病分散。黑斑息肉综合征的息肉虽也散在分布，但不同的是大多有蒂，且表面分叶，结节明显，色调发白，因此，可在内镜下分辨出来。

幼年息肉病的遗传倾向强，癌变率较高，具有家族史者癌变率更高，故治疗上应积极进行息肉电切，若不能切除则应考虑全结肠切除或肠管部分切除，息肉一旦电切后，贫血、低蛋白血症也可改善。对有家族史者，患儿从 10 岁起应每 1~2 年进行内镜检查一次。若家族中大肠癌发病率高，除需关注患者外，尚应对其家族进行消化道癌的排除性检查。

3. 家族性结肠息肉　家族性结肠息肉病(familial intestinal polyposis，FIP)又称家族性腺瘤性息肉病(familial adenomatous polyposis，FAP)，是一种常染色体显性遗传性疾病，外显率 50%，偶见于无家族史者。该病有高度癌变倾向，为癌前病变之一。以结肠和直肠存在大量腺瘤性息肉为特征，极少累及小肠。多数腺瘤有蒂，乳头状较少见，息肉数从 100 左右到数千个不等，自黄豆大小至直径数厘米，常密集排列，有时成串，其组织结构与一般腺瘤无异(图 14-41~ 图 14-43)。

婴幼儿期并无息肉，多数患者在青少年时期发病。

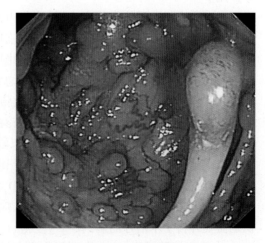

图 14-41　家族性腺瘤病

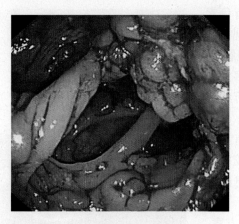
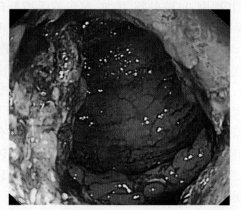

图 14-42　家族性腺瘤病合并出血　　　　图 14-43　家族性腺瘤病,无蒂息肉密集

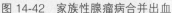

随着年龄的增长,息肉数目增多,体积增大,癌变危险性逐年增高,癌变通常转移早、预后差,故应对新近诊断为 FAP 患者的直系家属进行结肠镜检查,以便及早筛查出尚无临床表现的 FAP 患者,给予定期随访。

4. Gardner 综合征　又名遗传性肠息肉综合征,其特征为结肠息肉病并发多发性骨瘤和软组织肿瘤。属常染色体显性遗传,Gardner 综合征结肠息肉的恶变率很高,男女发病率相似。

5. Turcot 综合征　又名胶质瘤息肉病综合征,其特征为家族性多发性结肠腺瘤伴有中枢神经系统恶性肿瘤。临床上非常罕见,男女均可患病,发病年龄为 2~84 岁,平均 17 岁,年轻人多见。

二、炎症性肠病

炎症性肠病(inflammatory bowel disease,IBD)主要包括溃疡性结肠炎(ulcerative colitis,UC)、克罗恩病(Crohn's disease,CD),以及未定型结肠炎(indeterminate colitis,IC),或称为中间型结肠炎(intermediate colitis,IC)。UC 的病变主要累及肠道的黏膜层和黏膜下层,极少累及肌层,病变以直肠和远端结肠多见,向近端结肠发展,部分可累及回肠末段。CD 是一种肠道黏膜层病变,但随着病情发展可进展为透壁性的肉芽肿性炎症,病变可累及全消化道,但以近端结肠和回肠末段多见,占 45%,单纯结肠型占 30%,而回肠型只占 25%。IC 是指不能确定为 UC 或 CD 的过渡类型或中间类型,约占 IBD 的 10%。因此,结肠镜在 IBD 的诊治中是最重要和最常用的内镜,不仅对临床诊断提供重要的客观依据,而且对于 IBD 治疗,尤其是慢性复发型和慢性持续型 IBD 的治疗起到较好的指导作用。

IBD 的诊断主要依靠临床表现、消化内镜检查、黏膜病理学检查、磁共振或 CT 检查,进行综合的排除性诊断。临床表现为 IBD 诊断提供临床线索,MRI(或 CT)检查是 IBD 诊断的辅助与补充性手段,结肠镜检查可提供直观、形象而逼真的图像,并能进行直视下黏膜活检,虽然在 IBD 的诊断中不能起到确诊的作用,但随着临床资料的不断总结,发现 IBD 在内镜下仍有一定的特点,在排除了特异性感染性肠病、缺血性肠病、放射性肠病和大肠癌等疾病后,结合病理组织学的特点,内镜在 IBD 的诊断中仍然具有重要的临床价值,已成为临床诊断 IBD 的一线检查方法,可为 IBD 的诊断、鉴别诊断提供重要的依据。用内镜进行全结肠和回肠末段检查,可确定病变的范围、内镜下特征,并取活组织进行病理组织学、免疫学和病因学检查,有助于 IBD 的诊断与鉴别诊断,通过结肠镜下分级进行病情判断。根据内镜下病变的程度指导治疗,进行 IBD 治疗疗效的判断,指导减药过程或选用维持治疗药物与合适剂量的筛选,尽早识别激素依赖型 IBD,应尽早加用或改用免疫抑制剂或生物制剂进行治疗,早期识别需要外科手术治疗的病例。

1. 溃疡性结肠炎　UC 绝大部分病变是从肛端直肠开始逆行向上扩展,少部分可累及回肠末段

(图14-44),内镜下主要表现为大肠黏膜病变呈连续性分布,呈细颗粒状、弥漫性充血、水肿、血管网模糊、质脆和出血,可附有脓性分泌物,病变明显处有弥漫性小糜烂灶或浅小或针帽样大小的溃疡,病变长期反复发生者,可有息肉(包括假性息肉、炎症性息肉和腺瘤性息肉)形成和黏膜桥形成,结肠袋变钝或消失,肠管狭窄或癌变(图14-44~图14-48)。

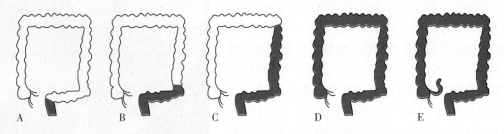

图14-44　溃疡性结肠炎病变示意图

A.直肠炎;B.直肠乙状结肠炎;C.左半结肠炎;D.全结肠炎;E.倒灌性回肠炎

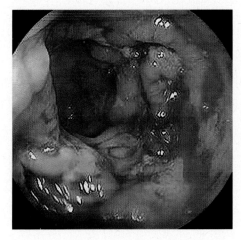

图14-45　溃疡性结肠炎

黏膜肿胀、易出血、多个大小不等溃疡

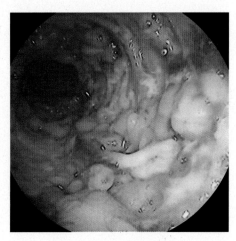

图14-46　溃疡性结肠炎

溃疡与多个炎症性息肉夹杂

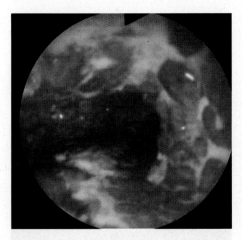

图14-47　溃疡性结肠炎

病变连续,多个溃疡,附有脓白苔

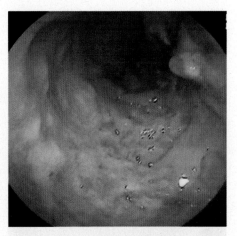

图14-48　溃疡性结肠炎

黏膜糜烂,血管纹理不清、炎症性息肉,结肠袋消失

2. 克罗恩病（图 14-49~ 图 14-61）　CD 的病变可涉及整个消化道，但以回肠末段和近端结肠多见。内镜下主要特点为非连续性或节段性病变、肠道黏膜呈铺路石样改变、纵行溃疡（少部分亦可为横行溃疡）或裂沟状溃疡、瘘管形成，肛周病变和肛周肿块，以回肠末段病变多见，病灶之间黏膜正常，病变时间长者可有肠腔狭窄（跳跃分布的环形的肠管狭窄也是本病的特征之一）、各种息肉形成或癌变等。CD 典型的自然病程在内镜下可表现为黏膜糜烂、溃疡，可逐渐发展为黏膜下病变（表现为肠管肿胀、狭窄）、透壁性病变（表现为肠梗阻或瘘管形成）与癌变。

3. 未定型肠炎　IC 的病变表现介于 UC 与 CD 之间，也可以是 UC 与 CD 的重叠表现。内镜下黏膜呈弥漫性或局灶性充血水肿，血管纹理模糊，反光增强，黏膜脆弱，易出血，伴或不伴糜烂和溃疡形成，但溃疡的数

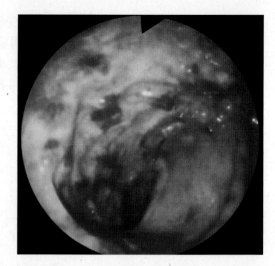

图 14-49　克罗恩病
病变非连续性

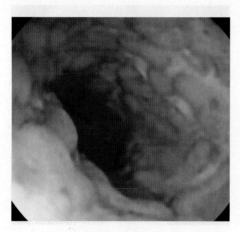

图 14-50　克罗恩病
铺路石样改变

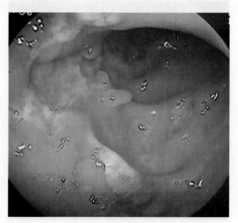

图 14-51　克罗恩病
不规则溃疡，周围炎性增生性息肉，溃疡间黏膜正常

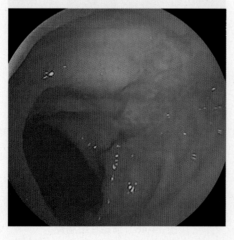

图 14-52　克罗恩病
纵形溃疡

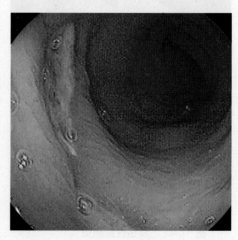

图 14-53　纵行溃疡

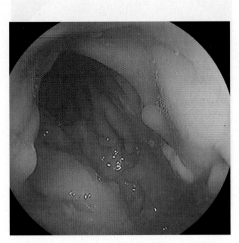

图 14-54　克罗恩病

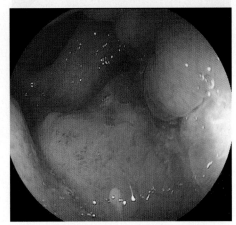

图 14-55　克罗恩病

回肠黏膜肿胀,溃疡

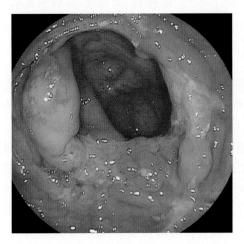

图 14-56　克罗恩病

回盲部溃疡,累及回盲瓣

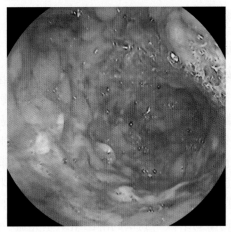

图 14-57　克罗恩病

铺路石征

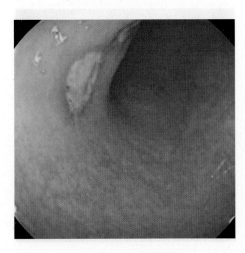

图 14-58　阿弗他溃疡

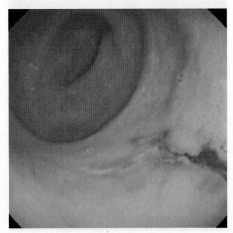

图 14-59　线形溃疡

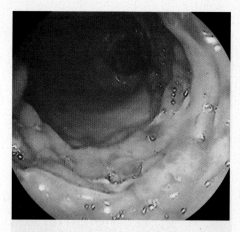

图 14-60 克罗恩病

溃疡也可呈横行

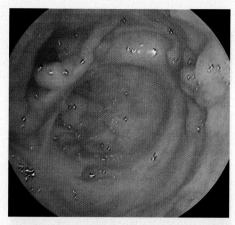

图 14-61 克罗恩病缓解

溃疡愈合 结肠黏膜炎性增生呈假息肉

目、形态和深浅各异。主要特点是内镜下表现与 UC 相似,但直肠黏膜正常,主要病灶位于乙状结肠和横结肠。IC 的内镜下表现与结肠型 CD 相似,但内镜下未见"铺路石"征表现,黏膜明显增厚或狭窄,也未见回肠末段病变和肛周病变等。

三、肠结核

肠结核(intestinal tuberculosis)是结核分枝杆菌引起的肠道慢性特异性感染。过去在我国比较常见,近几十年来,随着生活及卫生条件改善,结核患病率下降,本病已逐渐减少。但由于肺结核目前在我国仍然常见,故在临床上须对本病继续提高警惕。

肠结核主要由人型结核分枝杆菌引起。少数地区有因饮用未经消毒的带菌牛奶或乳制品而发生牛型结核分枝杆菌肠结核。肠结核主要位于回盲部,即回盲瓣及其相邻的回肠和结肠,其他部位依次为升结肠、空肠、横结肠、降结肠、阑尾、十二指肠和乙状结肠等,少数见于直肠。偶见胃结核、食管结核。

结核菌数量和毒力与人体对结核菌的免疫反应程度有关。按大体病理,肠结核可分为以下 3 型。

1. 溃疡型肠结核 肠壁的淋巴组织呈充血、水肿及炎症渗出性病变,进一步发展为干酪样坏死,随后形成溃疡。溃疡边缘不规则,深浅不一,可深达肌层或浆膜层,并累及周围腹膜或邻近肠系膜淋巴结。因溃疡基底多有闭塞性动脉内膜炎,故较少发生肠出血(图 14-62,图 14-63)。因在慢性发展过

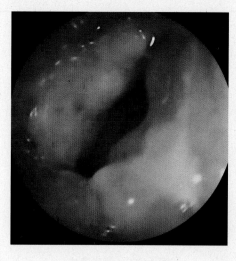

图 14-62 肠结核

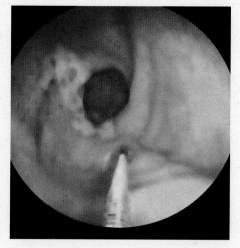

图 14-63 肠结核

升结肠溃疡

程中,病变肠段常与周围组织紧密粘连,所以溃疡一般不发生急性穿孔,因慢性穿孔而形成腹腔脓肿或肠漏,亦远较克罗恩病少见。在病变修复过程中,大量纤维组织增生和瘢痕形成可导致肠管变形和狭窄。

2. 增生型肠结核 病变多局限在回盲部,可有大量结核肉芽肿和纤维组织增生,使局部肠壁增厚、僵硬,亦可见瘤样肿块突入肠腔,上述病变可使肠腔变窄,引起梗阻。

3. 混合型肠结核 兼有这两种病变者并不少见,称混合型或溃疡增生型肠结核。

结肠镜可以对全结肠和回肠末段进行直接观察,因病变主要在回盲部,故常可发现病变,对诊断本病有重要价值。内镜下见病变肠黏膜充血、水肿,溃疡形成(常呈横形、边缘呈鼠咬状),大小及形态各异的炎症息肉,肠腔变窄等。镜下取活体组织送病理检查具有确诊价值。

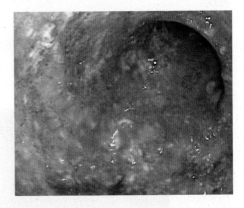

图 14-64 假膜性肠炎
早期黏膜充血、水肿、散在黏液附着及小圆溃疡形成

四、其他结肠黏膜病变

1. 假膜性结肠炎 假膜性肠炎(pseudomembranous colitis,PMC)结肠镜下主要表现为:在病变肠段黏膜可见由数毫米至数厘米不等的微隆起、表面附以黄白色假膜样病灶,病灶间黏膜正常或充血水肿,早期呈点状,病变进展时融合成不规则片状,严重时可出现剥脱性改变及渗血(图14-64~图14-68)。

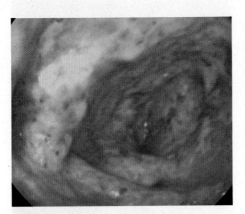

图 14-65 假膜性肠炎
黏膜充血、水肿、大量厚稠分泌物附着肠腔

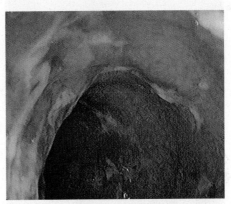

图 14-66 假膜性肠炎
黏膜充血水肿以薄白苔为主

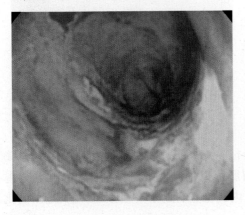

图 14-67 假膜性肠炎
白色假膜附着并肠出血

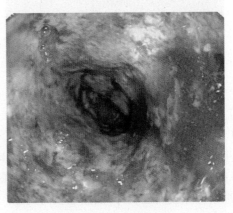

图 14-68 假膜性肠炎
黏膜充血、水肿、大量黏稠分泌物弥漫性附着

　　患者结肠受损表现分为:①轻度PMC,仅以黏膜充血、水肿为主,偶见零星假膜样病灶;②中度PMC,病变肠段黏膜可见散在的小圆形或卵圆形微隆起性病灶,表面覆以薄白苔样假膜,不易剔除,周边红晕,病灶间黏膜正常或充血;③重度PMC,表现为病变肠段黏膜充血、水肿,可见密集分布的地图样斑片状较厚假膜覆盖病灶,假膜甚至可融合成片,形成管型覆盖整个黏膜面,剔除覆盖的假膜后,可见下方肠黏膜糜烂、渗血及浅凹陷性溃疡;④暴发型患者则以肠黏膜广泛剥脱性改变伴有渗血为主要表现。

　　2. 过敏性嗜酸细胞性直肠结肠炎　　过敏性直肠结肠炎(allergic proctocolitis,AP)在结肠镜下的表现通常为:①多发性小结节;②灶性红斑;③糜烂;④出血斑。病变部位之间有完全正常的黏膜插入带。严重者表现为血管减少、多发浅表糜烂,甚至明显溃疡,表面渗出(图14-69~图14-72)。

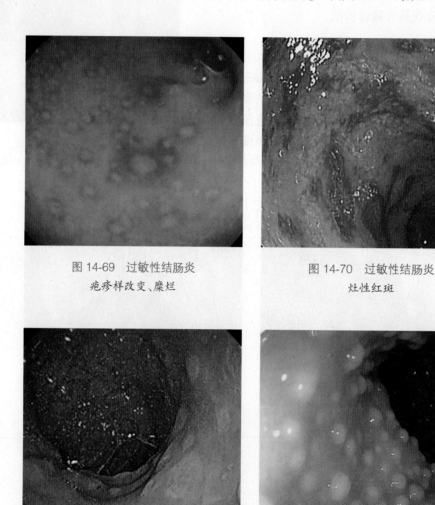

图 14-69　过敏性结肠炎
疱疹样改变、糜烂

图 14-70　过敏性结肠炎
灶性红斑

图 14-71　过敏性结肠炎
口疮样溃疡

图 14-72　嗜酸性细胞结肠炎
乙状结肠多发性小结节

　　3. 过敏性紫癜　　过敏性紫癜(Henoch-Schonlein purpura)为真皮血管炎,全身多个系统可累及,50%~75%的患儿有消化系统症状。紫癜部位在胃肠道以小肠上段常见,也可见于结肠、胃。结肠累及的过敏性紫癜除腹痛症状外,便血也较为明显。内镜检查有助于早期诊断,尤其是以消化系统为首发症状的患者。

　　结肠镜下过敏性紫癜的表现为点状出血、黏膜粗糙、出血斑、黏膜糜烂、溃疡(图14-73~图14-75)。

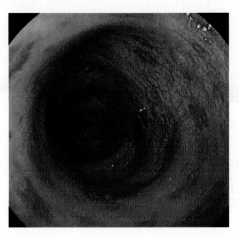

图 14-73　过敏性紫癜,肠黏膜上可见高出
黏膜面红斑

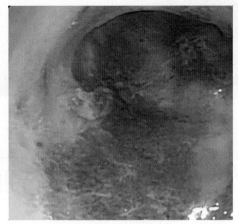

图 14-74　过敏性紫癜
结肠出血斑

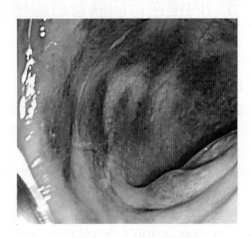

图 14-75　过敏性紫癜
结肠病变　　出血斑

(李小芹　陈　洁)

参考文献

1. 邹晓平,于成功,吴毓麟.消化内镜诊疗关键.南京:江苏科学技术出版社,2009.
2. 柏树令,应大君.系统解剖学.北京:人民卫生出版社.第 8 版.2013.
3. 陈洁,许春娣,黄志华,等.儿童胃肠肝胆胰疾病.北京:中国医药科技出版社,2006.
4. 黄晓磊,童美琴,陈洁,等.儿童结肠息肉内镜诊治及病理特点.中华医学杂志,2004,18:1560-1561.
5. 中华医学会儿科学会消化学组儿童炎症性肠病协作组.儿童炎症性肠病规范共识意见.中国实用儿科杂志,2010,25,263-265.
6. Waye JD,Aisenberg J,Rubin P.Practical colonoscopy.New York:Wiley-Blackwell,2013.
7. Levine A,Koletzko S,Tumer D,et al. ESPGHAN revised porto criteria for the diagnosis of inflammatory bowel disease in children and adolescents. JPGN,58:795-806.

第十五章

内镜逆行胆胰管造影

第一节　内镜逆行胆胰管造影检查法

一、概述

内镜逆行胆胰管造影（endoscopic retrograde cholangiopancreatography, ERCP），是在十二指肠镜直视下，经十二指肠主乳头或副乳头，逆行注入造影剂，经 X 线透视及摄影显示胆、胰管，是胰腺、胆道等疾病重要的诊断手段之一。因为 ERCP 检查可以同时进行一系列内镜下治疗，所以在成人中被大量应用。由于儿童的胰、胆系统疾病发病率相对较低，以及儿童外科医生和消化内科医生缺乏相关练习，因此，限制了 ERCP 在患儿中的应用。随着磁共振胆胰管造影（MR cholangiopancreatography, MRCP）在患儿中应用逐渐成熟，MRCP 可以替代部分 ERCP 检查用于诊断。因此，在诊断技术提高的背景下，儿童胰腺、胆道系统异常尤其是慢性胰腺炎的诊断水平明显提高。另外，儿童肥胖的发病率不断攀升，导致儿童胆石症的发病率不断增加，因此，对 ERCP 介入治疗（包括乳头括约肌切开、支架植入、鼻胆管引流等）的需求也不断增加。既往的研究已经证实，在熟练的内镜医生操作下，儿童 ERCP 是一项安全的介入手段，运用正确的设备和技术，可以降低 ERCP 相关并发症的风险。经过专业训练的护士、有经验的内镜医生和麻醉师的相互协作是成功、安全完成儿童 ERCP 的关键所在。

二、适应证与禁忌证

（一）适应证

1. 胆道适应证　胆道闭锁、胆总管囊肿、胆总管结石、胆道寄生虫、原发性硬化性胆管炎、胆道肿瘤、胆道出血、胆道手术前后评估、术后和损伤后胆漏或胆道狭窄的诊断和治疗。

2. 胰腺适应证　复发性胰腺炎、慢性胰腺炎、胰腺肿物、急性胆源性胰腺炎、乳头狭窄、Oddi 括约肌功能异常、胰胆管汇合异常、主胰管狭窄、胰腺分裂、胰腺结石、胰腺假性囊肿、十二指肠旁索带。

3. 其他　术后和损伤后怀疑胰漏、胆漏或胆道狭窄者，不明原因的上腹痛或梗阻性黄疸须除外胆道及胰腺疾病者，其他检查发现胆道或胰腺异常需明确诊断者，胆管及胰腺疾病须行内镜下治疗者。

（二）禁忌证

1. 上消化道严重狭窄或梗阻，十二指肠镜无法到达十二指肠乳头处。

2. 非胆源性急性胰腺炎。

3. 严重的胆道感染及胆道梗阻无引流条件。

4. 严重疾病导致重要器官如心、肺、肝、肾等衰竭。

5. 凝血功能障碍及出血性疾病。

6. 碘造影剂严重过敏。

三、术前准备

（一）术前检查

排除 ERCP 检查的禁忌证。术前检查包括内镜手术前常规检查（血尿粪常规、肝肾功能、凝血功能、血清淀粉酶、心电图），肝胆胰超声、MRCP 或胰腺 CT 评价胆道及胰管形态。

（二）器械准备

检查前须预先准备相关器械，包括十二指肠镜及相关配件；X 线透视及摄影设备；其他如心电监护仪、常规药物、急救药物、造影剂等。所有配件均应按要求进行严格消毒。

1. 十二指肠镜及相关配件　目前可售的儿童十二指肠镜内镜插入管直径为 7.5~13.1mm，相应的活检通道直径为 2.0~4.8mm。最小的十二指肠镜直径仅 7.5mm，有一个直径 2mm 的活检通道。这种装置可用于体重小于 10kg 的新生儿和婴儿，或小于 1.5 岁的婴幼儿。较大年龄的儿童可用标准成人诊断用十二指肠镜。也有一些学者主张将成人治疗用 11mm 宽十二指肠镜用于 7 岁以上儿童或体重大于 10~15kg 的儿童。

配件的选择取决于实际情况，如十二指肠乳头的大小，胆管和胰管的直径，内镜操作者的熟练程度等。

ERCP 检查所需特殊配件如下。

(1) 各种型号的导管

(2) 不同类型和大小的导丝：直的、J 形的；软的、硬的等

(3) 十二指肠乳头切开器

(4) 球囊扩张器

(5) 结石抽取球囊

(6) 结石回收篮

(7) 鼻胆管和鼻胰管

(8) 胆管和胰管支架

内镜通用配件包括：高分辨率的监视器、异物钳、透热圈套器、注射针、止血金属夹等（具体可见"第一篇　第七章　消化内镜辅助器械"）。

2. X 线透视及摄影设备　ERCP 是内镜和放射技术的结合，需要一台合适的 X 线透视及摄影设备，检查床可向两个方向移动，并能抬高或降低床头。医护人员应穿必要的防护铅衣、手套及围脖。摄影时使用最低限度的 X 线（图 15-1）。

3. 其他　造影剂为无菌水溶性碘溶液，有多种选择，通常稀释于盐水，常用 60% 泛影葡胺。非离子性造影剂更为理想。

常用药物有哌替啶、咪达唑仑、芬太尼、丙泊酚、山莨菪碱等。急救药物有肾上腺素、阿托品、碳酸氢钠等。（详见"第六章　消化内镜检查的麻醉与监护"）

心电监护仪可监测儿童血氧饱和度、心率、呼吸、血压等，能及时发现麻醉意外、窒息、心跳和呼吸骤停等。

超声内镜可用于儿童的一些特殊情况的检查，如胰腺囊肿。

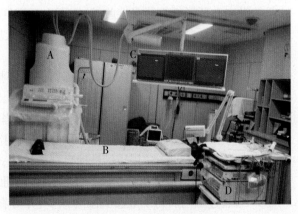

图 15-1　ERCP 室内布置

A. X 线透视设备；B. 患者检查床；C. 显示装置；D. 内镜系统

(三)患者准备

1. 了解患儿的现病史、手术史、药物过敏史,全面了解患儿的一般情况及前述各项重要的实验室检查。

2. 向患儿监护人说明本次操作的目的及必要性,以及操作前后的注意事项,操作中及操作后可能出现的并发症及处理措施,安抚患儿,消除其恐惧心理以取得配合,取得患儿法定监护人同意,并签署手术知情同意书。

3. 使用碘离子造影剂,事先要做碘过敏试验。

4. 术前至少禁食 8 个小时,禁水 4 个小时。

5. 若患儿长期口服非甾体类消炎药或其他抗凝药物,需停药 1 周以上。

6. 患者穿着要适合 X 线摄片要求,不要穿得过多、过厚,去除金属物品或其他影响摄影的衣物。用专用的铅皮遮护生殖器。

7. 建立静脉通道。

8. 术前咽部麻醉与普通上消化道内镜检查相同。

9. 儿童一般选择全身麻醉。儿童(除青少年外)必须进行气管插管全身麻醉,以防止压迫气道。

10. 吸氧,血氧饱和度监测,心电及血压监护。

四、操作步骤

(一)体位

患者取俯卧位(图 15-2),可减少患者痛苦。也可以取左侧卧位,左上肢放在背后,左下肢伸直,右下肢屈曲。该体位如进入十二指肠乳头有困难,再改俯卧位。

(二)进镜

1. 由于十二指肠镜为侧视镜,操作较普通前视胃镜困难。须特别小心防止损伤颈部食管和梨状隐窝穿孔。插入口腔后,沿着舌中线到咽部,U/D 旋钮逆时针旋转使内镜顶端向下(舌方向)弯曲。继续插入的同时逐渐将内镜顶端向上(咽后壁方向)弯曲,插入食管。

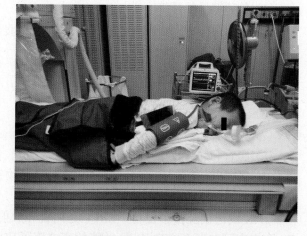

图 15-2 患儿以俯卧位进行检查

2. 当插入食管时,阻力会下降,并能看见有清晰血管像的滑动的食管黏膜。因为颈部食管横纹肌的纵向和环形纤维紧张性收缩,需要少量充气使内镜顶端与食管壁保持安全的距离,避免擦伤颈部食管。轻微顺时针旋转内镜可使其较容易进入胸腔入口。十二指肠镜不适合仔细检查食管,因为容易造成黏膜撕裂伤。

3. 进入胃后,透镜与胃黏膜在上部胃体紧密接触时,血管像消失并再次感觉到阻力。为获得正确的方向,要将内镜拉回一点,并逆时针旋转镜身,同时使内镜顶端转向左侧。当看到胃体全景时,继续插入十二指肠镜,同时顺时针方向旋转镜身。当到达胃体和胃窦交界处时,胃腔可能会消失。将内镜末端提升和(或)轻轻拉回,就可以再次看到胃腔。纵向幽门前皱襞是又一个较好定位的部位。向前推进内镜,使其接近幽门,并尽量抽吸胃内气体,待幽门开放时,调整内镜向上,在视野中观察到 2/3 幽门口的状态下,内镜即可通过幽门,进入十二指肠壶腹。

4. 当通过幽门后将明显感到阻力减少,并可看到黏膜从平滑变成绒毛状。通过向上偏转内镜末端,顺时针旋转 60°~90°,并向前推送内镜,就可以到达十二指肠降部。另一种更好的套管插入术是将内镜顺时针旋转的同时往回拉。但是,后一种方法较难应用于婴儿,因为存在以下限制:胃和十二指肠过度胀气;十二指肠镜遮盖了正常的总胆管(造成梗阻的假象);较难控制内镜末端和套管或治疗用配件的位置。

5. 到达十二指肠降部后,将内镜向上钩住并将镜身顺时针旋转,将胃内弯曲的内镜向外拉出、拉直。然后在十二指肠降部寻找纵行皱襞,沿纵行皱襞寻找主乳头,乳头形态大多呈乳头型(图15-3),其次为半球型及扁平型,少数可有特殊变异。

在乳头上方有纵行的口侧隆起,其表面有数条环形皱襞横跨而过,紧靠乳头上方的环形皱襞,称缠头皱襞,乳头与口侧隆起总称十二指肠乳头部,在乳头肛侧有1~3条略呈八字形走向的皱襞,称小带,这些纵行走向的皱襞统称十二指肠纵皱襞,是寻找乳头的重要标志。

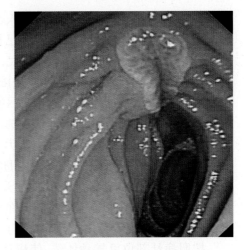

图15-3　十二指肠主乳头:乳头型乳头,颗粒型开口

摆正乳头后辨清开口,乳头开口形态一般分为五型。①绒毛型:与乳头外观一致,由较粗的绒毛组成,开口不明显;②颗粒型(图15-3):开口部绒毛粗大,活动较频繁,常有色调改变;③裂口型:开口呈裂口状;④纵口型:开口呈纵线状裂形开口,有时呈条沟样;⑤单孔型:开口部呈小孔状,硬而固定。

6. 造影插管法　插管前应先以造影剂排净导管内的气体,勿将气体注入胰、胆管,以免影响诊断。十二指肠液中的泡沫过多,可经活检管道注入聚二甲基硅氧烷或西甲硅油。主乳头开口多在乳头中心部,盲目多次乱插会造成乳头括约肌痉挛,故应瞄准乳头开口再插管。帽状皱襞遮盖乳头开口时,宜用造影管掀起看清开口后再插管。乳头括约肌强痉挛可追加静脉注射丁溴东莨菪碱。插管时应根据胰、胆管解剖的走行"轨道",力求深插管,避免导管在胰、胆共同管道内注入造影剂,导致胆、胰管共同显影,这样会因注入造影剂不够或造影剂溢出过多及黏膜内注入造影剂而影响诊断。

(1) 选择性胰管造影:主乳头置于内镜视野正面,垂直插入导管。显影困难时,再将导管插入方向转向1~2点处。亦可在腹部轻轻加压。如仍无法显示胰管可稍拔镜,向4~5点处试插。

(2) 选择性胆道造影:主乳头处于内镜视野稍向上仰部,11点处从下方向上斜行插管。为了向上插入,可用抬举器抬起导管。乳头胆道走向偏左时,可在9点处插管。

(3) 副乳头插管造影法:若经主乳头开口插管有困难,而胰管造影又有极强适应证,如怀疑胰腺分裂症,可考虑副乳头插管造影。采用推进式插镜法,使十二指肠黏膜皱襞变平,副乳头充分露出在视野正中。采用前端细形造影导管(针形)。

(4) 选择性插管造影困难时的方法如下。

1) 用拉式切开刀插管,通过拉紧刀弓改变角度,争取插管成功。

2) 若乳头开口及管道狭小,可在导丝配合下插管。

3) 若开口较小或管道狭小,可应用细尖状导管插管,但容易插入黏膜下致组织显影,从而影响诊断及治疗。

4) 若插管十分困难,又有ERCP极强适应证时,可用针状刀进行预切开,但并发症发生率较高,应由有经验的医生操作。

5) 如果乳头部有病变,其正常结构已破坏,插管时应选乳头隆起及胆汁溢出处有目的插管,应先造影再取活检,防止出血影响插管视野。

6) 胆道插入困难时,应仔细辨认胰管、胆管是否分别开口,一般在近口侧为胆管开口。选择前端可旋转的导管,或以导丝试插。总是胰管显影,而不能进入胆道者,可先在乳头开口处插入1mm,然后旋钮向上,此时可能视野变红,再试透视下插管。先在胰管内插入导丝留置,然后再插导丝入胆管,再经导丝引导下插入导管。

7）造影和摄片：插管成功后，注入造影剂前，最好先摄腹部平片作为对照，排除伪影。注入已稀释造影剂，推注速度以 0.2~0.6 ml/s 为宜，压力不宜过大，以免胰管分支过度充盈引起腺泡显影或注入量太大、太浓而遮盖病变（结石）（图 15-4、图 15-5）。造影剂用量视造影目的而定。若发现有胆管梗阻性病变，在注入造影剂前应先抽出胆汁，再注入等量造影剂，以免因注入量大，致胆管内压力过高，引起败血症。

在胰管无梗阻情况下，造影剂在胰管通常 1~2 分钟排空，故胰尾部充盈后应立即摄片，尽量避开内镜遮挡胰胆管及其病灶，造影剂在胆道滞留时间比在胰管内长，因而有较充裕的时间供透视和摄片（图 15-6、图 15-7）。

按照病灶部位可转动体位，使病灶显示清楚再进行摄片。为了使肝内胆管显示清楚，可采取头低脚高位，右侧肝内胆管充盈欠佳时亦可改为仰卧位，头高脚低位则更有利于显示胆总管下端及胆囊。对胆囊部位加压，能显示胆囊小结石。

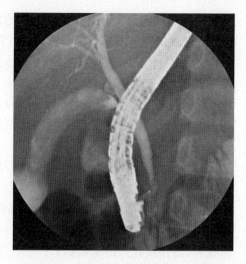

图 15-4　胆管造影（胆管炎性狭窄）
注入 30% 优维显 10ml，胆管显影，透视下胆总管下段呈渐进性狭窄，范围约 0.5cm，以上段胆管未见明显扩张，肝内胆管未见明显扩张

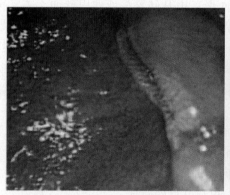 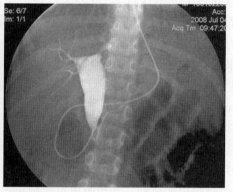

图 15-5　胆管造影（肝外胆管囊状扩张）
乳头型乳头，颗粒型开口，注入造影剂 20ml，胆管显影，透视下胆总管末端狭窄，范围约 1cm，肝外胆管及左右肝管起始端囊状扩张，最粗直径约 2.5cm，内未见充盈缺损影，肝内胆管未见扩张，胆囊未显影

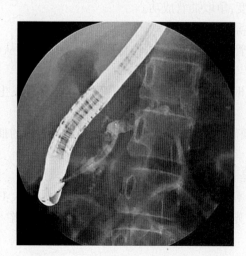

图 15-6　胰管造影（慢性胰腺炎、胰管结石）
注入 30% 优维显 10ml，胰管显影，透视下主胰管明显扩张，内可见多发充盈缺损影，分支胰管稀少

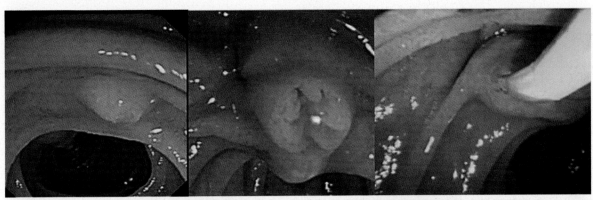

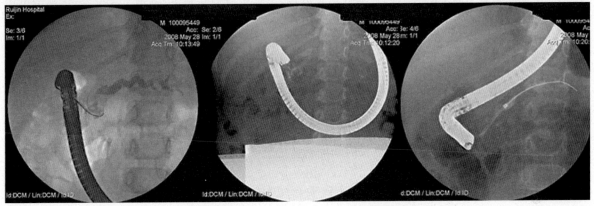

图 15-7　胰管造影(慢性胰腺炎、胰腺分裂)

经副乳头插管,注入 30% 优维显 5ml,主胰管显影,透视下胰头段胰管可见充盈缺损影,大小约 1.8cm,以后段胰管明显扩张;主乳头呈乳头型乳头,颗粒型开口,经主乳头插管,注入造影剂,部分胰管分支显影,与主胰管相互不交通

五、注意事项

1. 严格掌握 ERCP 适应证与禁忌证。

2. ERCP 目的为胆、胰管显影检查及相关内镜下治疗,上消化道检查不是主要目的,因此,十二指肠镜应快捷地通过胃进入十二指肠到达降部,找到乳头插管造影,否则会降低 ERCP 的成功率。

3. 造影时插管要有一定深度,尽量遵循胰、胆管走行方向,进行选择性造影。

4. 胆道有梗阻,又不具备胆管引流条件时,避免向胆管内注入较多造影剂,以免增加胆管感染的概率。

5. 为不遮盖胆、胰管病变,应准备不同浓度的造影剂,边注入边透视,适时摄片,并不断变换体位,选择最佳位置。

6. 插管过程中,避免操作粗暴及少用尖头造影导管,以免将造影剂注入黏膜下,导致乳头水肿,影响进一步检查及治疗。

7. 整个操作过程中,应注意患者的反应,并监测血氧饱和度、心率、血压等生命体征。

六、术后处理

1. 等待麻醉完全清醒。

2. 卧床保持安静,禁食,维持静脉滴注。禁食期间注意保证必须的水、电解质及热量供应。目前国际上对术后是否预防性应用生长抑素或其类似物抑制胰酶分泌尚无共识。

3. 为预防感染,造影后应常规使用广谱抗生素 2 天。

4. 术后 3 个小时急查血淀粉酶。次日晨复查血淀粉酶、血脂肪酶及血电解质。有升高者继续复查,直至恢复正常。

5. 如血淀粉酶不超过正常值 2 倍,且无腹痛,可开始进水,如无问题则次日可进食米汤,并逐步过渡至低脂饮食。

6. 淀粉酶若超过正常值 2~3 倍以上,且持续腹痛,应疑为术后急性胰腺炎,需继续禁食,急查腹部 CT,并加强抗感染治疗,给予生长抑素或其类似物抑制胰酶分泌。

7. 注意观察患者有无腹痛恶心、呕吐、体温升高、黄疸加深及腹膜刺激征等异常情况。

七、并发症及其处理

成人 ERCP 相关的并发症常与其相应的治疗措施有关,发生率 1%~13%,儿童 ERCP 相关的并发症发生率通常低于 5%。

1. 急性胰腺炎　是 ERCP 术后最常见的并发症,通常为轻型胰腺炎,病程 1~2 天,极少数可发生重症胰腺炎。孤立性高淀粉酶血症而无症状的儿童不能诊断为胰腺炎。

防治措施如下。

(1) 十二指肠镜及造影管充分消毒。

(2) 确认乳头开口再插管,避免盲目反复插管刺激乳头造成水肿。

(3) 造影管事先充满造影剂,防止气泡注入胰管。

(4) Oddi 括约肌切开术后放置鼻胰引流管或胰管支架。

(5) 插管或显影困难时,避免反复长时间插管造成乳头水肿、痉挛,尽早改为 MRCP 或螺旋 CT 检查,或间隔 2 天后再进行 ERCP 检查。

(6) 若术后淀粉酶超过正常值 2~3 倍以上,且持续腹痛,应继续禁食,急查腹部 CT,加强抗感染治疗,并给予生长抑素或其类似物抑制胰酶分泌。必要时,按重症胰腺炎处理。

2. 胆道感染　成人的发生率为 0.33%~1.5%,表现为发热、腹痛、黄疸或黄疸加深,右上腹压痛,甚至可发生中毒性休克及败血症。

防治措施如下。

(1) 十二指肠镜及造影管充分消毒,造影管应事先充满造影剂。

(2) 胆道狭窄、总胆管结石、乳头部狭窄时,术后一定要进行经内镜鼻胆管引流术(endoscopic nasobiliary drainage,ENBD)。

(3) 一旦发生感染症状,应尽早进行 ENBD 或经皮肝穿刺胆管引流(percutaneous transhepatic biliary drainage,PTBD),并加强抗感染治疗,取引流液细菌培养,以指导后续抗生素选择。

3. 出血　诊断性 ERCP 中出血的发生率较低,见于患儿胃肠反应过大,剧烈恶心、呕吐而致的贲门黏膜撕裂;也可见于乳头括约肌切开术后;或因手术应激致上消化道应激性溃疡。经内科治疗或急诊内镜治疗(局部注射 1∶10000 肾上腺素、钛夹等)多可痊愈。消化道出血不易估计出血量,故应及时处理,避免低估病情的严重性。

4. 穿孔　有少数个案报道,儿童十二指肠乳头括约肌切开后发生腹膜后穿孔。一旦发生应采取外科手术处理。

5. 其他　药物反应、心跳及呼吸骤停、插管过程致出血或穿孔等常规内镜检查并发症。应严格按照内镜操作规范进行,内镜操作者需与麻醉师、内镜专科护士互相协作,避免并及时有效处理相关并发症。

第二节　胆胰管的局部解剖和正常镜像

一、胰腺解剖

胰腺是一个后腹膜器官,位于左上腹部及左季肋区,网膜囊的后方,横跨第 1、2 腰椎前方。除胰尾外,均属腹膜外位。其右侧端偏低,被十二指肠环绕,左侧端较高,靠近脾门。胰腺分为头部、钩突部、颈部、体部和尾部,其中钩突部是胰腺头部向下延伸的一部分,伸向左侧至腹主动脉与肠系膜上血管之间(图15-8)。在胰腺发生过程中,可发生多种变异,最常见的为胰腺分裂(图15-9)和环状胰腺。

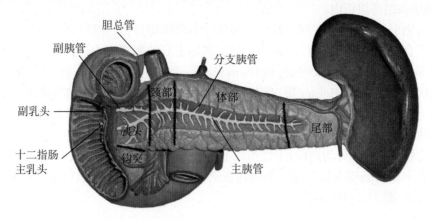

图 15-8　胰腺解剖示意图

胰管解剖上位于胰实质内,接近胰的后面,主胰管(wirsung 管)从胰尾部至胰头部贯穿整个胰腺,收集胰腺小叶的多数导管,其管径自尾向头部逐渐变粗。胰头区主胰管走行变化很大,可呈弯曲状、突然成角或折曲成袢,这与胚胎发育时此处有转位融合有关。主胰管在十二指肠降部的后内侧壁内与胆管汇合后开口于十二指肠主乳头,有时亦有主胰管和胆总管分别开口于十二指肠壁。副胰管(santorini 管)在胰头的上部,主胰管的上方,胆总管的前面,主要引流胰头的胰液。它一般由主胰管分出,呈弓状弯曲走行,开口于十二指肠乳头右上方约2cm 的副乳头。

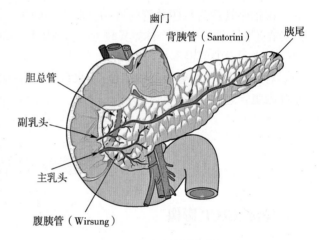

图 15-9　胰腺分裂示意图

正常主胰管显示为一条自开口到胰尾部逐渐变细、轮廓光滑的管道。有两个生理狭窄区,一个在头、体交界(主、副胰管交汇)处;另一个在胰体的中 1/3,为肠系膜上动脉经过处。正常胰管系统由 15~30 个口径相近的小分支组成。从主胰管向外伸展,逐渐变细。主胰管的主要分支有头上支、头下支(即钩突支)、体上支、体下支、尾上支和尾下支,分支以后的胰管称微细胰管。

二、ERCP中正常胰管像

主胰管走向主要有四种类型:上行型(向左上倾斜,最多见)、水平型、乙字型、下行型(最少见),另外,还有 M 型的混合型。主胰管的直径大小差异较大,与注射造影剂的剂量(充盈程度)、年龄及性别有关。一般微细胰管显影者的主胰管要比单纯主胰管显影者大,男性比女性大。

副胰管可有多种变异,如末端为盲端、缺如、与主胰管不沟通等。其走向可分为三型:①Ⅰ型:副胰管与主胰管几乎呈直线走向。②Ⅱ型:环绕主胰管。③Ⅲ型:主胰管呈直线走向,副胰管类似其分支。约 1/3 的人造影后可得到副胰管像。某些有变异者,副胰管径可大于主胰管径。

三、胆道解剖

胆管起于肝内毛细胆管,止于肝胰壶腹,分为肝外和肝内两部分。肝内胆管包括左右肝管(一级分支)、肝叶/段肝管分支(二级分支)及区域肝胆管分支(三级分支)。肝外部分包括肝总管、胆囊、胆囊管、胆总管、壶腹部。

肝内胆管起于肝内毛细胆管,逐渐汇合成区域、肝段及左右肝管。肝内胆管与门静脉、肝动脉走向一致,三者包绕在结缔组织内。

左右肝管分别引流左半肝及右前、右后和尾状叶右段的胆汁,并在肝门处横沟内汇合成肝总管,下行与胆囊管汇合成胆总管。胆囊体部呈漏斗状,紧贴于肝的胆囊窝内,与横结肠毗邻,在近肝门处变细成胆囊颈部,在颈部有一囊状突起,称 Hartmann 袋,易发生结石嵌顿。胆囊管是颈部的延伸,内有 5~7 个螺旋状黏膜皱襞,即 Heister 瓣,有节制胆汁出入的作用,也易发生结石嵌顿。

肝总管和胆囊管汇合后形成胆总管,位于肝十二指肠韧带内,在肝动脉右侧、门静脉前方,并在十二指肠降部的后方穿过胰腺,斜行穿过十二指肠壁与主胰管汇合,开口于十二指肠降段中部后内侧的主乳头。胆总管在解剖上分为四段:十二指肠上段、十二指肠后段、胰腺段、肠壁内段。胆总管末端与主胰管末端在十二指肠壁内汇合成一个共同通道并扩大成肝胰壶腹,出口处有 Oddi 括约肌围绕,出口周围黏膜隆起,即十二指肠主乳头。

四、ERCP 正常胆管显像

正常胆管像为从胆总管的远端至肝内小胆管呈越分越细的柔和、自然的树枝状影像。胆管各段内径在不同年龄段间的个体差异较大,也可因注入造影剂的量和压力不同而异,另外,ERCP 插管时和拔管后所测量的值也不相同。

对肝叶、段性胆管病变的定位,应采取正位和侧位摄片对照观察。在侧位片上,右肝内胆管位于左肝内胆管之后。

第三节　胆胰管常见病变的 ERCP 诊断

异常 ERCP 影像

(一) 异常胰管影像

急性复发性胰腺炎和慢性胰腺炎是儿童 ERCP 最主要的胰腺指征。ERCP 可用于诊断和治疗以下儿童疾病。①诊断用ERCP:如复发性胰腺炎、慢性胰腺炎、胰腺肿块。②治疗用 ERCP:急性胆源性胰腺炎、乳头狭窄、主胰管狭窄、胰腺分裂、Pancreatolitiasis、胰腺假性囊肿、十二指肠旁系带等。

1. 胰腺分裂症(pancreas divisum,PD)　正常情况下主副胰管虽开口于主、副乳头,但副胰管仅引流头部背侧胰液,主、副胰管汇合后,开口于主乳头。本病是胰腺在发育过程中主、副胰管未融合的一种先天性发育不全,即主胰管与副胰管分离,主胰管(背侧胰管)不开口于主乳头,而开口于副乳头(图 15-9、图 15-10)。当副乳头开口处有狭窄引流不畅时,可出现胰腺炎症状。ERCP 表现主要有:①从主乳头插管造影,腹侧胰管短小,末端可呈细树枝状或马尾样。②从副乳头插管造影,背侧胰管可延伸至胰尾部,近副乳头开口处可有狭窄,其远侧可有扩张甚至呈囊状。③背腹胰管间无交通支吻合。内镜下可见副乳头膨大及开口明显。

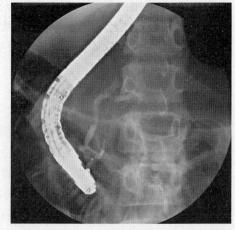

图 15-10　胰腺分裂症

胰头段腹侧胰管及分支胰管及背侧胰管显影,背侧胰管轻度扩张,经副乳头注入造影剂约 5ml,透视下背侧胰管显影,考虑胰腺不完全分裂

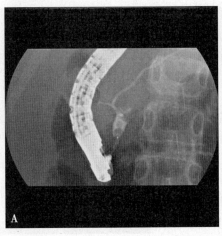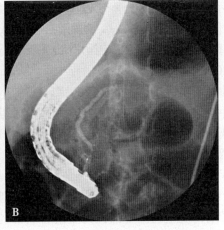

图 15-11　胰胆管汇流异常

A. 胆胰管显影,透视下胆总管下段可见多发充盈缺损影,最大范围约 0.6cm。此上段的胆管轻度扩张,肝内胆管轻度扩张,胆囊未显影,主胰管未见明显扩张及狭窄,胰管汇合于胆总管(P-B);B. 主胰管起始段呈囊状扩张,腔内见充盈缺损,此后段的胰管稍扩张,未见明确狭窄及充盈缺损,胆管汇入囊状扩张的主胰管(B-P 型)

2. **胰胆管汇流异常**　胰胆管汇流异常(图 15-11)是指胰胆管共同通道在十二指肠壁外汇合,即胰管与胆管汇合在未达乳头括约肌前,致胰胆共同通道过长,使胰胆管下端失去了括约肌的控制,导致胆汁和胰液的相互反流,继发胆道及胰腺的一系列病理状态。ERCP 表现为乳头括约肌未及汇合部。当括约肌判断困难时,可根据以下情况判断:过长的胰胆管汇合管;汇合管形态异常,如胆总管末端与腹侧胰管汇合。

常有三种类型:B-P 型(胆管汇流于胰管)、P-B 型(胰管汇流于胆管)及复杂型。

3. **急性胰腺炎**　急性胰腺炎发作期不是 ERCP 的适应证,仅被推荐用于胆源性胰腺炎、并发胆总管囊肿或十二指肠主乳头附近胆总管梗阻继发急性胆管炎时,或特发性胰腺炎及复发性胰腺炎的缓解期或恢复期,可进行 ERCP 检查寻找病因,并进行内镜治疗。急性水肿性胰腺炎时,胰管显影基本正常。重症胰腺炎时,可见造影剂溢出胰管外,似腺泡显影。强烈推荐胆总管结石病导致的急性重症胰腺炎在起病 72 个小时内通过 ERCP 进行胆道括约肌切开术。

4. **慢性胰腺炎**　目前慢性胰腺炎的诊断标准为:典型的症状(腹痛)并发以下任一发现。①ERCP 发现胰管改变(图 15-12);②影像学检查发现胰腺钙化(包括胰管结石);③若进行活检,则组织学出现慢性胰腺炎的变化。因此,ERCP 对慢性胰腺炎的诊断具有非常大的价值。根据胰管的影像改变,慢性胰腺炎可分为 5 型。

Ⅰ型:又称轻型,主胰管正常或稍不规则,或分支呈棒状扩张。

Ⅱ型:局灶性胰腺炎,可发生于头、体、尾部,伴有一支或数支扩张的微小囊肿形成。

Ⅲ型:广泛性胰腺炎,表现为主胰管不规则狭窄。

Ⅳ型:节段性梗阻性胰腺炎,头部胰管狭窄,近端胰管均匀性扩张。

Ⅴ型:头部主胰管完全性梗阻,近端胰管不显影。

胰部的胆管亦可为向心性狭窄,边缘光滑对称,其上方胆管扩张呈屈膝样改变。有些胆道疾病,如胆道感染、胆道结石,与慢性胰腺炎的发病有关,故对慢性胰腺炎造影时应

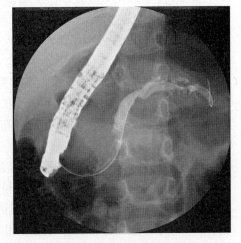

图 15-12　慢性胰腺炎表现

主胰管呈节段性狭窄及扩张,内可见多发充盈缺损影,提示胰管结石

尽量同时显示胆管系统,以了解有无胆管系统的异常病变。

5. 胰腺假性囊肿(图 15-13) 胰腺囊肿按其内层有无上皮覆盖分为真性与假性,按其病因可分为先天性、潴留性和肿瘤性。ERCP 的特征如下。

(1) 囊肿与主胰管相通,可见囊肿显影。

(2) 囊肿与主胰管不相通,但囊肿压迫主胰管偏位。

(3) 主胰管闭塞或胰野缺损,缺损部主胰管和边缘分支呈光滑弧状受压。

(4) 胰管分支呈小囊状扩张。

6. 胰管结石(图 15-12) 胰管结石是慢性胰腺炎的常见特征,胰管结石发生的主要部位为主胰管头部,其次为体部,但也可发生于细小分支内,主胰管尾部及副胰管较少见。结石可单发或多发,形状多为圆形或卵圆形,少数为长条形。ERCP 是胰管结石最准确的诊断方法,不仅可了解结石的部位、大小、数目,还可了解胰管阻塞及扩张情况。胰管结石ERCP 的主要征象为胰管内充盈缺损(透亮区)、近端胰管及分支不同程度地扩张,严重者可有扭曲。发生结石嵌顿者,近端胰管不显影。

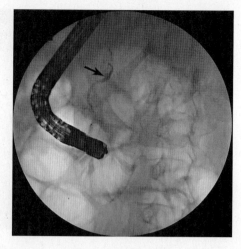

图 15-13 胰腺假性囊肿

胰管显影,透视下胰头段主胰管未见明显扩张,造影剂流入囊腔(箭头处)

(二) 异常胆道系统影像

1. 先天性胆管囊肿 先天性胆管囊肿(congenital choledochal cysts,CCC)又名先天性胆管囊状扩张症(congenital cystic dilatation of the bile duct),属于先天性疾病,由胚胎时期胆管上皮细胞发育异常,部分上皮增生活跃及胰胆管连接部的异常引起。胆总管囊肿通常在婴幼儿时期被发现。常见临床表现为:腹痛、间歇性黄疸、腹部包块和反复发作的急性胰腺炎。相关的并发症包括胆总管结石症、胆石症、胆汁性肝硬化、肝内脓肿和胆道肿瘤。Todani 根据受累胆道的节段和形状,将胆总管囊肿分为五类。

Ⅰ型(最常见,占 80%~90%)

Ⅰ$_A$:胆总管囊状扩张。

Ⅰ$_B$:胆总管节段性扩张(常见于远侧部),囊肿和胆囊管间的胆道正常。

Ⅰ$_C$:胆总管梭形扩张。

Ⅱ型(约占 2%):胆总管憩室,即胆总管壁上孤立的膨出。

Ⅲ型(占 1.5%~5%):胆总管末端囊肿,膨出与十二指肠内,十二指肠主乳头膨大。

Ⅳ$_A$型:肝内和肝外胆管多发扩张。

Ⅳ$_B$型:肝外胆管多发扩张。

Ⅴ型:Caroli 病,肝内胆管单发或多发囊状小扩张。

胆总管囊肿的 ERCP 特征为:囊性扩张呈椭圆形或球形,轮廓光滑,与胆管相通并沿胆管走行分布,扩张部位可累及肝总管、肝内胆管及胆囊管,扩张的部位一般在胆总管中上段,其下段多并发狭窄、畸形、屈曲及胰胆管合流异常(图 15-14)。

胆总管囊肿的根治性治疗依赖外科 Roux-en-Y 胆总管-空肠吻合术。ERCP 对确定胰胆管连接的解剖结构有诊断价值,可帮助外科医生评估胆总管囊肿切除术的远端水平,以避免胆总管囊肿远端残留的术后并发症。对于并发胆总管结石和胆源性胰腺炎的儿童,可以在根治手术前,通过 ERCP进行乳头切开术和放置胆道支架。

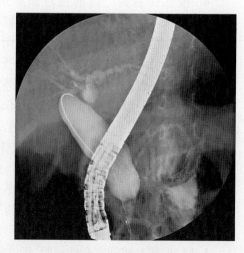

图 15-14 胆总管囊肿

胆总管及肝外胆管呈囊状扩张,肝外胆管内见 8mm 的充盈缺损,肝内胆管轻度扩张,囊状扩张不明显

2. 胆道系统结石 结石是临床上最常见的胆道疾病,除胆囊结石外,ERCP是诊断胆系结石最准确的方法,可以判断结石的部位、大小、数目、形状、质地、活动度,判断是否伴胆管梗阻及需要引流,了解是否伴胰腺疾病,并能帮助与其他胆道梗阻性疾病相鉴别,并制定治疗方案,部分病例还可进行内镜介入治疗。

胆系结石的ERCP特征为:结石部位的造影剂充盈缺损,在X线下可见透亮区。需与气泡阴影相鉴别,气泡一般呈圆形,可分离及融合,大小不一,位置及大小可变化。

胆囊结石(图15-15):显示胆囊充盈后结石所致的透亮区。若胆囊颈或胆囊管有结石嵌顿,胆囊可不显影。若胆囊不显影,则其对胆囊部病变的诊断价值不大。

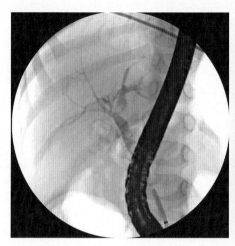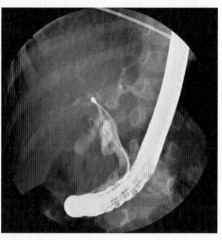

图 15-15 胆囊结石和胆管结石

肝外胆管轻度扩张,内可见一枚类圆形充盈缺损影,直径约0.6cm,肝内胆管轻度扩张,内未见明确充盈缺损影,胆囊显影,内可见充盈缺损影

胆管结石(图15-15):胆管充盈后,单个孤立形结石多呈圆形或类圆形,透亮区的周围有造影剂包绕,边缘光滑,位置不变,胆管壁完整。若结石位于胆总管下端,则呈杯口状充盈缺损。结石较大或较多时,多为多边形或不规则形。结石部位以上胆管常伴有不同程度的扩张。

3. 原发性硬化性胆管炎 原发性硬化性胆管炎(primary sclerosing cholangitis,PSC)是一种慢性进展性肝病,常伴随炎症性肠病,以肝内和肝外胆管进行性非特异性炎症和纤维化、闭塞为特征。

疑似PSC的儿童,当MRCP结果不确定时,推荐进行ERCP检查。根据ERCP所见和病变累及部位,可将PSC分为肝外型、肝内型及弥漫型。

肝外型:病变累及肝外胆管,造影可见病变处管腔狭窄、僵硬,当胆管狭窄段与正常管径或扩张段交织在一起时,表现为胆管的串珠状改变。

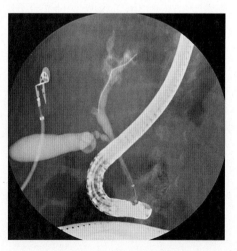

图 15-16 原发性硬化性胆管炎

患儿,10岁,女,因"进行性皮肤黄染5个月伴肝大"入院。ERCP提示胆总管较肝总管细,右肝管一级分支截断,左肝管一级分支狭窄,左肝的肝内胆管有多发节段性狭窄并充盈缺损,结合临床考虑自身免疫性胆管炎

肝内型:病变累及肝内胆管的全部或大部分,造影可见病变部位分支稀疏而纤细,边缘僵硬,无弹性,呈"枯树枝状"改变。肝外胆管的形态大多正常,管腔多较细,但弹性尚好。

弥漫型:病变波及整个或大部分胆道系统,同时存在肝内型、肝外型改变(图15-16)。

(许春娣 余熠 肖园)

参考文献

1. 中华医学会.临床技术操作规范(消化内镜学分册).北京:人民军医出版社,2012:58-62.
2. 于中麟.消化内镜诊断金标准与操作手册.北京:人民军医出版社,2009:45-49.
3. George G,Mike T. Practical pediatric gastrointestinal endoscopy. Chichester,UK: John Wiley & Sons,Ltd.2nd ed. 2012:188-202.
4. 宛新建,胡冰,刘枫,译.高级消化内镜.上海:上海科学技术出版社,2010:44-49.
5. 李兆申,许国铭.ERCP基本技术与临床应用.山东:山东科学技术出版社,2001:37-60.

第十六章
超声内镜检查法

一、概述

内镜超声检查术（endoscopic ultrasonography，EUS）是将微型高频超声探头安置在内镜顶端，当内镜插入体腔后，通过内镜直接观察腔内的形态，同时又可进行实时超声扫描，以获得管道层次的组织学特征及周围邻近脏器的超声图像，从而进一步提高内镜和超声的诊断水平。1980 年美国的 Di Magno 首次将电子线阵消化道超声内镜进行动物实验并获得成功，同年，日本 Aloka 与 Olympus 公司合作研制了机械环扫式超声内镜。随着我国科技的发展，超声内镜已进入普及阶段。实践证明，EUS 的应用提高了消化病的诊治水平，开创了某些消化系统疾病新的治疗方法。目前，虽然没有专门用于儿童的超声内镜设备，但有文献报道，现有的设备可用于 3 岁以上的儿童，对于婴幼儿，则可在普通内镜孔道内插入超声微探头进行检查。

二、适应证与禁忌证

1. 适应证
(1) 胰腺占位性病变、囊性病变。
(2) 慢性胰腺炎。
(3) 胆道疾病。
(4) 纵隔肿块。
(5) 黏膜下隆起性病变的诊断与鉴别诊断。
(6) 胃腔内的静脉曲张、静脉瘤的评价。
(7) 胃肠道可疑溃疡的良、恶性鉴别。
(8) 判断腔外压迫的起源和性质。
2. 禁忌证
(1) 严重心肺疾病。
(2) 已知或怀疑脏器穿孔。
(3) 腐蚀性食管炎的急性期。
(4) 食管重度狭窄畸形。
(5) 严重的食管静脉曲张。
(6) 巨大食管憩室。
(7) 透壁性溃疡。

三、术前准备

1. 术前检查 术前检查包括内镜手术前常规检查(血尿粪常规、肝肾功能、凝血功能、胸片、心电图);全部的影像学检查,如 CT、MRI、体表超声;对于消化道腔内的病变,还要关注内镜检查的照片、录像,或进行内镜检查。

2. 器械准备(图 16-1~图 16-4) 超声内镜或超声微探头、内镜系统、超声内镜专用水囊、自动注水装置。其他如心电监护仪、常规药物、急救药物等。常用超声内镜先端部外径 11.4~13.9mm、活检钳道 2.2~3.8mm、超声频率 5~20MHz。超声微探头频率 7.5~30MHz,有的微探头产品提供了两种切面的高频率、高分辨率的声像图,并在微探头上加装了水囊,在一定程度上扩大了微探头的使用范围。使用超声微探头要求内镜钳道不小于 2.8mm。

3. 患者准备

(1) 向患儿及监护人说明本次操作的目的,操作前后的注意事项,操作中及操作后可能出现的并发症及处理措施,安抚患儿,消除其恐惧心理以取得配合,要求患儿法定监护人签署手术知情同意书。

(2) 检查上消化道:术前至少禁食 6 个小时。对年幼儿可予静脉补液防止脱水。

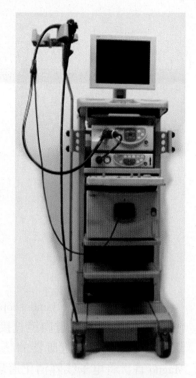

图 16-1 超声内镜主机

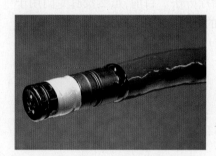

图 16-2 超声内镜

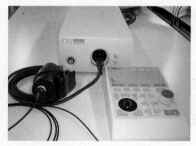

图 16-3 超声微探头主机及操作键盘

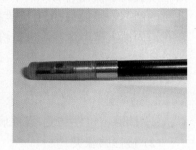

图 16-4 内镜超声微探头

(3) 检查下消化道:检查前 2 天开始进食少渣饮食;检查前一晚用番泻叶冲水喝,直到患儿排水样便,期间应观察患儿有无脱水情况,如果有,应予以口服补液或静脉补液;术前至少禁食 6 个小时,术前 2 个小时用生理盐水清洁洗肠。

(4) 询问患儿有无乳胶过敏史,如果有过敏史,应避免在超声内镜前端安置水囊。

(5) 麻醉:儿童一般选择全身麻醉和气管插管。常用药物有盐酸戊乙奎醚、舒芬太尼、瑞芬太尼、丙泊酚、右美托咪啶、格拉司琼、七氟烷等。

四、操作方法

(一) 插镜

1. 电子线阵式超声内镜插镜方法 操作方式类似于十二指肠镜。插镜前,使患儿头部稍后仰,首先将超声内镜插至咽部,当遇到阻力时,有时在内镜视野中可见到部分披裂,说明内镜已至食管入口处,左手将大螺旋稍向上,右手顺势轻柔地将内镜插入食管。镜身如果通过贲门有困难,可以略向左转镜身并适当调节螺旋。内镜插至幽门口,首先上调大螺旋,显示部分幽门影像,然后将螺旋调回,稍向下调大螺旋后进镜,一般都能通过幽门。操作熟练者也可在内镜视野对准胃小弯的情况下直接将内镜插入幽门。内镜头端通过幽门时只可以见到胃窦小弯侧的角度发生改变,有时可以见到幽门管的上缘,因为内镜头端进入十二指肠时,内镜视野仍然在胃中,此时应立刻向右转身,并拉直镜身,可见到十二指肠上角及降部的环形皱襞,继续顺时针方向旋转内镜,并上调大螺旋,进入降部。在降部,逆时针方向旋转内镜,使其恢复到正常位置,沿肠管轴继续插镜至十二指肠乳头部位,然后拉直内镜。吸尽十二指肠腔内气体,向水囊内注入 3~5ml 脱气水,即可进行超声扫描。

2. 电子环扫式超声内镜插镜方法 操作方法与直视胃镜基本一致。值得注意的是,超声内镜的硬性部较直视胃镜长,由于不能做 U 反转,会有部分胃底穹隆部盲区。当内镜进入十二指肠球部后,为顺利进入十二指肠降部,也需借助拉直镜身的手法进行操作。

3. 探查方式(图 16-5~ 图 16-12) 超声微探头检查可经任何活检孔道直径 >2.8mm 的内镜进行。内镜直视下观察到病变,先吸尽腔内气体,通过连接在活检孔道上的"T"形管注入脱气水,使病灶完全浸入水中(有些部位需改变体位才能浸没在水中),然后插入超声微探头进行超声扫描,探头与病灶的最适距离为 1~2cm。

(二) 操控探头的基本技法

1. 直接接触法 水囊不充盈,探头直接接触黏膜进行扫查,为避免气体干扰,扫描时不断抽吸气体,使探头与管壁充分接触。

2. 水充盈法 先吸尽消化管腔内气体,再向消化管腔内注入脱气水,使病变淹没在水中,探头在水中靠近病灶进行探查。

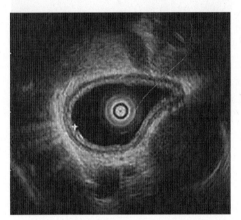

图 16-5 正常食管黏膜

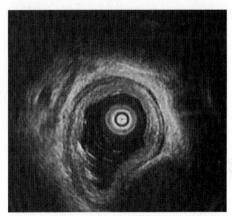

图 16-6 嗜酸细胞性食管炎患儿,黏膜层及黏膜下层增厚

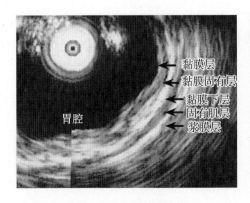

图 16-7 正常胃壁结构

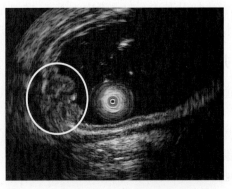

图 16-8 胃窦部异位胰腺,黏膜层及黏膜下层肿物,回声高低不均,表面可见导管开口

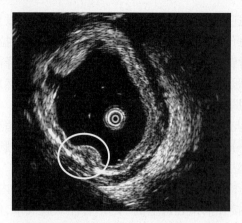

图 16-9　胃窦纤维瘤,起源于黏膜下层的梭形稍强回声区

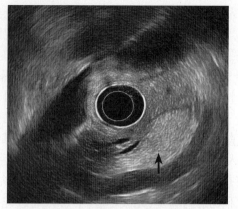

图 16-10　黑箭头所指为正常胰腺

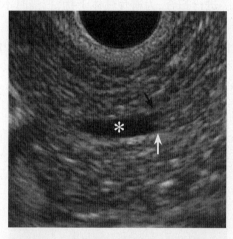

图 16-11　胰胆管合流异常:星号所示低回声区域为胰胆管共同通道,共同通道长16mm、直径 4.7mm,位于十二指肠壁外;黑箭头:胆总管;白箭头:主胰管

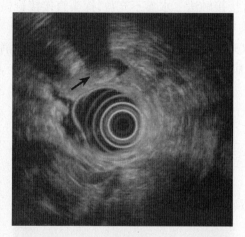

图 16-12　十二指肠囊性重复畸形内含结石:箭头所指为主乳头区域一个囊性肿物,内含强回声物质并后方声影

3. 水囊法　在水囊内注入 5~15ml 脱气水,水囊接触消化道壁,显示其层次及外侧相应的器官,根据需要调节注入水囊内的水量。

4. 水囊法加浸泡法　向水囊内注入 5~15ml 脱气水,然后吸尽消化管腔内气体,再向消化管腔内注入脱气水,使水囊淹没在水中,在水中靠近病灶进行探查。

五、并发症

消化道超声内镜检查同普通胃肠镜检查相似,安全性较高,多无严重的并发症。可能发生的并发症如下。

1. 咽喉部损伤、梨状窝穿孔。

2. 消化道穿孔。

3. 出血。

4. 麻醉意外。

5. 吸入性肺炎。

6. 窒息。

7. 贲门黏膜撕裂。

（龚四堂　耿岚岚）

参考文献

1. 孙思予 . 电子内镜超声诊断及介入技术 . 北京：人民卫生出版社 . 第 3 版 . 2011：34-49.

2. 徐雷鸣 . 小儿消化内镜学 . 上海：上海科学技术文献出版社，2010：87-97.

3. 诸琦 . 超声内镜 . 上海：上海科技教育出版社，2009：24-27.

4. Fox VL, Nurko S, Teitlebaum JE, et al. High-resolution EUS in children with eosinophilic "allergic" esophagitis. Gastrointest Endosc, 2003, 57 (1): 30-36.

5. Fujii LL, Chari ST, EI-Youssef M, et al. Pediatric pancreatic EUS-guided trucut biopsy for evaluation of autoimmune pancreatitis. Gastrointest Endosc, 2013, 77 (5): 824-828.

6. Rosen MJ, Moulton DE, Koyama T, et al. Endoscopic ultrasound to guide the combined medical and surgical management of pediatric perianal Crohn's disease. Inflamm Bowel Dis, 2010, 16 (3): 461-468.

7. Jazrawi SF, Barth BA, Sreenarasimhaiah J. Efficacy of endoscopic ultrasound-guided drainage of pancreatic pseudocysts in a pediatric population. Dig Dis Sci, 2011, 6: 902-908.

8. Windemuller FJ, Grossman EB, Vo1 H, et al. Endoscopic Ultrasound (EUS): a proposed role in pediatric eosinophilic esophagitis (EoE). Gastrointest Endosc, 2014, 79 (5S): AB393.

9. Johal AS, Khara HS, Maksimak MG, et al. Endoscopic ultrasound-guided liver biopsy in pediatric patients. EUS, 2014, 3 (3): 191-194.

第十七章

小 肠 镜

第一节 小肠镜检查法

一、概述

　　小肠是消化道最长的器官,由于其冗长、迂曲、所处部位深等解剖特点,小肠成为消化道内镜检查的最后盲区。小肠疾病的诊断受起病隐匿、症状特异性不强和病变部位深等因素影响,诊断十分困难。随着内镜技术的革新与发展,小肠镜是目前诊断小肠疾病的重要手段。

　　20 世纪后 30 年,国内外临床报道的小肠镜有许多种,按插镜的方法可分为推进式小肠镜、探条式小肠镜、循管插镜式小肠镜和母子式小肠镜检查法等。这些方法主要经口进镜,观察的小肠范围有限,操作难度较大,应用受限。

　　2003 年,日本学者山本博德与富士写真光机株式会社共同研制的双气囊小肠镜(double-balloon endoscopy,DBE)应用于临床。DBE 是利用内镜和外套管上两个硅胶气囊的轮流充气、放气,将可移动的小肠肠段最大限度地套叠在镜身上,从而使内镜进入小肠深部,用于小肠疾病的诊断,以及部分小肠疾病的内镜下治疗(图 17-1)。DBE 能观察全部小肠,发现病变可以行活检、息肉切除、黏膜染色、黏膜下注射等治疗。此项技术在 2003 年美国消化系统疾病周(DDW)会议交流后,引起全球轰动。2003 年应用于我国临床,对不明原因的小肠出血的诊断率可达到 92.6%。

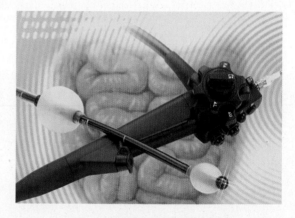

图 17-1 双气囊小肠镜的两个气囊

　　2007 年,单气囊小肠镜(single balloon endoscopy,SBE)在日本和欧美开始应用,2009 年 2 月开始在我国应用于临床。

　　2008 年,美国又推出了螺旋式小肠镜检查(spiral enteroscopy,SE),SE 只是匹配 DBE 或 SBE 的螺旋外套管,该设备提高了插镜速度,缩短了检查时间。

二、适应证和禁忌证

　　1. 适应证

　　(1) 不明原因的消化道出血:经胃镜和结肠镜检查未能发现病变,临床上疑有小肠疾病的患儿,或者已知有消化道出血需进行内镜下止血治疗。

(2) 胶囊内镜检查有异常,但无法确诊,需进行进一步检查(活检)或治疗者。

(3) 小肠狭窄需明确原因或拟进行干预治疗者:对可疑小肠部位的狭窄进行内镜或组织学诊断,或小肠狭窄部位进行球囊扩张术等。

(4) 内镜下取小肠异物:如胶囊内镜滞留、肠道寄生虫等各种消化道异物。

(5) 肿瘤和占位性病灶:影像学检查怀疑小肠肿瘤或占位病变者行内镜和组织学确诊;外科手术前定位;拟行内镜下病灶切除术。

(6) 原因不明腹痛、呕吐或腹泻患儿,经影像学、胃镜和结肠镜检查未发现病变,可疑小肠病变者。

(7) 不明原因贫血、消瘦和发热等,疑有小肠病变的患儿。

(8) 克罗恩病或肠结核的诊断和随访。

(9) 小肠吸收不良性疾病的诊断。

(10) 胆道闭锁肝移植、Roux-en-Y 肝 - 空肠吻合术后评价等。

2. 禁忌证

(1) 严重心肺功能不全,不能耐受麻醉和长时间内镜操作的患儿。

(2) 消化道穿孔。

(3) 急性完全性肠梗阻。

(4) 肠管严重狭窄。

(5) 小肠镜插入途径有严重急性炎症者。

(6) 低龄儿童(相对禁忌证)。

(7) 高热、感染、严重贫血、严重低蛋白血症、出血倾向、水电解质紊乱和肝肾功能不全未控制、全身情况较差的患儿(相对禁忌证)。

(8) 多次腹部手术,有严重肠粘连的患儿(相对禁忌证)。

三、术前准备

1. 患者准备

(1) 经口检查的患儿,流质饮食 2 天,禁食 12 个小时;检查前 12 个小时口服半量肠道清洁药物,并嘱多饮水。

(2) 经肛检查的患儿,流质饮食 2 天,禁食 12 个小时;经肛检查患儿肠道准备的要求高于普通结肠镜检查,检查前 12 个小时或更早时间口服足量肠道清洁药物,并嘱多饮水,以排出大便接近清水样为佳。

(3) 一般在手术室全身麻醉下进行检查,需由患儿监护人签署小肠镜操作同意书和麻醉同意书。

2. 器械准备(以双气囊小肠镜为例)

(1) 安装并测试内镜气囊。

(2) 安装并测试外套管气囊。

(3) 将外套管安装在内镜镜身上,在内镜和外套管之间注入水或润滑剂。

(4) 内镜及其相关设备的安装和测试。

(5) 配件准备:活检钳、黏膜下注射器、标记物(钛夹、墨汁)、治疗性附件等。

3. 操作者资质

操作者是经过儿童小肠镜操作培训并获得资质的执业医师,在导师指导下完成一定数量的经口和经肛小肠镜操作后,方可独立进行操作。

四、操作方法

(一) 双气囊小肠镜

1. 经口进镜

(1) 将外套管安装在内镜镜身上,在内镜和外套管之间的间隙内注入润滑剂,可在内镜和外套管的表面涂上石蜡油,以保证操作时的润滑性。

(2) 当内镜前端经食管到达胃体时,滑入外套管,当外套管后部边缘滑至内镜上标记刻度(155cm)时,由助手固定外套管,操作者将内镜前端插入幽门至十二指肠。

(3) 打开内镜气囊,使内镜前端与十二指肠壁间相对固定,操作者保持内镜不动,助手将外套管向前滑动到设定刻度,打开外套管气囊。

(4) 将内镜气囊放气,操作者将内镜继续插入深部,直至内镜镜身全部进入外套管内。

(5) 打开内镜气囊,外套管气囊放气,将外套管往前滑至内镜前端。

(6) 保持内镜气囊充气,打开外套管气囊,使双气囊均与肠壁接触,将外套管连同内镜缓慢后拉,同时确定内镜和外套管在拉直过程中内镜头部保留于原位。此后重复上述步骤,使小肠镜有序前行(图17-2)。

2. 经肛进镜

(1) 进镜原理与经口操作相似,先将内镜插入肛门约40cm,滑入外套管,当外套管后部边缘滑至内镜上标记刻度(155cm)时,打开外套管气囊。

(2) 将外套管和内镜缓慢后退,以拉直内镜和外套管,避免在乙状结肠形成攀和扭曲,然后保持外套管气囊充气,继续插入内镜。

(3) 重复以上过程,当内镜和外套管前端均抵达回盲部或回肠末端时,打开外套管气囊,使其与肠壁固定,尽量拉直内镜和外套管。继续保持外套管球囊充气,将内镜插入回肠深部。

(4) 打开内镜气囊,外套管气囊放气,将外套管往前滑至内镜前端。

(5) 保持内镜气囊充气,打开外套管气囊,拉直内镜和外套管,内镜气囊放气后继续插入内镜,重复以上步骤。当内镜和外套管均进入小肠后,需要不断拉直内镜和外套管,以确保整个已插入体内的镜身和外套管在形态上形成一个同心圆的结构(图17-3)。

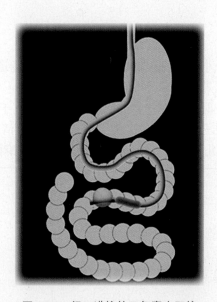 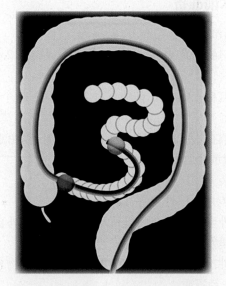

图17-2　经口进镜的双气囊小肠镜　　　图17-3　经肛门进镜的双气囊小肠镜

(二) 单气囊小肠镜

SBE 的操作方法与 DBE 大致相似。插镜进入胃肠道后,通过调整角度按钮将镜身前端勾住肠管,沿镜身滑入外套管至内镜前端,将外套管气囊注气固定肠管,调整角度按钮,将内镜前端放直,解除勾拉状态,然后将内镜和外套管一起外拉。进镜,通过调整角度按钮将镜身前端勾住肠管,再进外套管,如此反复进行,将内镜插入小肠深处。

五、并发症及处理

1. 经口诊断性 DBE 检查最严重的并发症是急性胰腺炎,早期诊断,多为可逆性变化。可给予禁食、抗感染及支持治疗等。

2. 出血和穿孔一般发生于治疗性小肠镜操作过程中。少量出血观察即可,大量出血需在内镜下止血或手术治疗,一旦发生穿孔必须手术治疗。

3. 继发于麻醉操作或药物的最常见并发症有呼吸窘迫、支气管痉挛、吸入性肺炎等,严重者需呼吸支持等治疗。

六、术后处理

1. 有腹胀、腹痛和腹部膨隆症状,不能排除肠穿孔时,应进行 X 线检查。

2. 术中有出血或者进行内镜下治疗的患儿,需留院观察有无活动性出血。

3. 术中发生心血管意外者,需留院观察患者呼吸、心率和血压变化。

七、注意事项

1. 术前完善相关检查,包括常规生化、出凝血时间和影像学等检查,进行必要的全身支持治疗。

2. 根据病情和初步检查结果,选择进镜方向,提高诊断的阳性率。必要时可对同一例患者联合经口和经肛检查。

3. 加强操作中的监护。DBE 操作可使腹内压升高,造成呼吸窘迫和心脏压迫。经口操作时间长,可压迫气管,引起咽喉部水肿或误吸等。因此,需严密观察生命体征和腹部体征。

4. 术后密切观察有无腹胀、腹痛加剧、呕吐或便血,警惕并发症的发生。

5. 目前尚没有适合儿童的小口径小肠镜,EN-450P5 的外径是 12.2mm,对年龄较小的患儿仍相对较粗。

6. 进行小肠镜操作的医生有准入制度,应在指导下完成一定数量的检查后方可独立检查。小肠镜操作难度较大,仅在疑难病例或其他检查不能明确诊断时考虑使用,不是常规检查项目。

第二节 小肠常见病变

小肠是食物消化吸收的主要场所,全长 3~5 米,包括十二指肠、空肠和回肠。空肠与回肠略有不同,空肠的肠腔较回肠宽,肠壁比回肠厚,皱襞比回肠多,绒毛的长度与数量多于回肠。内镜下的小肠黏膜形态见图 17-4、图 17-5。

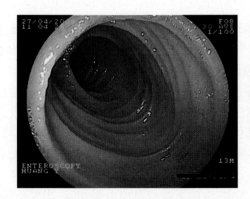
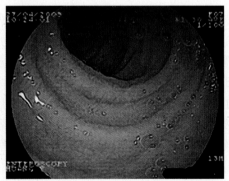

图 17-4 正常小肠黏膜 　　　　　　图 17-5 正常小肠黏膜

一、小肠溃疡

1. **克罗恩病** 克罗恩病是一种肠道黏膜层疾病,可随着病情发展进展为透壁性的肉芽肿性炎症,病变可累及全消化道,但以回肠末段和近端结肠多见,内镜下主要特点为非连续性或节段性病变、肠道黏膜呈铺路石样改变、纵行溃疡(少部分亦可为横行溃疡)或裂沟状溃疡、瘘管形成,肛周病变(图 17-6)。

2. **白塞病** 白塞病是一种全身性免疫系统疾病,可侵害人体多个器官,包括口腔、皮肤、关节肌肉、眼睛、血管、心脏、肺和神经系统等,主要表现为反复口腔和会阴部溃疡、皮疹、下肢结节红斑、眼部虹膜炎、食管溃疡、小肠或结肠溃疡及关节肿痛等(图 17-7)。

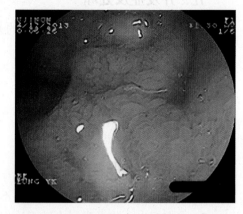

图 17-6 克罗恩病不规则形溃疡,周围黏膜充血、水肿

3. **过敏性紫癜** 过敏性紫癜(Henoch-Schonlein purpura)为真皮血管炎,全身多个系统可累及,50%~75% 的患儿有消化系统症状(图 17-8)。紫癜部位在胃肠道者以小肠上段常见,也可见于结肠、胃。结肠累及的过敏性紫癜除腹痛症状外,便血也较为明显。内镜检查有助于早期诊断,尤其是以消化系统为首发症状的患者。

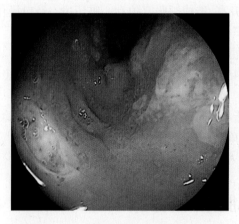

图 17-7 白塞患儿的小肠黏膜溃疡

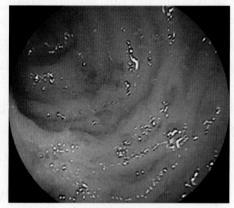

图 17-8 回肠黏膜多发性出血点

小肠镜下过敏性紫癜的表现为黏膜粗糙、充血出血斑、黏膜糜烂、溃疡。

二、小肠肿瘤

小肠肿瘤在临床上较少见,早期常没有临床表现。小肠肿瘤可分为上皮来源和非上皮来源两大类:上皮来源的肿瘤有腺瘤或腺癌;其他肿瘤均为非上皮来源,包括血管瘤、淋巴瘤、间质瘤、脂肪瘤、平滑肌瘤等。多以不同程度的消化道出血与小肠梗阻为临床表现。

1. **黑斑息肉综合征** 黑斑息肉综合征(P-J 综合征)是一种少见的遗传性良性疾病,常染色体显性遗传,约 50% 的患者有明显家族史,临床表现有三大特点:皮肤黏膜色素斑、胃肠道多发息肉及家族史。多发性息肉可出现在全部消化道,分布的部位多见于结-直肠(约 72%),其次为胃(43%),小肠(38%),结肠镜下可见多发和单发息肉,息肉大小各异,有蒂或无蒂,表面呈结节状或不规则,病理上多为错构瘤,其次为腺瘤性息肉(图 17-9、图 17-10)。

由于复发率高,P-J 综合征的治疗以内镜治疗为主,内镜下进行息肉电凝切除,当发生肠套叠、肠梗阻等并发症或有恶变时,宜外科肠切除手术治疗。需定期肠镜检查,尽早发现病变。

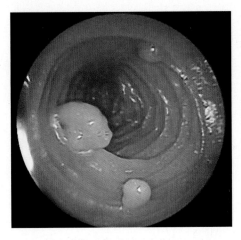
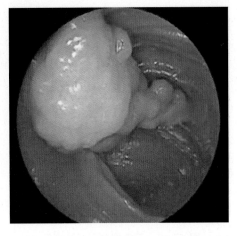

图 17-9　P-J 综合征(小肠多发性息肉)　　　图 17-10　P-J 综合征(小肠多发性息肉)

　　2. 小肠血管瘤　小肠血管瘤属错构瘤,多源于黏膜下血管丛,亦可来自浆膜下血管。分血管瘤和血管畸形(图 17-11~ 图 17-16)。血管瘤为真性肿瘤,多发生于空肠,其次为回肠,发生于十二指肠者非常少见。临床上以消化道出血为主要表现。血管畸形则是由于肠壁黏膜下层小动脉、小静脉扩张、扭曲变形、毛细血管呈簇状增生并形成沟通。血管畸形并非真正的肿瘤,分为先天性和获得性。先天性包括多发静脉扩张症、遗传性出血性毛细血管扩张症(Osler Weber-Rendu 综合征)、Turner 综合征等。

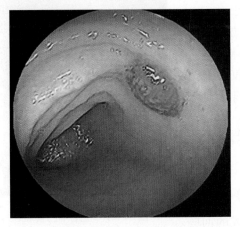
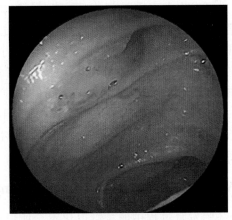

图 17-11　小肠血管瘤　　　　　　　　图 17-12　空肠多发血管扩张症

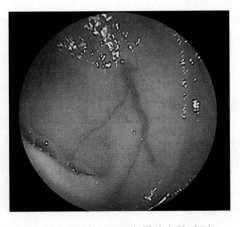
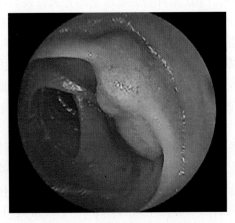

图 17-13　空 - 回肠交界处血管畸形　　　图 17-14　小肠多发性静脉瘤

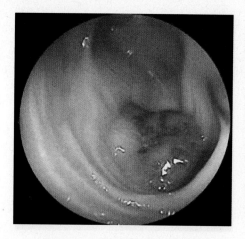
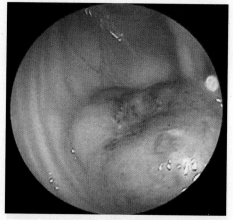

图 17-15　蓝色橡皮泡痣综合征　　　　图 17-16　蓝色橡皮泡痣综合征

后天性血管畸形好发于老年人,如假性黄色弹力瘤、系统性硬化症伴毛细血管扩张症等。血管瘤和血管畸形的临床表现特点为反复无痛性、间歇性出血,常为自限性。

小肠血管瘤 90% 发生于空回肠,其中以空肠最多,约为 48.2%,其次为回肠(41.6%),十二指肠血管瘤仅占 8%~10%。对于有症状的小肠血管瘤病例可进行手术治疗。

3. 小肠淋巴管瘤　淋巴管瘤是淋巴系统的少见肿瘤,90% 的患者在 3 岁前发病,无性别差异。通常发生在头颈部及腋窝,也可发生在实质器官,如肝、脾、骨骼(图 17-17)。成人淋巴管瘤多发生在体表或腹腔,男女发病比例 3 : 1。腹腔淋巴管瘤发病率为 1/100 000,最多发生在小肠系膜,其次是大网膜、结肠系膜和腹膜后,空回肠受累者仅占 1%。

小肠淋巴管瘤是一种极为罕见的小肠良性肿瘤。临床上可表现为出血、梗阻和局部激惹症状,症状缺乏特异性,与肿瘤的位置、大小及分型相关。确诊后应积极手术治疗,小肠淋巴管瘤为良性病变,预后良好,术后极少复发。

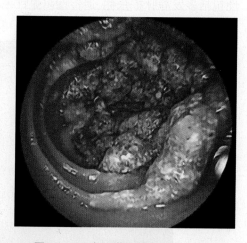

图 17-17　空肠淋巴管瘤(手术证实)

三、Meckel 憩室(Meckel's diverticulum,MD)

MD 是胚胎发育过程中卵黄管退化不全所形成的回肠远端憩室,一般位于距回盲瓣 10~100cm 处回肠系膜的对侧缘(图 17-18)。MD 是胃肠道最常见的先天性发育畸形,发病率为 2%~3%,男性多于女性。大多数患者终身无症状,只有发生并发症时才出现症状,其中 45% 的患者 2 岁之前出现症状。并发症以急性消化道出血(40%)、小肠梗阻(30%)和急性憩室炎(20%)为主。儿童常表现为消化道出血为主,而成人以肠梗阻多见。MD 消化道出血多表现为无痛性暗红色全血便。

MD 多位于距回盲瓣 50~100cm 处,所以一般结肠镜难以到达,双气囊小肠镜选择经肛门进镜,一般漏诊率极低,但双气囊小肠镜操作技术难度高,检查时间相对较长,不作为常规检查项目。一般在距离回盲瓣 50~100cm 处可见到异常开口。

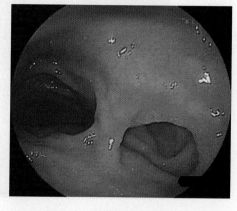

图 17-18　小肠镜发现的 MD 异常开口

四、小肠淋巴管扩张症（intestinal lymphangiectasia，IL）

IL 是一种少见的蛋白丢失性肠病，以小肠淋巴管回流受阻、肠淋巴管和（或）乳糜管扩张及绒毛结构扭曲为特征，淋巴管阻塞及小肠淋巴管压力升高导致淋巴液漏出至小肠管腔，最终导致吸收不良和蛋白丢失，从而出现低蛋白血症、低脂血症、淋巴细胞绝对计数减少，临床表现为不同程度的水肿、腹泻和腹腔积液等（图 17-19）。小肠淋巴管扩张症分为原发性和继发性，原发性小肠淋巴管扩张症由 Waldmann 等于 1961 年首次报道，又称 Waldmann 病，多见于儿童及青少年，90% 的患者 30 岁以前发病，平均发病年龄为 11 岁，无性别差异，多散发。该病主要累及空肠和回肠，诊断有赖于内镜及黏膜活检病理检查。内镜下可见十二指肠、空肠肠黏膜水肿、肥厚，绒毛正常结构消失，可见大小不等的黄白色结节、粟米样改变或呈多发白色假性息肉。服用橄榄油后检查，病变更加明显。

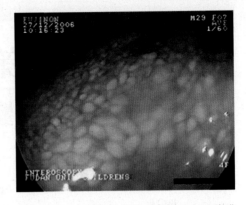

图 17-19　小肠淋巴管扩张症患儿小肠黏膜呈白色粟米样改变

参考文献

1. 钟捷. 双气囊电子内镜的应用现状—第二届国际双气囊电子内镜会议共识报告. 上海市消化内镜学会年会论文集，2007，51. 2. Leung YT. Double balloon endoscopy in pediatric patients. Gastrointest Endosc，2007，66（3）：S54-S56.

3. Jie W，Cui FZ，Ying H，et al. Coordination and nursing care of pediatric patients under going double balloon enteroscopy. World J Gastroenterol，2011，17（25）：3049-3053.

4. Yamamoto H，Sekine Y，Sato Y，et al. Total enteroscopy with a nonsur gical steerable double balloon method. Gastrointest Endosc，2001，53：216-220.

5. Heine G，Hadith IM，Groenen M，et al. Double balloon enteroscopy：indications，diagnostic yield，and complications in a series of 275 patients with suspected small bowel diseases. Endoscopy，2006，38：42.

（王玉环　黄　瑛）

第十八章

胶囊内镜检查法

一、概述

小肠是消化道常规内镜检查的盲区，因远离口腔和肛门，是整个胃肠道中最难检测的部分，又因小肠长度较长(3.35~7.85m)，游离于腹腔形成多发复合肠袢，应用常规的检查手段如小肠气钡双重造影、放射性核素扫描、动脉造影检查等对小肠疾病诊断的阳性率较低，定位和定性欠准确。

胶囊内镜最初由以色列 Given 影像公司研发生产，2001 年 8 月经美同 FDA 正式批准用于临床，该技术为安全、无创检查整个小肠开创了新纪元。目前，用于临床的胶囊内镜除 Given 以外，其他尚有 OMOM、Endo Capso 和 mirocam。国内于 2002 年将此项技术应用于临床，2004 年起应用于儿科患者，目前已广泛开展这项技术，实践证明胶囊内镜为一种安全和有效的检查小肠的方法，此项检查还具有无创性和检查过程中患儿无痛苦、操作简便等特点。

非损伤性、无痛苦、患者依从性好、耐受性好、安全性高是胶囊内镜检查的优点，但是不可否认，胶囊内镜存在着以下缺点：①在食管内停留时间短，观察食管黏膜的病变困难，胃腔宽大不易全面观察，大部分患者体内的胶囊内镜在有效时间内不能完全通过结肠，因结肠内肠液较稠，结肠蠕动速度慢，有的胶囊内镜在回盲部停留时间很长，所以胶囊内镜不能代替传统的胃镜和结肠镜。②捕捉图像的随机性，无法重复，不可控制胶囊在肠道中的运行，不能在小肠中精确定位，视野相对局限，对胶囊内镜检查到的病变，只能观察形态，不能进行活检，这也是胶囊内镜运用于临床造成误诊的主要原因。③费用较高。相信今后通过一系列的技术的拓新，如扩大视野、延长电池寿命、体外遥控技术和活检装置研发等可提高胶囊内镜诊断的敏感性和特异性，为胶囊内镜的临床应用提供了更广阔的前景。

二、适应证和禁忌证

1. 适应证
(1) 不明原因的消化道出血。
(2) 其他传统的检查提示小肠影像学异常。
(3) 慢性腹痛疑似小肠器质性疾病所致。
(4) 慢性腹泻。
(5) 了解克罗恩病及乳糜泻的累及范围。
(6) 观察小肠手术吻合口情况。
(7) 监控小肠息肉病综合征的发展。

2. 禁忌证
(1) 消化道梗阻、严重消化道畸形、消化道穿孔、狭窄或瘘管。
(2) 无手术条件及拒绝接受任何外科手术，一旦胶囊内镜滞留将无法通过手术取出。

（3）严重动力障碍，包括未经治疗的贲门失弛缓症和胃轻瘫。

（4）各种急性肠炎、严重的缺血性疾病及放射性结肠炎：如急性细菌性痢疾活动期、溃疡性结肠炎暴发期。

（5）患者体内如有心脏起搏器或已植入其他电子医学仪器。

（6）严重吞咽困难。

（7）对高分子材料过敏。

（8）妊娠。

三、检查前准备

1. 器械准备（参照第五章"胶囊内镜的原理和构造）

（1）胶囊内镜图像诊断系统：胶囊内镜、数据记录仪套件（传感器和记录仪）及工作站。胶囊内镜为一次性使用，包含电池、光源、影像捕捉系统及发送器。

（2）备用：带注水和钳道的胃镜、圈套器、网篮取物器、胶囊内镜外套管（图 18-1）。

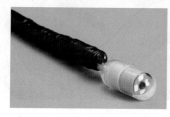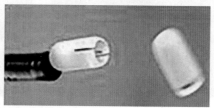

图 18-1　胶囊内镜前置套管

2. 患者准备

（1）进行胃肠造影检查，初步评估肠道情况。

（2）肠道准备：①检查前 2 天进食无渣半流质，检查前 1 天进食流质，检查前禁食 10~12 个小时，禁水 4 个小时；②检查前一晚晚饭后服用比沙可啶，服药后饮水 800~1000ml。检查前 1 个小时服用西甲硅油 10ml 祛泡。

（3）对于较小的患儿，用类似胶囊内镜大小的馒头、香蕉等食物进行吞咽训练。

（4）签署知情同意书。

四、操作步骤

（一）操作过程

1. 帮助患儿穿好或系上接受传感器。接受传感器有背心式（图 18-2）或绑带式（图 18-3）。

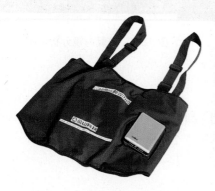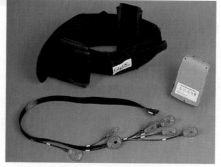

图 18-2　背心式接受传感器　　　　图 18-3　绑带式接受传感器

2. 吞服胶囊内镜。胶囊放入口腔(图 18-4),让患者喝水大口吞服,胶囊内镜吞服后,可借助肠肌的自身蠕动动力使其平滑地穿过消化道,并自然排出体外。在穿行期间,胶囊内镜传送其所捕获图像的数字数据并传输至携带在患者身上的接受传感器上,每秒捕捉图像 2 帧,视角范围 140°,无需充气,电池可持续工作 6~8 个小时,每例患者可获 50 000 张左右的图像,并被保存在与传感器相连的数据记录仪中(图 18-5、图 18-6)。整个检查过程患者可自由走动。

3. 吞服胶囊后 8 个小时或指示灯停止闪烁 10 分钟后,取下患者身上的传感器和记录仪。

4. 从记录仪中下载图像数据至工作站进行处理(图 18-7)。

5. 所获的视频图像由消化科医生进行阅读、分析。

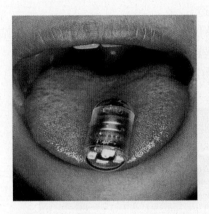

图 18-4 胶囊内镜放在口腔的位置

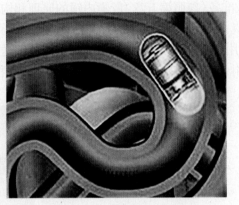

图 18-5 胶囊内镜运行模型图

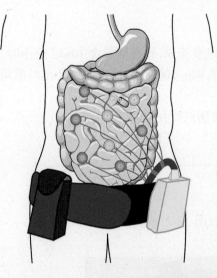

图 18-6 胶囊内镜检查原理示意图

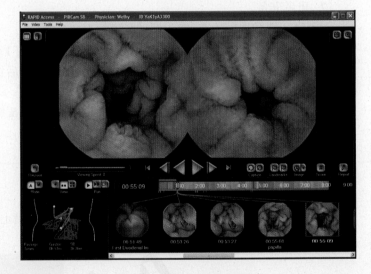

图 18-7 胶囊内镜分析系统

(二) 胶囊内镜下常见的病变

所有的视频图像由工作站处理,并由消化科医生读取、分析、报告,为了诊断的准确性,最好有两位医生独立进行,每位医生读取图像和分析的时间不短于 2 个小时。

1. 正常小肠的图像(图 18-8~ 图 18-11)

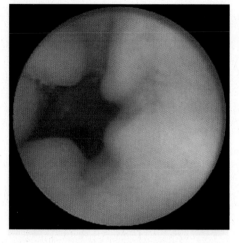

图 18-8　正常胃角

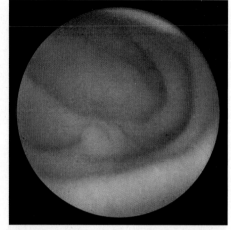

图 18-9　正常十二指肠

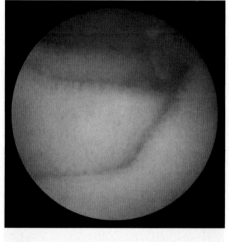

图 18-10　正常空肠

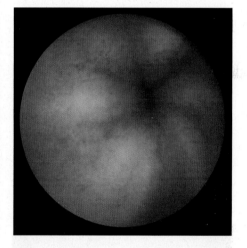

图 18-11　正常回肠

2. 小肠出血(图 18-12、图 18-13)

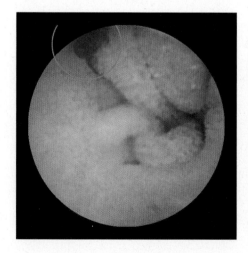

图 18-12　小肠活动性出血

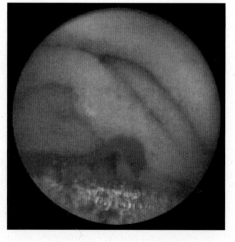

图 18-13　小肠活动性出血

3. 小肠血管瘤（图 18-14、图 18-15）

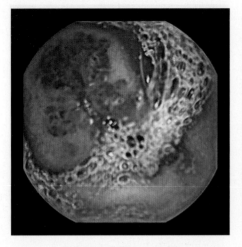 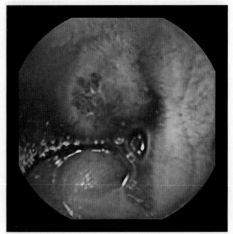

图 18-14 小肠血管瘤   图 18-15 小肠血管瘤

4. 小肠血管畸形（图 18-16~ 图 18-21）

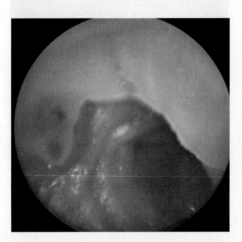 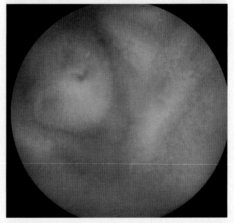

图 18-16 血管扩张呈紫色   图 18-17 紫大疱症

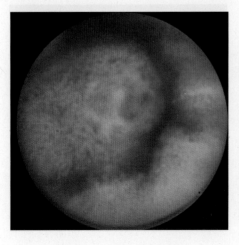 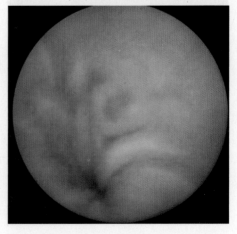

图 18-18 橡皮紫大疱症   图 18-19 小肠毛细血管扩张

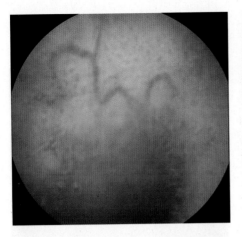

图 18-20　小肠毛细血管扩张症

小肠毛细血管纤曲扩张,成蜘蛛样变

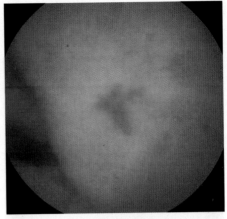

图 18-21　毛细血管瘤

5. 小肠淋巴管扩张症(图 18-22~ 图 18-25)

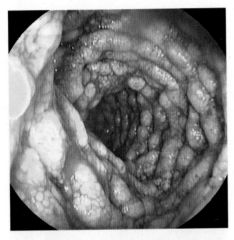

图 18-22　小肠淋巴管扩张症

末端回肠黏膜肿胀,黏膜表面密布白色小结节样改变,淋巴管严重扩张

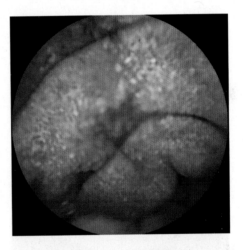

图 18-23　小肠淋巴管扩张症

十二指肠黏膜肿胀,黏膜表面密布白色小结节样改变

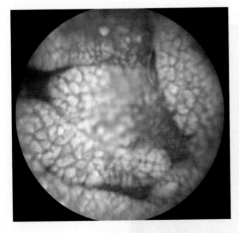

图 18-24　小肠淋巴管扩张症

空肠黏膜大量乳白色结节

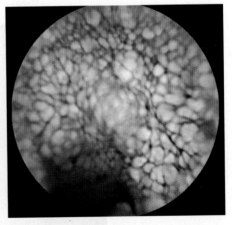

图 18-25　小肠淋巴管扩张症

回肠黏膜淋巴管扩张严重,密布白色结节样病变,部分融合成如雪花样

6. 小肠溃疡(图 18-26~ 图 18-30)

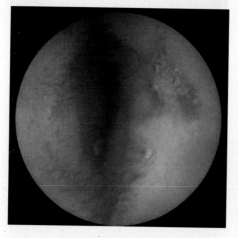

图 18-26 空肠小溃疡

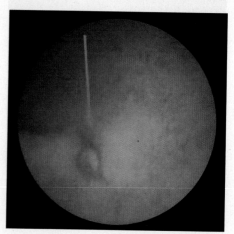

图 18-27 小肠阿弗他溃疡

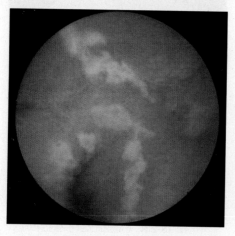

图 18-28 小肠溃疡
线样溃疡

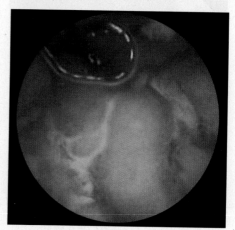

图 18-29 小肠溃疡
克罗恩病典型的纵行裂隙样溃疡

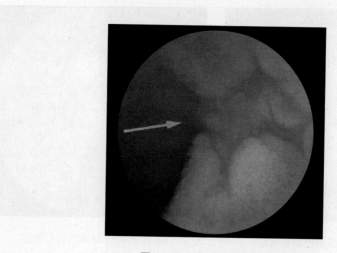

图 18-30 空肠不规则形溃疡

7. 小肠息肉（图 18-31~ 图 18-35）

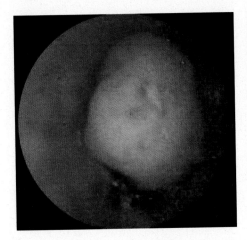

图 18-31　小肠息肉

息肉呈球状，表面有凹陷

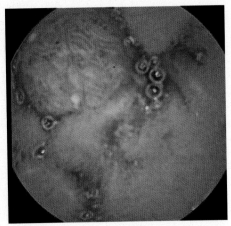

图 18-32　小肠息肉

息肉表面腺体样结构

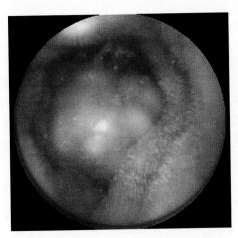

图 18-33　空肠部位息肉

息肉表面高低不平

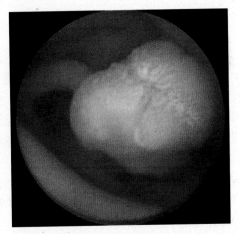

图 18-34　回肠息肉

球形长蒂

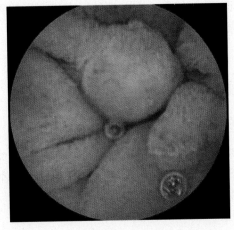

图 18-35　小肠息肉

息肉表面发红，蒂粗

8. Meckel 憩室(图 18-36)

9. 过敏性紫癜(图 18-37)

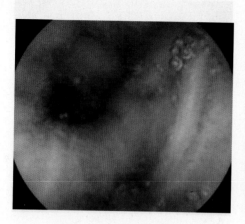 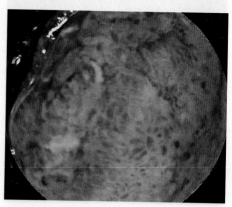

图 18-36 Meckel 憩室
下段回肠见异常开口

图 18-37 过敏性紫癜,空肠节段性鲜红、暗红色黏膜瘀血斑,形态不规则,大小不一,可略高于黏膜层表面,表面糜烂

五、注意事项

1. 由于胶囊的电池时间是有限的,因此,胶囊一旦打开,最好马上能够吞下。虽然胶囊内镜检查安全无损伤,但实施过程中儿童会发生吞咽问题,术前应进行耐心地沟通,以解除患儿和家长的顾虑,有利于吞服胶囊。对于 10 岁以下的儿童,在进行胶囊内镜检查前,应事先用类似体积的食物进行试吞训练。对于无法吞咽的更小年龄的患儿,用内镜直视下或全麻下用网篮取物器或用前置套管将胶囊送至十二指肠近段。

2. 吞服胶囊后,确认胶囊进入患儿胃内医生才能离开,建议患儿多走动,1 个小时后再到检查室确认胶囊有无进入小肠,必要时用促动力药物(甲氧氯普胺)。如果 1 个小时后胶囊仍然在胃内,需胃镜检查,在胃镜直视下用圈套器将胶囊送至小肠。

3. 吞服胶囊内镜后允许患儿自由走动,但需家长陪同,不要远离检查场所,从而保证患儿在吞服胶囊内镜后 7 个小时内处于医学监护之下。患儿如出现任何上腹痛、呕吐或其他胃肠道症状时,应及时告知医护人员。

4. 常规禁食、禁水可使肠道清洁,如果检查前评估疑有病变影响胃肠蠕动和排空,则按照结肠镜检查进行肠道准备,以提高肠道清洁度,并清晰视野。

六、检查后处理

注意观察胶囊的解出,一般 1~3 天内解出。

七、进镜失败及并发症处理

1. 胶囊内镜滞留率为 1.5%~5%,大部分最后都能自行排除,约 1% 的患者须手术取出,滞留主要发生于未经诊断的 Crohn 病、NSAID 所致的黏膜糜烂后瘢痕,以及缺血性狭窄等。

2. 胶囊内镜在电池有效时间内未到达回盲部,也未发现病变。

3. 小儿不能吞咽胶囊内镜。

4. 误咽胶囊内镜。

(陈 洁)

参考文献

1. 中华医学会消化内镜学分会.中国胶囊内镜临床应用指南.中华消化内镜杂志,2014,31:549-552.

2. 马鸣,张冰凌,陈春晓,等.胶囊内镜在儿童小肠疾病诊治中的应用价值.中华儿科杂志,2009,47:745-747.

3. Zevit N,Shanir R. Wireless capsule endoscopy of the small intestine in children. J Pediatr Gastroenterol Nutr,2015 ,60:696-701.

4. Oliva SM,Cohen SA,Di Nardo G,et al. Capsule endoscopy in pediatrics：a 10-years journey.World J Gastroenterol,2014,20:16603-16608.

第十九章

内镜下息肉切除技术

一、概述

胃肠息肉可发生在胃肠道任何部位,根据息肉所处位置,分别称食管息肉、胃息肉、小肠息肉和大肠息肉,其中以大肠息肉最为常见,其次是胃息肉。大肠息肉好发于乙状结肠和直肠,胃息肉好发于胃窦。

内镜下息肉切除术常规用于消化道息肉和息肉样病变的切除,该项技术对于大多数胃肠息肉是安全而且有效的,但是,针对具体病例选择适应证时还是需要结合术者的技术和经验。术前必须对消化道做认真的准备,以便内镜下视野清晰并减少潜在游离气体的浓度。儿科患者最好收住入院治疗,对于并发呼吸系统疾病或心血管疾病等内科疾病者、结肠难以准备、多发息肉或大而无蒂息肉的患者则必须住院治疗。

宜当天进行内镜检查。如结肠息肉切除,有必要做全结肠镜检查,因为结肠镜可同时发现多个息肉或癌变,如果初次做整个结肠镜检查未达到目的,最好在6~12个月内复查完成。

多发性的息肉大多是一次切除的,对于多个大息肉的患者,首先取出远的息肉(胃镜下离解剖部位远端,结肠镜下离解剖部位近端),收集息肉标本待组织病理检查,然后再进镜切除其他可切除的息肉,可反复多次,直到息肉全部切除。收集息肉或组织碎片进行组织学检查对于正确诊断必不可少。多发性息肉的切除有时需要分期完成,如对于散播在全部结肠各段的多发息肉,通常是分右侧结肠和左侧结肠,在不同时间切除。

治疗息肉的方法有:内镜下高频电切、激光、氩激光电凝、微波、冷冻、局部注射,以高频电切最常应用,本章重点介绍高频电切。

二、适应证及禁忌证

1. 适应证
(1) 各种大小的有蒂息肉及腺瘤。
(2) 直径小于2cm的无蒂息肉及腺瘤。
(3) 消化道散在性、多发性息肉。
2. 禁忌证
(1) 有消化内镜检查禁忌证者。
(2) 直径大于2cm的无蒂息肉及腺瘤者。
(3) 息肉形态经病理检查证实有恶变者。
(4) 多发性息肉高度密集分布于某一区域者。

近年来随着新技术的开展,某些禁忌证在进行必要的方法改良后也可以内镜下摘除,如直径大于

2cm 的无蒂息肉,内镜下大块活检法或黏膜切除法也能安全切除。某些息肉尚可用激光或微波治疗,拓宽了消化道息肉的内镜治疗适应证。

三、术前准备

1. 常用器械介绍(详见"第一篇　第七章　消化内镜辅助器械")

(1) 带附送水钳道消化内镜。无论息肉在消化道的哪一段,如食管、胃、十二指肠、结肠或直肠,均需有相应的可到达该部位的内镜来完成切除术,且要求工作通道尽可能要大些。如能选用双腔治疗用内镜更为理想,这种内镜不仅有利于操作,同时也有利于在操作时迅速吸收周围的黏液及血液,保持视野清晰。

(2) 高频电发生器:组织细胞由于电解质的存在而有导电性,当交流电频率 <100Hz 作用于人体时,可引起神经肌肉组织强直,使人受到伤害,特别是重要脏器受到损害,严重时甚至使人丧生。当交流电频率 >100Hz 时,电流对人体神经肌肉组织则无刺激性,因为高频电流的第二次刺激落到了组织的绝对不应期上,因此,组织不发生反应。一般的高频电发生器的频率高于 300Hz,因此,正确使用高频电发生器对人体是安全的,高频电的应用是利用其通过人体时产生热效应,使组织凝固、坏死,从而能对息肉进行切割及止血。高频电流无神经效应,故对人体心肌无害。高频电发生器可产生电凝、电切和凝切混合三种电流。电凝电流为间歇减幅波,通电时使局部蛋白变性凝固,因而止血效果好。电切电流为连续等高正弦波,通电时单位面积电流密度大,局部组织瞬间达到高温,使组织水分蒸发、坏死而达到切割效果。混合电流可同时发出电凝及电切波。电凝波止血效果好,使用不当容易造成组织损伤而至消化道穿孔。电切波凝血效果差,组织损伤小,易引起出血。因此,使用高频电切除结肠息肉时,应根据息肉的不同情况具体选用适当的电流波及不同的输出功率(一般为 15~20W 电凝、电切)。电切电流方式仅用在充分凝固后,线圈闭合有阻力时,在蒂适当凝固之前,如果再加用电切电流迅速横切,可导致出血。

(3) 高频电下所用圈套器:也称勒除器,由圈套器钢丝及手柄组成。圈套器的钢丝有多根细钢丝成股和单粗钢丝两种,前者较软,张力小,适于较大息肉或隆起性病灶的切除。后者张力大,易于控制,特别适应于小的及扁平息肉或早期癌的切除,为方便应用,又有六角形,新月形和椭圆形之分。

(4) 热活检钳:与普通活检钳相似,但两翼环无刃,钳身由绝缘套管组成,能取组织,并通电凝灼息肉。适用于直径小于 0.5cm 的无蒂息肉。

(5) 电凝器:前端呈球形,通电后可灼除直径小于 0.5cm 的小息肉。

(6) 内镜专用注射针:用于病灶切除前注射,以预防出血或止血治疗。

(7) 金属止血夹:用于止血。

(8) 结扎套圈:用于有蒂息肉切除前蒂结扎,以预防切除后出血。

(9) 息肉回收器:包括钳、取石网篮、三爪钳用于回收息肉。

(10) 电极板:目前大多用一次性粘贴电极。

2. 患者准备

(1) 患者术前准备与结肠镜检查大体一致,但禁用甘露醇准备肠道,以免产生可燃性气体。

(2) 了解患者的全身情况及凝血功能,有严重凝血功能障碍或出血倾向及穿孔危险者,应留院观察。

(3) 患者身上所带金属物品应取除,勿使患者接触其他金属。因此,已经安装起搏器的患者,尤其要慎重处理。

(4) 向患者家长或监护人(年长患者需同时向患者)介绍手术的必要性、手术方式、手术风险及可能出现的并发症等,应征得患者及家长或监护人的同意,签手术同意书。

3. 仪器连接调试　术前应连接所用仪器并进行调试,尤其是高频电发生器的各种性能,电流大小可根据息肉的具体情况而定,电极板粘贴或放置一块盐水纱布覆于患者小腿,使电极板与患者皮肤有足够的有效接触面积,接触面积太小易致皮肤灼伤。

四、手术步骤

检查中如发现有消化道息肉,应仔细观察息肉的大小、部位、有或无蒂、息肉表面情况,由于儿科结肠息肉恶性病变罕见,所以发现息肉后,如果肠道条件允许,绝大多数可同时予以切除。对于高度怀疑恶性病变者,需进行病理活检排除恶变后再进行切除。根据息肉的形态选择不同的圈套器,利用各种手法或改变体位,使息肉能清晰地暴露在有效视野中。有关结肠息肉治疗的方法较多,如微波、激光、冷冻及高频电切除,每种方法都有其优点及不足,目前临床广泛应用的还是高频电切除。

(一) 有蒂息肉的切除

所有的有蒂息肉都能用圈套器在内镜下高频电凝切除(图 19-1~ 图 19-6)。

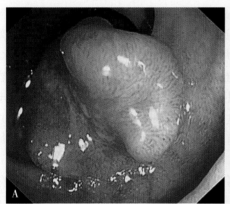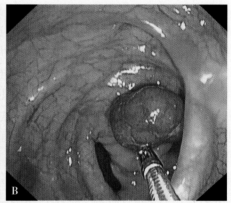

图 19-1　胃息肉高频电切

A.胃窦息肉;B.息肉圈套勒紧

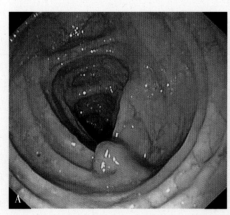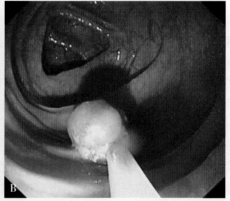

图 19-2　横结肠息肉高频电切

A.横结肠息肉;B.息肉圈套勒紧后高频电凝,息肉蒂发白

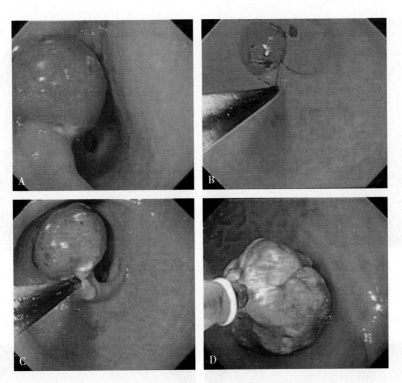

图 19-3　息肉高频电切操作步骤

A. 暴露息肉；B. 设法使圈套器钢丝套到息肉蒂部；C. 圈套器收紧、通电，蒂由于电凝勒紧部位发白；D. 以圈套器抓取息肉回收。

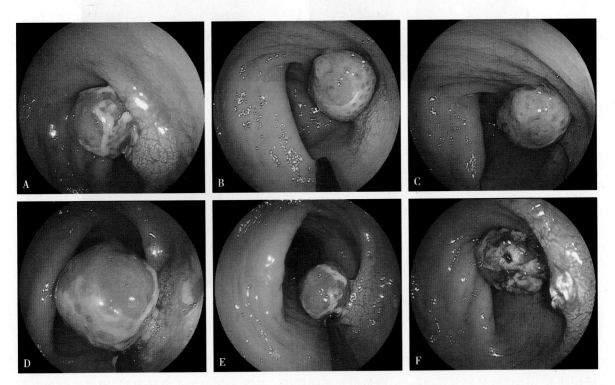

图 19-4　连续切除乙状结肠息肉

A. 乙状结肠息肉，球形、有蒂、周围黏膜白斑；B. 插入圈套器；C. 打开圈套器准备套取息肉；D. 圈套器钢丝围绕息肉蒂部，鞘被推进到横断面水平；E. 加电流凝固，蒂的横断面发白，指示凝固获得效果；F. 息肉切除，凝固蒂的顶端并很好地止血，肠腔内见切除的息肉

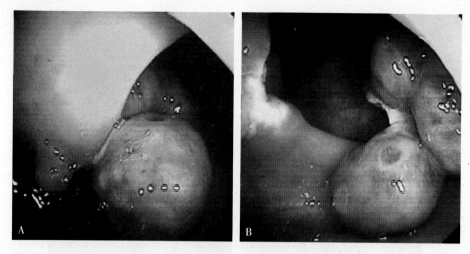

图 19-5 分叶状有蒂息肉高频电切
A.设法使圈套器金属线围绕息肉蒂;B.息肉切除后蒂残端基底凹陷、止血良好

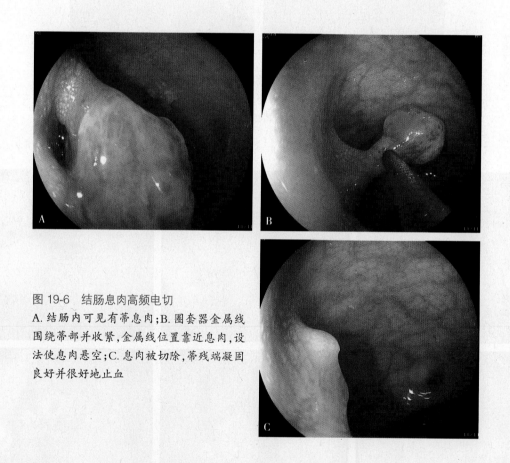

图 19-6 结肠息肉高频电切
A.结肠内可见有蒂息肉;B.圈套器金属线围绕蒂部并收紧,金属线位置靠近息肉,设法使息肉悬空;C.息肉被切除,蒂残端凝固良好并很好地止血

具体步骤如下。

1. 长蒂息肉 圈套位置选择在蒂的中央,使残蒂保留一定的长度,提起息肉使之悬在肠腔内,息肉切除端不能接触对侧或旁边肠壁,以免引起肠壁损伤。长蒂大部分为正常肠黏膜,因息肉自身重力作用及肠蠕动的牵拉而形成,故并非息肉组织,息肉切除后可在局部见留下的蒂残端(图 19-7),残蒂将在 3~5 日内恢复平坦,保留适当长度的蒂会有助于减少并发症,如穿孔、出血。通电时先使用电凝电流,后使用电切电流,尽量多地使用电凝电流可以减少出血。

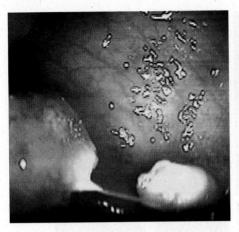

图 19-7 息肉被切除后蒂残端

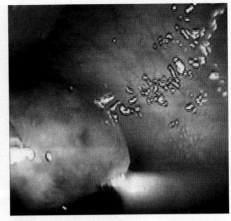

图 19-8 圈套器金属线围绕蒂部并收紧，通电电凝时蒂发白

2. 短蒂息肉 圈套应套在靠近息肉颈部后再收紧，一旦收紧即应通电进行凝切（图 19-8），如有息肉残留或不完全切除可再进行圈套切除。蒂直径较大时，可先上金属夹夹住蒂部后再行高频电切（图 19-9）。

头部较宽大的息肉也可采用分块切除法，即用圈套套住头部一侧并通电切除，使头部变小，再切除头部另一侧，直至圈套能完全套住基底部后再完整切除，部分息肉切除后，因创面出血致视野不清，继续切除有困难者可间隔 2~3 周，待溃疡面愈合后再做第二次切除，称分期分块切除法。

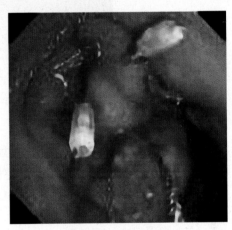

图 19-9 息肉蒂直径粗大，上金属夹后再行高频电切

（二）无蒂息肉切除

无蒂息肉的外观对判断是否用内镜除掉是很重要的。柔弱光滑、无溃疡的无蒂息肉直径小于 2cm 可用内镜切除。无蒂息肉直径在 2cm 以上者，虽然儿童的恶性息肉非常罕见，但术后损伤和穿孔的危险性大。由于无蒂息肉是直接紧贴在直肠或结肠黏膜上的，圈套器切除通常应用在肠壁水平，这是种精细而有风险的操作。

1. 直径小于 0.5cm 一般用热活检钳灼除或活检后电凝灼除或微波治疗。

2. 直径小于 2cm 圈套套住息肉基底稍上方是切除息肉的最佳部位，轻轻关闭圈套袢后稍收紧，轻微向腔内提起，使基底形成有"蒂"时通电，先电凝后再电切（电凝、电切交替应用 3~4 秒／次）或使用混合电流，注意电凝不能过度，以免引起胃肠穿孔。

3. 直径大于 2cm 直径大于 2cm 的无蒂息肉内镜下切除易引起出血及穿孔，属于相对禁忌证。近年来由于内镜下黏膜切除术（endoscopy mucosal resection, EMR）和内镜黏膜下层剥离术（endoscopy submucosal dissection, ESD）等新方法的应用，大的无蒂息肉也可在内镜下切除，但仍需作好外科手术准备，并向家属说明其危险性，一旦出现严重并发症即行外科手术处理。

内镜下黏膜切除术用于胃肠息肉包括透明帽黏膜切除法、注射法黏膜切除术及注射法分片黏膜切除术（具体操作详见"第三十七章 胃镜下黏膜剥离术"）。透明帽黏膜切除法可用于切除平坦型病变，缺点是容易切除过深，引发穿孔危险，适用于具有较厚肌层的食管、胃及直肠等部位的病变，该方法适用于较小的平坦型病变，安全有效。注射法黏膜切除术原理为黏膜下层注入生理盐水，使病变基底隆起（将平坦型病变转变为隆起型病变），利用带钩的圈套器套住病灶，收紧后使之成为假蒂息肉，然后切除。注射黏膜切除术损伤小，适用于结肠各部位的病变，对肌层无损伤，如操作正确，可避

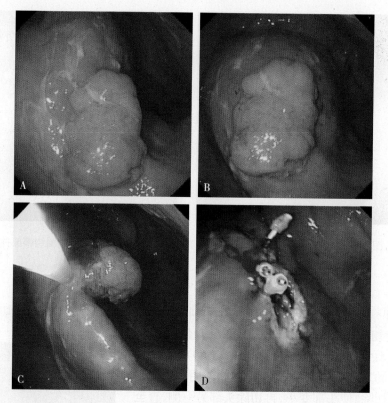

图 19-10　结肠息肉 EMR 术

A. 暴露息肉；B. 注射；C. 圈套器套住病灶形成假蒂；D. 金属夹缝合创口

免穿孔危险(图 19-10)。对小型、平坦型病变可一次切除干净,出血发生率低,配合钛夹缝合可基本防止发生出血。对大的胃肠息肉,EMR 术无法一次切除干净,采用分片黏膜切除(endoscopic piecemeal mucosal resection,EPMR)是最佳办法,否则需外科干预。但对于很大的病变,EPMR 操作难度较大,如无操作把握,最好转交外科处理。

（三）多发息肉处理原则

多发息肉可采用分次切除,对于多发性息肉无法在内镜下完全切除者,可先在内镜下将息肉稀疏区分期、分批摘除,息肉密集区择期手术切除,这样既能达到治疗目的,又可保留消化道正常功能。

（四）回收切除的息肉标本

收回息肉组织对于保证准确的组织学诊断是极其重要的,虽然儿童消化道息肉恶性病变少见,但如有可能,应回收所有切除的息肉组织。

单个息肉或其碎片可用吸引器吸到内镜顶端收回,内镜移动时应保持吸引。然而,当内镜通过狭窄及成角的肠段时,大息肉会脱掉,所以对于 >1.5cm 的息肉,用圈套器抓住标本(最好从蒂部),使内镜的顶端与标本保持 3>4cm 的距离,同时在撤出时可发现其他息肉。在通过肛门之前,应将标本拉到内镜顶端。

如果息肉在视野中看不到,可在该处用 50~100ml 的水或生理盐水冲洗,将冲洗液吸出,可找出息肉并收回。

大的无蒂息肉全部碎块的回收的器械需要有几个通道,如果有癌变,回收的切除碎块应是来自与息肉基蒂最贴近的部分。

五、术中注意事项

1. 为减少损伤和穿孔的危险,横切面或蒂的凝固最好靠近息肉的顶端,不贴近于肠壁。

2. 在圈套器收紧时应掌握合适的力度,并注意通电时间。助手在掌握圈套收紧时应与术者默契配合。在圈套器没有准确放在蒂的横切面以前,不要拉紧,在电凝之前,蒂不能抓的过紧,否则会因机械切割导致出血。细蒂者收紧时稍遇阻力即应通电凝固,避免机械切割造成出血,一般使用凝固电流即可。粗蒂息肉一般有较粗的血管位于蒂中央,供应瘤体血液,一般在圈套收紧后即通凝固电流,而不必等待收紧到瘤体变成暗红色,凝固电流次数与电切次数需视蒂的粗细而定,但必须先凝后切,逐步由蒂的边缘向中央血管操作,直到息肉脱落。

3. 内镜的顶端必须能受监视,否则在息肉需要切除时移出视野会因盲目切除而引起并发症。

4. 圈套器一旦收紧,就不要放松使其复位,因为局部切除组织可造成出血而有碍视野。

5. 息肉顶端过大时,为了安全及圈套器能完全包绕,常采用部分或逐渐切除。当切除息肉时,使用电流会产生烟雾,可吸引清除。

六、术后处理

1. 术后注意饮食,术后流质饮食 3 天,少渣饮食 14 天。

2. 术后留院 1~2 天,术后 3 天应卧床休息,避免剧烈活动 1~2 周。

3. 术后用药。保持大便通畅,抗生素的选择参照国家卫生计生委抗生素使用原则,可选用第三代头孢菌素 1 天。

七、并发症及其处理

内镜息肉切除术引起并发症的发生率与内镜医生检查操作手法的熟练程度有明显关系,因此,进行内镜下息肉切除的内镜医生需要有丰富的内镜诊断操作经验。各种并发症的发生以出血最为多见,其次为消化道穿孔。

1. 出血　根据出血发生的时间可分为即刻出血、早期出血和迟发出血。即刻出血是指术中或息肉脱落后,内镜下即可见到的残端出血,往往发生在息肉蒂被切断时,息肉蒂动脉还没有完全凝固成血栓,常因在没有充分凝固的情况下采用切割所致。若在息肉摘除后 24 个小时内的出血为早期出血,其发生原因与即刻出血相同。迟发性出血是指息肉摘除后 24 个小时后发生,常发生于术后 3~7 天,最长者可达 2 周,原因为残端焦痂脱落时形成溃疡而出血。

少量渗血可不作处理,随访观察即可。严重出血应立即在内镜下进行止血,如果蒂横切后立即出血,可在蒂部再次放置圈套器,并将其轻轻闭合 10 分钟便可止血,再检查是否有出血,将圈套器轻轻放松,如仍有渗血或出血,可电灼凝固止血。其他的止血方法包括:喷洒去甲肾上腺素及凝血酶、局部注射去甲肾上腺素或硬化剂、机械压迫止血、出血点激光光凝固,可选择两种或两种以上方法控制出血。必要时补充血容量、连续监护患者、选择性血管造影甚至外科治疗。

2. 结肠壁损害　病变对侧的结肠壁常遭损害,尤其用透热疗法切断大且息肉与肠壁相贴的息肉,应注意结肠壁狭窄处在横切息肉时需防止电凝指数过高。透壁的损伤可导致浆膜腔刺激或完全穿孔。

3. 穿孔　穿孔是切除息肉严重的并发症,可发生在术中或术后数天。常发生于无蒂大息肉切除的患者,通电时未将息肉向腔内轻轻提起形成带蒂状假蒂。也可能因操作时视野不清,误将正常黏膜圈入及圈套钢丝通电时未收紧或电流弱,致通电时间过长,使残端烧伤过深。穿孔所造成的后果是严重的,应尽早发现并妥善处理,术后密切观察,特别是术后 3 天内,患儿如出现腹痛、腹胀、腹膜刺激征应立即检查,有时需要外科手术探察。

(陈　洁)

参考文献

1. 黄晓磊,童美琴,陈洁,等. 儿童结肠息肉内镜诊治及病理特点. 中华医学杂志,2004,18:1560-1561.

2. 宋平,赵梁,卜平,等.肠息肉的发生发展和诊治新进展.胃肠病和肝病学杂志,2012,21:876-879.

3. 彭贵荣,房殿春,李超峰,等.内镜下黏膜切除术治疗消化道肿瘤.中华消化内镜杂志,2004,21:5-8.

4. Lee BG,Shin SH,Lee YA,et al. Juvenile polyp and colonoscopic polypectomy in Children.Pediatr Gastroenterol Hepatol Nutr,2012,15:250-255.

5. Anderioni A,Jovani M,Hanssan C,et al.Advances,problems,and complications of polypectomy. Clin Exp Gastroenterol, 2014,7: 285-296.

第三篇

消化内镜下介入治疗

第二十章
内镜下异物取出术

一、概述

消化道异物是儿科常见的急症之一。绝大多数的吞入好发生在婴幼儿和精神病患者或企图自杀者。大多数患者无临床症状,异物多数可能通过肛门自行排出,但也有些患者因异物排出困难或有并发症需要手术治疗,传统处理方法是紧急外科手术异物取出或口服某些食物促使异物自然排出,但这些方法危险性大,并发症多。近年来,由于内镜的普及与技术的发展,越来越多的消化道异物能够借助内镜技术治疗,并获得很好的疗效,因此,很大程度上减少了并发症的发生与需要手术治疗的机会。经内镜取异物方法简便、易行,患者可免遭外科手术,痛苦小、并发症少、成功率高,是目前治疗消化道异物最好的好方法之一。

二、适应证与禁忌证

1. 适应证
(1) 无胃镜检查禁忌证的食管、胃内异物。
(2) 术前确认异物不能自行排出,而能经内镜取出的,原则上应尽早经内镜取异物治疗。
(3) 儿童、精神异常及检查不合作者应在静脉麻醉下进行内镜取异物治疗。

2. 禁忌证
(1) 食管内异物嵌顿,特别是相当于主动脉弓部位的异物,嵌入全食管壁者。
(2) 形状不规则、尖锐及过大异物。
(3) 异物停留时间长、有溃疡形成者。
(4) 估计可能已全部或部分穿出消化道外的异物。
(5) 估计可能自行排出的异物。
(6) 对胃镜检查有禁忌证的患者。

三、术前准备

1. 内镜检查前患者需要空腹 6~8 个小时左右。摄入金属性异物者应做 X 线透视或摄片检查,以了解异物的大小、形状和异物潴留的部位。切忌进行吞钡检查,以免影响内镜观察而难以查找到异物。儿童、精神异常者、吞食尖锐异物和已发生嵌顿者建议静脉麻醉,以利于顺利进行内镜检查及钳取异物。

2. 内镜可选用前视式电子胃镜,如果异物直径较大,选用外径较粗的内镜,以便在取到异物后的退镜过程中不易受阻及损伤食管。

3. 钳取器械的选择
(1) 长条形棒状物:如钢笔、竹筷、体温表、硅橡胶管、牙刷、钥匙等此类异物以圈套器套取最为适宜。对外径较细及表现光滑的棒状物则用三爪钳、鼠嘴钳、鳄嘴钳、V字钳、扁平钳等取物器较为适宜。

（2）球状物体：如果核等，异物钳取困难，套取时容易滑脱，用篮形取石器械或网型取物器械较为适宜。

（3）扁平形异物：如硬币小刀等。此类异物大多能用异物取出钳或活检钳取出。较小的铁质异物可经内镜插入专用的磁铁棒吸住后随镜一起退出。

在取异物的器械确定后，应在术前先做模拟试验，验证能否有效地抓取异物，并酌情需要考虑到操作时胃液的润滑作用。

四、手术步骤

1. 异物的寻找 患者取左侧卧位，常规进行内镜检查，范围包括食管、胃、十二指肠球部及降部，在检查时应仔细寻找异物。一般在食管中的异物较容易发现，胃内异物常常位于胃大弯侧的黏液湖中，较难发现，如果胃内还残留食物残渣则更难发现。黏液湖中胃液较多者可边抽吸胃液边寻找。若混有食物残渣者应注水冲洗后，再仔细寻找。如在食管和胃内反复寻找仍未发现异物者，还应在十二指肠内（包括球部及降部）仔细反复寻找。

2. 异物的钳取 找到异物后，可根据异物的大小和形态选用不同的钳取器械，将异物取出。在取异物时使用外套管可以保护食道，取多个异物或食物嵌塞时允许内镜反复通过，在取尖锐异物时可保护食管黏膜免受损伤。但对于儿童，因外套管插入时有损伤食管的危险，故并不常用。为保护食管，异物保护帽常用于取锋利或尖锐物体。为确保气道通畅，气管插管是一备选方法。下图可见部分儿童消化道异物（图20-1~图20-9）。

五、术中注意事项

1. 术前必须先做X线检查，确定异物的性质、大小和部位。

2. 平卧时胃内异物多位于胃底及胃体上部黏液内，影响操作。术中尽量吸尽胃液，以便于异物钳取。

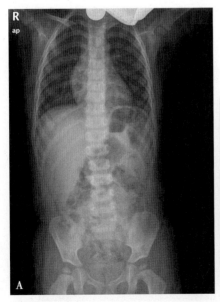
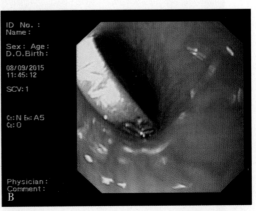

图 20-1

A. 食管上端硬币（X片）；B. 食管上端硬币（胃镜）

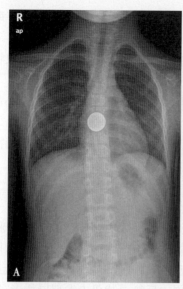
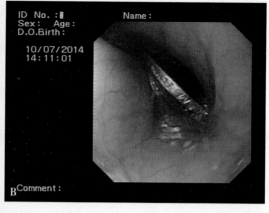

图 20-2

A. 食管中端硬币（X 片）；B. 食管中端硬币（胃镜）

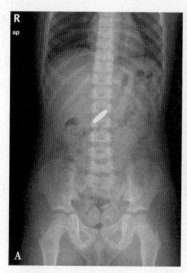
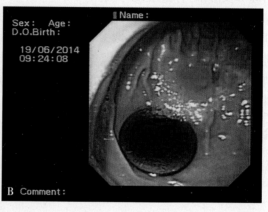

图 20-3

A. 胃内硬币滞留 3 周（X 片）；B. 胃内硬币滞留 3 周（胃镜）

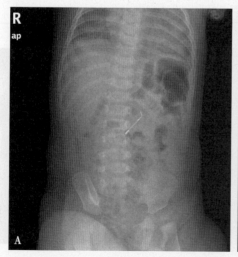
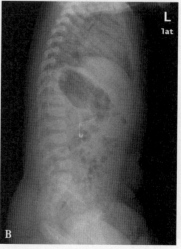

图 20-4

A. 十二指肠别针（打开）滞留（正位）；B. 十二指肠别针（打开）滞留（侧位）

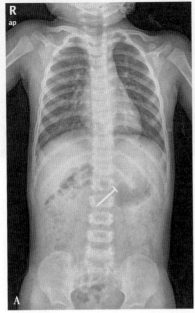

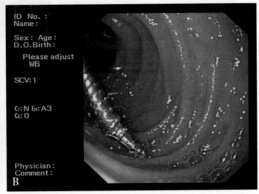

图 20-5

A. 十二指肠铁钉滞留（X 片）；B. 十二指肠铁钉滞留（胃镜）

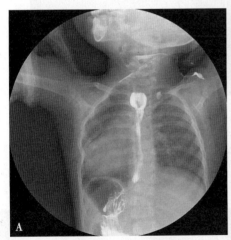

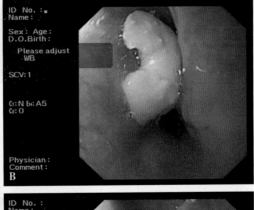

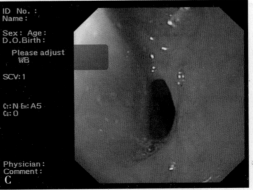

图 20-6　女,2 岁 因"先天性食管闭锁"于出生第 2 天接受手术治疗。一周前吞食花生后出现吞咽困难

A. GI 示食管上段隐约可见一透光物体,食管上段狭窄;B. 内镜下见一枚花生(位于狭窄食管近端);C. 异物去除后可见狭窄食管环

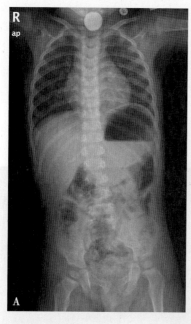

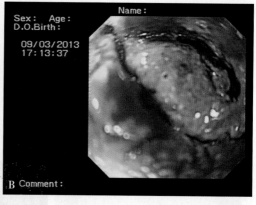

图 20-7

A.吞入纽扣电池 25 个小时(食管上段嵌顿)(X 片);B.吞入纽扣电池 25 个小时(食管上段嵌顿)(胃镜)

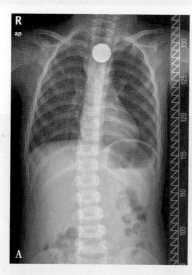

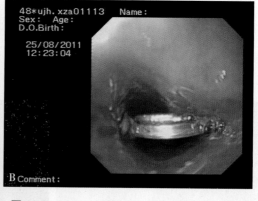

图 20-8

A.食管上端二枚硬币(一元、五角)(X 片);B.食管上端二枚硬币(一元、五角)(胃镜)

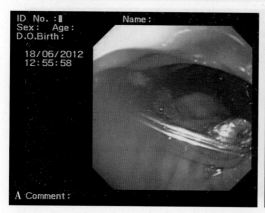

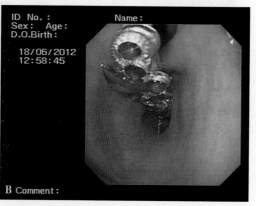

图 20-9　胃内发卡(胃镜)

A.胃体内发卡;B.胃窦内发卡

3. 取到异物后,应尽量收紧取物器械,并使其紧贴内镜,这样有利于异物与内镜同时退出。

4. 长棒形异物抓取、近端套取或钳取玻璃物时避免用力过大。

5. 对尖锐、有刺的异物,在钳取时其尖端必须朝下,以避免退镜时异物损伤黏膜。

6. 异物取出时在贲门或咽喉等狭窄部位容易被卡住而难以退出,此时应将内镜朝前推进,将异物推入胃内或食管中,反复调整异物的位置,直至异物能顺利通过狭窄处。

7. 喉咽与口咽有一定角度,助手应帮助患者头部固定于后仰位,使喉咽与口咽成一直线,以利于异物的取出。

8. 嵌顿性异物可试用各种器械先缓缓松动异物,待嵌顿解除后方可取出,切忌强行牵拉造成损伤。

9. 异物取出后应注意有无消化道损伤,如发现损伤必须及时处理。

10. 对于较大、较长、较尖及数量过多的异物,有时需要外科手术。

六、手术指征

1. 经保守或内镜取异物失败,症状严重,排出有困难者。

2. 出现有腹膜炎体征者。

3. X线表现异物嵌插在某一部位,经过1周无移动或有刺破重要脏器危险者。

4. 并发有消化道出血或梗阻者。

5. 异物形成内瘘或脓肿者。

七、术后处理

1. 麻醉患者术后平卧6个小时,等完全清醒后方可进食。一般患者术后观察30分钟,无不适后可进食。

2. 如有腹痛或黑便者应立即就地急诊处置。

八、术后并发症及处理

1. 消化道黏膜损伤及出血　大而锐利的异物在取出时可能会造成消化道黏膜损伤、出血甚至穿孔,尤其在咽喉部、食管、贲门、幽门、十二指肠等狭窄或管径较小部位,轻者造成黏膜撕裂和出血,重者可造成穿孔。消化道黏膜损伤、出血者,应禁食、补液,给予抑酸剂、止血剂和黏膜保护剂等药物治疗,一般可以自愈。出血较多或不止者,应进行内镜下止血。有穿孔者应紧急外科手术,并辅以抗生素治疗。

2. 消化道炎症及溃疡　在异物吞入或取出过程中可能有黏膜损伤,引发炎症或溃疡。胃肠道细菌可引起破损处化脓性炎症,患者会出现高热、感染部位剧痛等不适症状,此类患者应禁食,抑制胃酸及减少消化液分泌,同时给予足量广谱抗生素及营养支持治疗,必要时实施手术。

3. 窒息及吸入性肺炎　常发生在吞入特大异物及全身麻醉下进行异物钳取的婴幼儿,因胃内容物反流或特大异物堵塞咽喉部引起。一旦发生必须紧急处理。

(蒋丽蓉)

参考文献

1. 孔庆印,曾宪忠,李兆申.美国消化道异物处理指南.中华消化内镜杂志,2004,21(1):69-70.
2. 杜虎,王萍.急诊胃镜下取食管尖锐异物48例体会.中国现代医药杂志,2009,11(11):84-85.
3. Eisen CM,Baron TH,Dominitz JA,et al. Guideline for the management of ingested foreign bodies. Gastrointest Endosc,2002,55:802-806.

第二十一章

内镜下上消化道狭窄球囊、探条扩张术

一、概述

各种原因引起的上消化道狭窄均可造成吞咽困难。治疗上消化道狭窄常用的方法包括外科手术治疗、激光、微波、氩气刀、扩张器扩张及扩张后的食管支架置入术等,内镜扩张术或扩张后食管支架置入术比较有效,但食管支架昂贵和放置移位。且因其与人体组织相容性的关系,在置入一段时间后可能再次发生狭窄。内镜下扩张治疗是解除上消化道狭窄理想的疗法。探条扩张术是在外力作用下扩张管腔,使狭窄环周的纤维瘢痕组织撕裂松解,狭窄局部肌层断裂,从而使管腔扩大,达到缓解和松弛的目的。

球囊扩张术(balloon dilatation)最先应用于心血管和胆管。球囊扩张的原理是强力伸张狭窄环周的纤维组织,使局部扩大,引起狭窄部一处或几处的劈裂使管腔扩大;扩张时局部达到相当高的压力,引起肌层的断裂,缓解肌层痉挛。自1982年Benjam等对1例成人消化道溃疡所致幽门梗阻并发心肌梗死遗留心绞痛的患者,采用内镜下球囊扩张治疗获得成功,随后陆续有较多的临床应用报道,短期疗效非常好。经过儿科临床实践证实,由经验丰富的内镜医生实施球囊扩张术,也可用于儿童甚至婴幼儿食管、贲门和幽门狭窄的患儿。

二、适应证与禁忌证

(一) 适应证

1. 食管病变　食管术后狭窄、食管蹼和先天性食管纤维肌肉性狭窄、食管烧伤性狭窄等。
2. 幽门病变　溃疡性幽门狭窄等。
3. 贲门病变　贲门失弛缓症。

(二) 禁忌证

1. 上消化道灼伤后的急性炎症期。
2. 疑有胃肠穿孔。
3. 明显主动脉瘤。
4. 严重疾病导致重要器官如心、肺、肝、肾等功能衰竭。
5. 患凝血功能障碍的出血性疾病。
6. 食管吻合口狭窄,经证明为肿瘤复发者。
7. 上消化道手术后3周内。
8. 先天性气管支气管软骨异位。
9. 狭窄严重,导引导丝无法通过为相对禁忌证。

三、术前准备

(一)术前检查

排除球囊扩张禁忌证。术前检查包括内镜手术前常规检查,如血尿粪常规、肝肾功能、凝血功能、胸片、心电图等,消化道造影评估消化道狭窄部位、狭窄长度和程度。

(二)器械准备

检查前须预先准备相关器械,包括电子胃镜及相关配件;其他如心电监护仪、常规药物、急救药物等。所有配件均应按要求进行严格消毒。

1. 电子胃镜及相关配件 最小的电子胃镜的直径仅 4.9mm,有一个直径 2mm 的活检通道,这种装置可用于体重小于 5kg 的婴儿,大年龄儿童可用标准成人诊断用电子胃镜。

配件的选择取决于实际情况,如上消化道狭窄口的大小、内镜操作者的熟练程度等。

上消化道狭窄扩张所需特殊配件有:①各种型号球囊扩张导管;②导丝(黄斑马);③球囊扩张器;④各种型号的扩张探条。

内镜通用配件包括:高分辨率的监视器、异物钳、透热圈套器、注射针、止血金属夹等(具体可见"第一篇 第七章 消化内镜辅助器械")。

2. 其他

(1) 药物:生理盐水稀释肾上腺素溶液(1:100 000),用于内镜下消化道黏膜出血止血。常用药物有哌替啶、咪唑地西泮、芬太尼、丙泊酚、山莨菪碱等。急救药物有肾上腺素、阿托品、碳酸氢钠等(详见"第一篇 第六章 消化内镜检查的麻醉与监护")。

(2) 器械:心电监护仪可监测儿童血氧饱和度、心率、呼吸、血压等,能及时发现麻醉意外、窒息、心跳及呼吸骤停等。

(三)患者准备

1. 了解患儿的现病史、手术史、药物过敏史,全面了解患儿的一般情况及前述各项检查结果。

2. 向患儿监护人说明清楚本次操作的目的,操作前后的注意事项,操作中及操作后可能出现的并发症及处理措施,安抚患儿,消除其恐惧心理以取得配合,并要求患儿法定监护人签署手术知情同意书。

3. 术前至少禁食 6 个小时,禁水 4 个小时。

4. 若患儿长期口服非甾体类消炎药或其他抗凝药物,需停药 1 周以上。

5. 儿童选择全身麻醉,常用药物有哌替啶、咪唑安定、芬太尼、丙泊酚、山莨菪碱。

四、操作步骤

(一)食管狭窄球囊扩张

1. 体位 患者取左侧卧位,左上肢放在胸前,左下肢伸直,右下肢屈曲。

2. 进镜

(1) 口咽进镜:插入口腔后沿着舌中线到咽部,胃镜 U/D 旋钮逆时针旋转使内镜顶端向下(舌方向)弯曲,继续插入的同时逐渐将内镜顶端向上(咽后壁方向)弯曲插入食管。

(2) 食管内进镜:插入食管后阻力会下降,并能看见有清晰血管像的滑动的食管黏膜。因为颈部食管横纹肌的纵向和环形纤维紧张性收缩,需要少量充气使内镜顶端与食管壁保持安全的距离,避免擦伤颈部食管。轻微顺时针旋转内镜可使其较容易进入胸腔入口,找到狭窄部,观察狭窄部黏膜、狭窄口大小及周围病变等,综合考虑后决定扩张方案,将胃镜放置在狭窄部上方(图 21-1A)。

(3) 扩张:①在胃镜活检通道放置导丝,循导丝插入球囊扩张导管;②在胃镜监视下调整球囊位置,使球囊中段在狭窄处;③缓慢注入水使球囊扩张,进一步确定球囊中段位于狭窄处(图 21-1B);④使压力表压力到达所需球囊大小,每次持续 3 分钟后抽瘪球囊,内镜观察黏膜出血情况,如无明显出血和穿孔,可于 3 分钟后再次向球囊注入水扩张 3 分钟,如此重复 3 次;⑤缓慢拔出球囊及导丝;

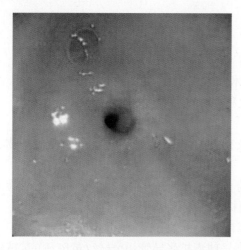

图 21-1A 食管狭窄球囊扩张前:胃镜放置于狭窄口上方,判断狭窄口的大小

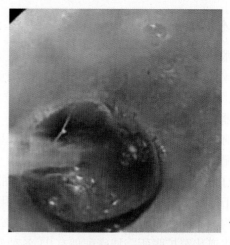

图 21-1B 食管狭窄球囊扩张:胃镜监视下放置球囊于狭窄处,随后缓慢注入水使球囊扩张,进一步确定球囊中段位于狭窄处

⑥再次内镜观察扩张情况并确定有无并发症(图 21-1C)。

(二) 贲门狭窄扩张

1. 体位 患者取左侧卧位,左上肢放在胸前,左下肢伸直,右下肢屈曲。

2. 进镜

(1) 口咽进镜:插入口腔后沿着舌中线到咽部,胃镜 U/D 旋钮逆时针旋转使内镜顶端向下(舌方向)弯曲,继续插入的同时逐渐将内镜顶端向上(咽后壁方向)弯曲插入食管。

(2) 食管内进镜:插入食管后阻力会下降,并能看见有清晰血管像的滑动的食管黏膜。因为颈部食管横纹肌的纵向和环形纤维紧张性收缩,需要少量充气使内镜顶端与食管壁保持安全的距离,避免擦伤颈部食管。轻微顺时针旋转内镜可使其较容易进入胸腔入口,找到贲门,观察贲门部黏膜、贲门口大小及周围病变等,综合考虑后决定扩张方案,将胃镜放置在贲门上方(图 21-2A)。

(3) 扩张:①在胃镜活检通道放置导丝,循导丝插入球囊扩张导管;②在胃镜监视下调整球囊位置,使球囊中段在贲门处;③缓慢注入水使球囊扩张,进一步确定球囊中段位于狭窄处(图 21-2B);④使压力表压力到达所需球囊大小,每次持续 3 分钟后抽瘪球囊,内镜观察黏膜出血情况,如无明显出血和穿孔,可于 3 分钟后,再次向球囊注入水扩张 3 分钟,如此重复 3 次;⑤缓慢拔出球囊及导丝;⑥再次内镜观察扩张情况并确定有无并发症(图 21-2C)。

(三) 幽门狭窄扩张

1. 体位 患者取左侧卧位,左上肢放在胸前,左下肢伸直,右下肢屈曲。

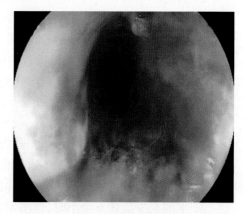

图 21-1C 食管狭窄球囊扩张后:扩张后缓慢拔出球囊和导丝,内镜下观察狭窄口情况,可见黏膜撕裂出血

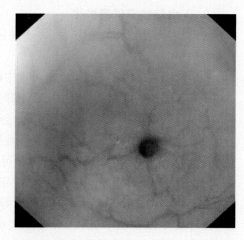

图 21-2A 贲门狭窄球囊扩张前:胃镜放置于贲门口上方,判断贲门口大小

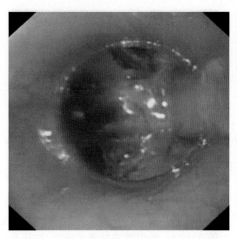

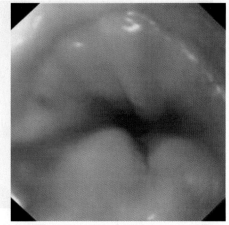

图 21-2B　贲门狭窄球囊扩张：在胃镜监视下放置球囊于狭窄处，随后缓慢注入水使球囊扩张，进一步确定球囊中段位于贲门处

图 21-2C　贲门狭窄球囊扩张后：扩张后缓慢拔出球囊和导丝，内镜下观察贲门情况，可见黏膜撕裂出血

2. 进镜

(1) 口咽进镜：插入口腔后沿着舌中线到咽部，胃镜 U/D 旋钮逆时针旋转使内镜顶端向下(舌方向)弯曲，继续插入的同时逐渐将内镜顶端向上(咽后壁方向)弯曲插入食管。

(2) 食管内进镜：插入食管后阻力会下降，并能看见有清晰血管像的滑动的食管黏膜。因为颈部食管横纹肌的纵向和环形纤维紧张性收缩，需要少量充气使内镜顶端与食管壁保持安全的距离，避免擦伤颈部食管。轻微顺时针旋转内镜可使其较容易进入胸腔入口。

(3) 胃内进镜：通过贲门进入胃后，控制送气量在最少，边送气边进镜，即可观察扩张胃腔，顺胃大弯到达幽门口。观察幽门黏膜、幽门口大小及周围病变等，综合考虑后决定扩张方案，将胃镜放置在幽门上方(图 21-3A)。

(4) 扩张：①在胃镜活检通道放置导丝，循导丝插入球囊扩张导管；②在胃镜监视下调整球囊位置，使球囊中段在幽门处；③缓慢注入水使球囊扩张，进一步确定球囊中段位于幽门处(图 21-3B)；④使压力表压力到达所需球囊大小，每次持续 3 分钟后抽瘪球囊，内镜观察黏膜出血情况，如无明显出血和穿孔，可于 3 分钟后再次向球囊注入水扩张 3 分钟，如此重复 3 次；⑤缓慢拔出球囊及导丝；⑥再次内镜观察扩张情况并确定有无并发症(图 21-3C)。

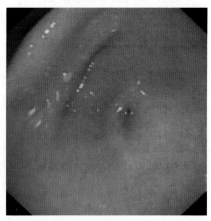

图 21-3A　幽门狭窄球囊扩张前：胃镜放置于幽门口上方，判断幽门口大小

(四) 食管狭窄探条扩张

1. 体位　患者取左侧卧位，左上肢放在胸前，左下肢伸直，右下肢屈曲。

2. 进镜

(1) 口咽进镜：插入口腔后沿着舌中线到咽部，胃镜 U/D 旋钮逆时针旋转使内镜顶端向下(舌方向)弯曲，继续插入的同时逐渐将内镜顶端向上(咽后壁方向)弯曲插入食管。

(2) 食管内进镜：插入食管后阻力会下降，并能看见有清晰血管像的滑动的食管黏膜。因为颈部食管横纹肌的纵向和环形纤维紧张性收缩，需要少量充气使内镜顶端与食管壁保持安全的距离，避免擦伤颈部食管。轻微顺时针旋转内镜可使其较容易进入胸腔入口，找到狭窄部，观察狭窄部黏膜、狭窄口大小及周围病变等，综合考虑后决定扩张方案，将胃镜放置在狭窄部上方。

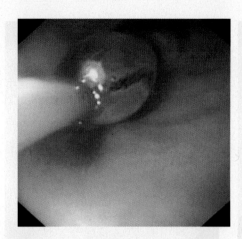 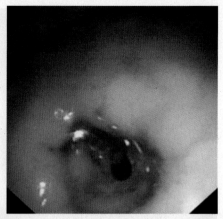

图 21-3B　幽门狭窄球囊扩张:在胃镜监视下放置球囊于狭窄处,随后缓慢注入水使球囊扩张,进一步确定球囊中段位于幽门处　图 21-3C　幽门狭窄球囊扩张后:扩张后缓慢拔出球囊和导丝,内镜下观察狭窄口情况,可见黏膜撕裂出血

　　(3) 扩张:①在胃镜活检通道放置导丝,将导丝越过狭窄处插入胃腔,退出胃镜;②探条涂上润滑油,将其沿导丝送入食管腔,感到有阻力后,继续缓慢推进,使其圆柱体部达到狭窄部远端;③将超细胃镜放置在狭窄部上方,进一步确定扩张探条位于狭窄处;④保留 3~5 分钟,退出扩张探条并继续保持导丝位置相对固定,内镜观察黏膜出血情况,如无明显出血和穿孔,可于 3 分钟后,从小到大依次增加扩张探条的直径,如此重复 3 次;⑤缓慢拔出扩张探条及导丝;⑥再次内镜观察扩张情况并确定有无并发症。

　　(五) 贲门狭窄探条扩张

　　1. 体位　患者取左侧卧位,左上肢放在胸前,左下肢伸直,右下肢屈曲。

　　2. 进镜

　　(1) 口咽进镜:插入口腔后沿着舌中线到咽部,胃镜 U/D 旋钮逆时针旋转使内镜顶端向下(舌方向)弯曲,继续插入的同时逐渐将内镜顶端向上(咽后壁方向)弯曲插入食管。

　　(2) 食管内进镜:插入食管后阻力会下降,并能看见有清晰血管像的滑动的食管黏膜。因为颈部食管横纹肌的纵向和环形纤维紧张性收缩,需要少量充气使内镜顶端与食管壁保持安全的距离,避免擦伤颈部食管。轻微顺时针旋转内镜可使其较容易进入胸腔入口,找到贲门,观察贲门部黏膜、贲门口大小及周围病变等,综合考虑后决定扩张方案,将胃镜放置在贲门上方。

　　(3) 扩张:①在胃镜活检通道放置导丝,将导丝越过狭窄处插入胃腔,退出胃镜;②探条涂上润滑油,将其沿导丝送入食管腔,感到有阻力后,继续缓慢推进,使其圆柱体部达到贲门狭窄处;③将超细胃镜放置在贲门口上方,进一步确定扩张探条位于贲门狭窄处;④保留 3~5 分钟,退出扩张探条并继续保持导丝位置相对固定,内镜观察黏膜出血情况,如无明显出血和穿孔,可于 3 分钟后,从小到大依次增加扩张探条的直径,如此重复 3 次;⑤缓慢拔出扩张探条及导丝;⑥再次内镜观察扩张情况并确定有无并发症。

　　(六) 幽门狭窄探条扩张

　　1. 体位　患者取左侧卧位,左上肢放在胸前,左下肢伸直,右下肢屈曲。

　　2. 进镜

　　(1) 口咽进镜:插入口腔后沿着舌中线到咽部,胃镜 U/D 旋钮逆时针旋转使内镜顶端向下(舌方向)弯曲,继续插入的同时逐渐将内镜顶端向上(咽后壁方向)弯曲插入食管。

　　(2) 食管内进镜:插入食管后阻力会下降,并能看见有清晰血管像的滑动的食管黏膜。因为颈部食管横纹肌的纵向和环形纤维紧张性收缩,需要少量充气使内镜顶端与食管壁保持安全的距离,避免擦伤颈部食管。轻微顺时针旋转内镜可使其较容易进入胸腔入口。

（3）胃内进镜：通过贲门进入胃后，控制送气量在最少，边送气边进镜，即可观察扩张胃腔，顺胃大弯到达幽门口。观察幽门黏膜、幽门口大小及周围病变等，综合考虑后决定扩张方案，将胃镜放置在幽门上方。

（4）扩张：①在胃镜活检通道放置导丝，将导丝越过狭窄处插入十二指肠，退出胃镜；②探条涂上润滑油，将其沿导丝送入胃腔，感到有阻力后，继续缓慢推进，使其圆柱体部达到幽门狭窄部远端；③将超细胃镜放置在幽门上方，进一步确定扩张探条位于幽门狭窄处；④保留3~5分钟，退出扩张探条并继续保持导丝位置相对固定，内镜观察黏膜出血情况，如无明显出血和穿孔，可于3分钟后从小到大依次增加扩张探条的直径，如此重复3次；⑤缓慢拔出扩张探条及导丝；⑥再次内镜观察扩张情况并确定有无并发症。

五、注意事项

1. 严格掌握上消化道狭窄球囊/探条扩张的适应证与禁忌证。

2. 术中必须随时清除咽部从食管反流的液体，防止误入气道。

3. 扩张球囊时，球囊可能滑至狭窄的近侧或远侧，术者必须控制，可用右手拇指和示指夹持扩张球囊导管，使其固定于内镜活检通道开口处，助手控制胃镜于门齿处，防止扩张注水时球囊改变位置，影响扩张。如有滑动，必须抽瘪球囊，重新定位后再扩张。

4. 每次使用球囊/探条大小应根据患儿的消化道狭窄程度、狭窄口大小决定采用不同型号的球囊/探条，一般采用比狭窄口直径大2~4mm的球囊/探条开始扩张，由小逐渐递增，避免球囊/探条扩张张力过高导致消化道穿孔。每次扩张结束后需内镜观察黏膜出血情况，如无明显出血和穿孔，再进行下一次扩张。

六、术后处理

1. 等待麻醉完全清醒。

2. 卧床保持安静，禁食，维持静脉滴注。禁食期间注意维持必须的水、电解质及热卡供应。

3. 术后患儿禁食6个小时后可进食流质，24个小时后酌情继续进食流质或改进食半流。

4. 为预防感染，扩张后应常规使用广谱抗生素2天。

5. 为预防反流，术后静脉注射质子泵抑制剂2天，随后改为口服2周~1个月。

6. 注意观察患者有无皮下气肿、气促、胸痛、呕吐、腹胀等异常情况。

7. 1个月后复查胃镜了解狭窄口大小，评估是否需再次扩张（图21-1D、图21-2D、图21-3D）。

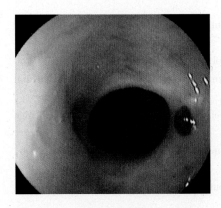 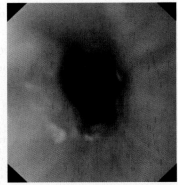 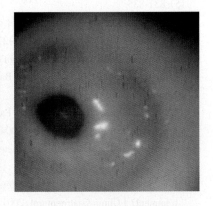

图21-1D　食管狭窄球囊扩张后随访：扩张后定期随访，可见狭窄口明显扩大

图21-2D　贲门狭窄球囊扩张后随访：扩张后定期随访，可见贲门口明显扩大

图21-3D　幽门狭窄球囊扩张后随访：扩张后定期随访，可见幽门口明显扩大

七、并发症及其处理

按照临床需要,可以将球囊/探条扩张术后不良事件分为一过性有害事件和并发症两类;前者指球囊/探条扩张造成的一过性损伤,无需医疗干预,无需延长住院时间,包括局部渗血、一过性腹痛、短暂的恶心及呕吐;后者指需临床处理的、影响治疗流程和增加住院天数的并发症,包括出血、穿孔和感染等。

1. 出血 有临床意义的出血多表现为术中涌血、喷血。涌血发生时,可以在内镜下用 4∶100 000 的肾上腺素溶液喷洒。若伤及小动脉,则表现为术中喷血。此时应立即进行血管夹治疗止血,但大量出血内镜下很难控制,需要急诊外科手术或 X 线下进行血管栓塞治疗。

2. 穿孔 扩张者扩张时手法的轻重及技巧对于防止并发症的发生至关重要,扩张力度不够达不到疗效,扩张过度又可能导致穿孔。若患儿出现皮下气肿、腹胀、突发性、难以忍受的胸痛或扩张后胸痛持续不能缓解,应怀疑穿孔。食管穿孔时用泛影葡胺造影剂易溢漏出食管外。X 线检查食管穿孔可见纵隔气肿、气胸,胃穿孔可见膈下游离气体。食管穿孔后的治疗各个学者意见不一,有主张手术,有主张非手术。当穿孔很小,没有胸腔感染、症状很轻及没有毒血症状不宜外科手术治疗,可采用禁食、预防感染、补液、留置胃管等措施,3~5 天后病情一般能得到缓解。如有全身毒血症、呼吸功能不全和休克者需手术治疗。胃穿孔者需手术治疗。

3. 感染 食管穿孔后常并发胸腔感染,需使用广谱抗生素 7~14 天。如有肺脓肿者需手术治疗。

(龚四堂　陈佩瑜)

参考文献

1. 中华医学会,临床技术操作规范(消化内镜学分册).北京:人民军医出版社,2012.

2. 邱枫,钟英强.实用消化内镜治疗技术.北京:人民军医出版社,2009.

3. 韩跃华,译.上消化道内镜检查的并发症.胃肠病学动态,2002,3(1):36-40.

4. 律小平,姜海行,唐国都,等.内镜下探条扩张术治疗食管狭窄的疗效分析.中国内镜杂志,2007,13:22-23,26.

5. Alshammari J,Quesnel S,Pierrot S,et al. Endoscopic balloon dilatation of esophageal strictures in children.Pediatr Otorhinolaryngol,2011,75(11):1376-1379.

6. Lang T,Hummer Hp,Berhens R. Balloon dilation is preferable to bougienage in children with esophageal atresia. Endoscopy,2001,33(4):329.

7. Chiu YC,Hsu C,Chiu KW,et al. Factors influencing clinical applications of endo-scopic blloon dilatation for benign esophyageal sricture. Endoscopy,2004,36:595-600.

8. Weintraub JL,Eubig J. Balloon catheter dilatation of benign esophageal strictures in children. J Vasc Interv Radiol,2006,17(5):831-835.

9. Choudhary AM,Roberts I,Nagar A,et al. Helicobacter pylori-related gastric outlet obstruction:is there a role for medical treatment? J Clin Gastro,2001,32(3):272-273.

10. Boyle W.H. Dilation of difficult benign escophageal stricture. Am J Gastroenterol,2005,744-745.

11. Lang T,Hummer Hp,Berhens R. Balloon dilation is preferable to bougienage in children with esophageal atresia. Endoscopy,2001,33(4):329.

12. Chiu YC,Hsu CC,Chiu KW,et al. Factors influencing clinical applications of endo-scopic balloon dilatation for benign esophyageal sricture. Endoscopy,2004,36:595-600.

13. Weintraub JL,Eubig J. Balloon catheter dilatation of benign esophageal strictures in children. J Vasc Interv Radiol,2006,17(5):831-835.

14. Choudhary AM,Roberts I,Nagar A,et al. Helicobacter pylori-related gastric outlet obstruction:is there a role for medical treatment? J Clinic Gastroenterol,2001,32(3):272-273.

15. Boyle WH. Dilation of difficult benign escophageal stricture. Am J Gastroenterol,2005,744-745.

第二十二章
内镜下消化道支架置入术

一、概述

自 1885 年 Symonds 首次提出食管置管以来，食管支架置入术已有百余年历史。1983 年，Frimberger 首先报道了采用金属支架治疗食管狭窄获得成功的病例，开辟了消化道支架的新纪元。近年来，随着消化内镜技术和科技水平不断提高，支架材料和置入方法日趋成熟和完善，内镜下支架植入治疗技术的应用越来越广泛。消化道支架置入已广泛应用于成人，用于治疗消化道（包括胃肠道和胰胆管）的良性或恶性狭窄性病变及食管气管瘘。儿科相关的报道较少，近年来有一些食管支架治疗食管先天性和后天性食管狭窄的报道，本章主要介绍食管支架植入术。

食管支架的种类很多，按其放置时间可分为永久性支架和暂时性支架；按材料分类主可分为硅胶支架、聚酯塑料支架、不锈钢支架、镍钛记忆合金支架、可降解生物材料支架等；按扩张方式可分为扩张式、记忆式支架；按是否覆膜分（全、部分）覆膜、裸支架；按功能分为普通型支架、防反流支架、套接型支架、放射性支架、可回收支架、生物可降解支架、药物缓释支架、特型支架等。各自均有其优缺点，塑料支架由聚乙烯、聚氯酯、聚四氯乙烯材料制成，支架口径固定，不具有扩张性；金属支架具有扩张性和柔韧性好、支撑力强，有机械持久性，且不透 X 线、便于了解置入状态等优点。聚酯塑料支架在国外应用较多，国内未见报道。国内文献报道食管支架基本为金属支架，主要为镍钛形状记忆合金编织支架和"Z"型不锈钢丝支架。儿童由于年龄较小，尚处于不断生长发育的阶段，无法置入永久性支架。用于儿童的支架主要有：①镍钛合金支架：自膨式，表面覆膜，网状金属丝结构，上端呈喇叭口，喇叭口与食管黏膜贴服性较好，能防止移位且异物感轻（图 22-1）。②CSES-Ⅱ型支架：自膨式，全覆膜、改良"Z"型支架。均设计成可回收的全覆膜支架（图 22-2）。

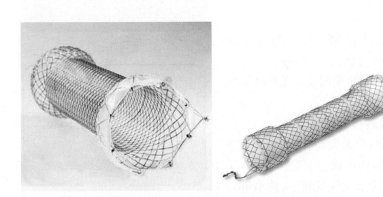

图 22-1　镍钛合金覆膜可回收支架

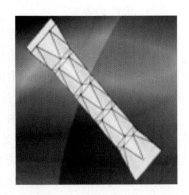

图 22-2　CSES-Ⅱ型支架

儿童食管及贲门狭窄的病因、性质和临床特征与成人有所差别。儿童多见先天性食管发育不良性狭窄、原发性贲门失弛缓症、理化因素损伤后上消化道狭窄和术后良性狭窄,其中最为严重且对儿童伤害最大的是化学性食管狭窄,其好发于 5 岁以下的儿童。无论病因和疾病性质如何,其结果可能导致患者营养物质摄入障碍,轻者发生吞咽困难或不能进食,影响患者的工作、学习和生活,重者发生各种营养不良。如果不能及时纠正,可因此死亡。有报道指出,外科手术治疗是儿童食管狭窄的最有效方法,但手术治疗创伤大、风险高、死亡率相对高,术后可能影响儿童食管正常发育。支架在食管良性狭窄治疗中具有以下优点:内镜直视下精确定位,操作安全、有效,减少并发症,减少反复球囊扩张的痛苦等,因此,有学者主张良性食管狭窄先进行球囊扩张,如 3 次以上扩张仍不能缓解症状,应考虑置入支架。

二、适应证和禁忌证

1. 适应证　各种原因引起食管、贲门部狭窄而出现吞咽、进食困难者;术后吻合口狭窄、腐蚀性食管炎、医源性狭窄(憩室切除术后、内镜下黏膜切除术后、食管静脉硬化剂治疗后、放疗后)、食管蹼、贲门失弛缓症。

2. 禁忌证

(1) 急性心肌缺血、严重心律失常、严重心肺功能不全。

(2) 消化道急性穿孔。

(3) 狭窄部位有活动性溃疡。

(4) 患者不能配合。

三、术前准备

(一) 人员、设备和器材准备

1. 人员　内镜医生 2 名,内镜技师(亦可由医生代替)1 名,有时需放射技师 1 名。

2. 设备

(1) X 线机,氧气管或氧气瓶,吸引器,心电、血压及血氧监测仪,抢救设备等。

(2) 直视型内镜:活检孔在 2.8mm 以上。

(3) 导引钢丝。

(4) 扩张器:球囊扩张器(水囊扩张器、气囊扩张器)或 Savary 硅胶扩张器。

(5) 带膜或不带膜内支架:选择带膜可回收自膨式支架,术前将其压缩在直径 8mm 的外套管内,导入器和支架装为一体(图 22-3)。

(二) 患者准备

1. 术前检查

(1) 明确病变部位状况:胃镜检查和上消化道检查,了解狭窄部位及长度、有无食管纵轴的偏位、狭窄与食管入口的距离(颈部食管狭窄时)、狭窄与贲门的距离(下部食管狭窄时)、有无瘘孔形成(必要时经活检孔注水观察患者有无咳嗽)。

(2) 如怀疑肿瘤,需进行肿瘤浸润或转移的相关检查。

1) CT、MRI:有无气管、支气管狭窄;有无大动脉浸润;有无瘘管(指巨大瘘孔)及其部位和方向;有无肺内浸润。

2) 支气管镜检查(必要时):有无气管或支气管狭窄,狭窄部位及长度;有无瘘管形成及其部位和程度。

2. 知情同意,并请患者家长签字。

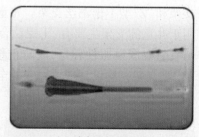

支架置入器

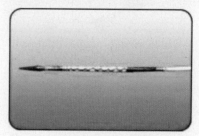

捆绑式支架置入器套装

图 22-3　食管支架置入器

3. 术前禁食 12 个小时、禁水 8 个小时,有义齿者应取出。

4. 术前 30 分钟肌内注射阿托品 0.5mg 松弛平滑肌。

5. 术前全身麻醉、气管插管。

（三）定位及选择支架

可根据术前 X 线片了解食管狭窄的长度和部位,或胃镜直视下观察其狭窄起始端和终末端而确定。根据狭窄长度,其两端各加 2~3cm 为原则选择支架长度(图 22-4)。

四、食管支架置入的操作方法及程序

（一）以扩张器扩张

参照"第二十一章 内镜下狭窄扩张"。

（二）支架置入术

支架置入方法见图 22-5~ 图 22-7。

1. 插入内镜,从活检孔插入导丝,将导丝置于狭窄下段的食管或胃内,退出胃镜。

2. 循导丝缓慢推入支架导入器,在 X 线监视下确认支架的中心部位处于狭窄段的中点并覆盖病变的上下端;若不在 X 线监视下进行,需用特制测距器固定位置(图 22-8)。

3. 打开保险,缓慢拉回外套管,用内套管顶住支架防止其移位。在胃镜监视下观察支架膨胀情况,约 10 分钟后支架可完全膨胀。

4. 退出支架导入器。

5. 插入胃镜,检查支架安装情况,检查胃、食管有无损伤和出血(图 22-6、图 22-7)。

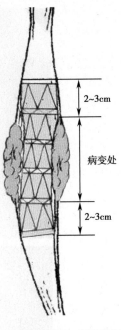

图 22-4 确定支架长度

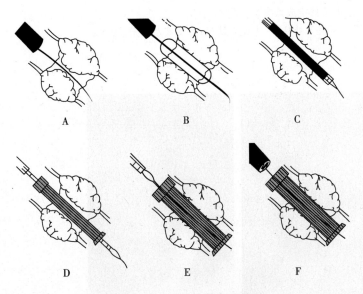

图 22-5 食管支架置入示意图

A. 导丝置于狭窄下段的食管;B. 狭窄球囊扩张;C. 循导丝缓慢推入支架置入器;D. 拉回外套管释放支架;E. 支架膨胀后退出支架导入器;F. 插入胃镜检查支架安装情况

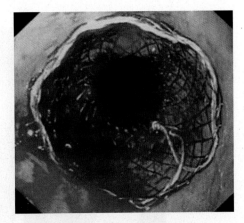

图 22-6 内镜下食管支架膨胀
先行球囊扩张后食管支架置入

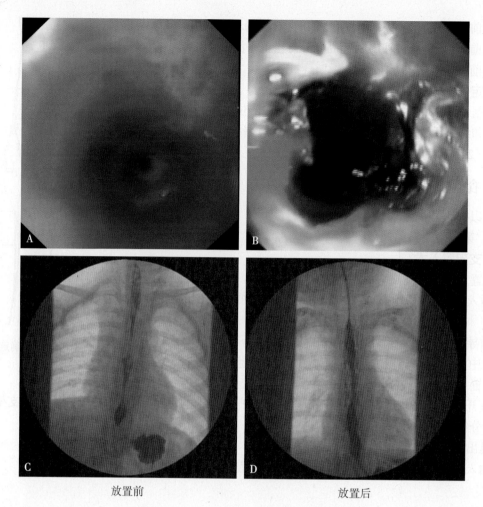

放置前　　　　　　　　　　　　　放置后

图 22-7　食管狭窄放置支架前后

支架放置前,内镜和透视下均见食管中下段多处狭窄,内镜无法通过;支架放置后,内镜和透视均可见食管狭窄程度明显改善

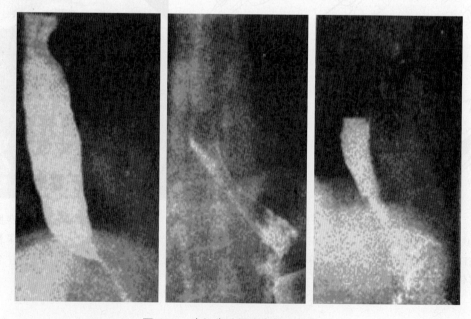

图 22-8　贲门失弛缓症食管支架置入

（三）支架置入评估

1. 技术成功标准

①成功：支架置入顺畅，释放顺利，定位准确，置入后 24~48 个小时后支架完全膨胀到位，支架置入后可进行调整或回收。②一般：支架置入较顺畅，支架定位误差小于 2cm，置入后 24 个小时支架膨胀达正常内径的 2/3 以上。③失败：置入不顺畅，定位难，24 个小时支架膨胀小于其内径 2/3，支架放置后难以进行调整或回收。

2. 临床有效标准

①完全有效：食管支架置入后，支架膨胀达内径 2/3 以上，封堵瘘口时造影显示瘘口完全封堵，无造影剂外漏，患者能正常进食流质或半流质。②部分有效：食管支架置入后，支架膨胀达内径 1/3 以上，患者能正常进食流质和半流质，食管支架封堵瘘口后，造影显示瘘口封堵达 90% 以上，渗漏小于 10%。③无效：食管支架置入后 24~48 个小时，支架膨胀小于其内径 1/3，患者进食流质饮食困难，调整或更换支架后未能缓解，食管瘘口封堵不满意，造影显示漏出量大于 10%，患者不能经口进食。

五、术后处理

1. 术后 8 个小时内严密观察血压、脉搏、呼吸变化，并观察恶心、呕吐、消化道等症状。

2. 禁食、禁水 6 个小时，以后可进温凉流食和半流食，并逐步过渡到普通饮食，进食后饮温水，以冲刷附着于支架上的食物。若置入镍钛合金支架则禁止饮用冷饮。

3. 密切观察有无胸痛、咳嗽、发热等，胸骨后异物感明显者可口服山莨菪碱片剂。

4. 术后 3 天内给予抗生素及止血、止痛等对症处理。

5. 术后 3 天后以水溶性造影剂造影复查支架位置及通畅情况，以后定期随访观察。

六、注意事项

1. 儿童食管支架置入是暂时性的，所以必须使用可回收的全覆膜支架，不能使用无回收功能支架或部分覆膜支架。也可采用防反流支架，可以较好地减轻因安放支架后造成的胃食管反流。最好根据狭窄的范围和程度个体化设计支架。

2. 儿科患者需住院治疗，最好在全身麻醉或静脉麻醉、气管插管状态下进行，如客观条件限制或内镜操作者技术娴熟，学龄前期和学龄期儿童也可单独进行咽部麻醉，术前 30 分钟注射地西泮镇静。

3. 支架放置时间一般为 3~6 个月，3~6 个月后在内镜直视下取出食管支架（图 22-9，图 22-10）。

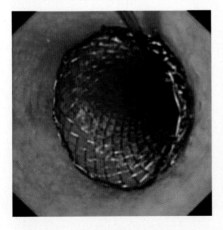

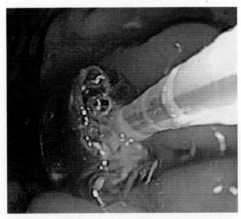

图 22-9　内镜直视下食管支架取出
插入胃镜到支架上缘，插入回收器钩住
支架上端回收线

图 22-10　内镜下直视下食管支架取出
内镜直视下，活检钳提拉支架上端回收线，使支
架上端的端口直径缩小后随镜取出

腐蚀性食管狭窄患者,支架置入时间常需要 6 个月以上,个别需要 1~2 年。治疗中可逐步更换内径较大的桶形支架。

七、术后并发症

1. 胸痛和呕吐 是支架置入后较为常见的并发症,胸痛大多较轻微,无需治疗,呕吐经药物治疗后也可缓解。一旦支架取出,其症状立即缓解。

2. 出血、穿孔、感染为主要的并发症,处理原则和方法同"第二十章 内镜下狭窄扩张术"。

3. 移位或脱落 与支架选择和放置技术有关。

4. 再狭窄 与支架放置时间、瘢痕收缩有关。可以选择再次支架或球囊扩张。

(陈 洁)

参考文献

1. 俞炬明,范国平,钟伟兴,等.暂时性食管支架成形术治疗儿童食管狭窄.介入放射学杂志,2007,16:762-764.
2. 段天英,刘德良,谭玉勇,等.应用金属支架治疗儿童难治性食管良性狭窄的临床价值.世界华人消化杂志,2015.
3. Park JS,Joeng S,Lee DH. Recent advances in gastrointestinal stent development. Clin Endosc,2015,48:209-215.
4. Bechara R,Inoue H. Recent advancement of therapeutic endoscopy in the esophageal benign diseases.World J Gastrointest Endosc,2015,7:481-495.

第二十三章
内镜下非静脉曲张止血治疗

概述

非静脉曲张性消化道出血是消化道出血的重要类型,原因众多,常见的有溃疡、炎症、黏膜病变、黏膜撕裂、息肉、憩室、内镜术后并发出血等,其中以消化性溃疡出血最常见。根据临床表现可分为活动性出血、自限性出血和慢性出血。

各种原因的消化道出血,传统方法是药物或急诊手术止血,对药物止血失败者也可转为手术治疗。随着内镜技术的不断发展,内镜止血已成为目前消化道出血治疗的首选方法。有关非静脉曲张性消化道出血内镜止血的方法很多,如雾化喷洒、生物蛋白胶注射、金属止血夹、电凝、微波、热探头、激光、氩离子电凝止血等技术。

(一) 雾化喷洒止血术

药物雾化喷洒止血术操作简单、安全、易于掌握。

1. 适应证及禁忌证

(1) 适应证:①局限性的较表浅的黏膜面糜烂或溃疡面出血;②贲门黏膜撕裂综合征;③内镜下黏膜活检术后或息肉切除术后出血。

(2) 禁忌证:①弥漫性黏膜病变;②巨大血管瘤、毛细血管瘤出血;③应激性溃疡;④食管、胃、肠滋养动脉破裂出血。

2. 术前准备

(1) 器械准备:①内镜;②喷雾导管,直径小于内镜工作通道直径,一种为单纯的塑料导管,适用于出血灶较局限者;一种是喷头导管,适用于渗血病灶较大者。

(2) 药物准备:①去甲肾上腺素溶液,可收缩局部血管,浓度为1:10 000,最常用。②孟氏液,是一种强烈的表面收敛剂,遇血后发生凝固,在出血创面形成一层棕黑色、牢固黏附在创面的收敛膜。孟氏液以5%~10%的浓度最适宜。③凝血酶,需在临用前新鲜配制,浓度以5000U/40ml为宜,其优点为高效而无不良反应。④5%精氨酸钠,可在出血面形成被覆层,防止血液外渗,同时该药可作用于纤维蛋白原,加速凝血过程,在内镜直视下对准出血病灶喷洒1~5次,直至出血停止。

(3) 患者准备:①建立静脉通道1~2条,以备紧急抢救之用;②消化道急性大出血者应先纠正失血性休克,待生命体征平稳后再进行内镜止血;③按常规进行消化道内镜检查治疗前准备。

3. 操作方法

(1) 常规急诊内镜检查。

(2) 内镜下见到活动性渗血病灶后,从活检管道插入塑料导管,先以蒸馏水冲洗病灶表面渗血血块,随后在内镜直视下向出血灶喷洒止血药物。注意喷洒孟氏液的同时要送水,以免孟氏液遇血形成棕色凝块堵塞内镜管道。

4. 疗效判断 本法用于较浅表的黏膜渗血,止血效果可靠,无创伤,费用低。

5. 并发症及处理 本法操作简单、安全、无任何并发症发生,术后无需特殊处理。

（二）生物蛋白胶止血术

医用生物蛋白胶(fibrin glue,FG)是一种新型止血药,是从生物组织中提取的多种可凝性蛋白质组织,含有纤维蛋白原、凝血酶,第Ⅷ因子、钙离子等。各成分均匀混合后,形成一层乳白色凝胶,能有效地制止组织创面渗血和小静脉性出血,封闭缺损组织,促进组织创伤愈合。

1. 适应证及禁忌证

（1）适应证:①消化性溃疡并出血;②急性胃黏膜病变;③贲门黏膜撕裂综合征;④内镜下黏膜活检术后及息肉切除术后出血。

（2）禁忌证:①巨大血管瘤、毛细血管瘤出血;②食管、胃、肠滋养动脉破裂出血。

2. 术前准备

（1）器械及药物准备:①内镜,普通前视内镜;②专用双腔导管,分别有连接针座与推液器锥头相连接;③推液器;④医用生物蛋白胶:取 2.5ml 的医用生物蛋白胶,分别以红、蓝注射器抽吸相应的主体溶解液溶解主体生物胶,待完全溶解后再用同颜色的注射器抽吸相应的溶解液,分别注入推液器上的注射器内,把连接针座固定在推液器锥头备用。

（2）患者准备:同喷洒止血术。

3. 操作方法

（1）常规内镜检查。

（2）充分暴露病灶,喷洒之前以生理盐水冲洗出血灶,以使医用生物蛋白胶更好地覆盖出血灶。

（3）将专用双腔导管通过内镜活检孔插入到出血病灶处,把溶解好的医用生物蛋白胶喷洒在出血灶的表面上,若出血病灶位于胃小弯侧,可转动患者体位,使病灶位于下方,易于喷洒,如病灶较多或较广泛,可同时备用数支医用生物蛋白胶对准相应部位重复喷洒。

（4）对喷射状出血病灶,喷洒医用生物蛋白胶的同时,以胃镜前端压迫出血灶 3~5 分钟,以免形成的止血胶被血流冲走。

（5）在喷洒生物蛋白胶时,将内镜适当后退,与出血病灶保持 0.5~1cm,以防止生物蛋白胶堵住内镜活检孔。喷洒的生物蛋白胶一般在 5~10 秒内形成一层乳白色薄胶附着在出血灶的表面上,渗血和小静脉出血多在 10 秒左右止血。

（6）观察 1~2 分钟,确认无出血后拔出喷洒导管后退镜,在拔管之前,先向导管内注入 2ml 空气,以防拔管时导管前端黏滞的生物蛋白胶堵住内镜活检孔。也可在内镜前端涂上一层硅油,使黏滞的生物蛋白胶易于清洗。

4. 疗效判断 医用生物蛋白胶喷洒止血可达到较理想的止血、封闭作用,尤其对小静脉出血、毛细血管渗血的止血效果好。但对压力较高的小动脉和中等静脉出血的止血效果较差,所形成的止血胶膜或胶块易被血流冲走。

5. 并发症及处理 医用生物蛋白胶具有良好的组织相容性,使用后数日至两周内可再吸收,并有促进组织生长和修复作用,无毒性、无刺激性。目前尚未见有出现并发症的报道。

（三）注射止血术

20 世纪 70 年代初 Soehendra 首次引入内镜注射止血技术应用于临床,现已普遍为国内外内镜医生所使用,成为治疗内镜的基本技术之一。其止血机制是通过溃疡局部黏膜下层液体浸润、压迫及药物引起的血管收缩、栓塞凝血作用达到局部止血的目的。

1. 适应证及禁忌证

（1）适应证:①溃疡面显露的小血管出血;②贲门黏膜撕裂综合征;③Dieulafoy 病变出血;④局限性血管畸形出血;⑤胃肠道早期癌或息肉内镜下切除术后出血;⑥十二指肠乳头切开术后出血。

（2）禁忌证:①广泛损伤性出血,如弥漫性出血性胃炎、广泛的血管畸形以及血管发育不良;②大而深的十二指肠球部和胃溃疡并发出血。

2. 术前准备

(1) 器械准备：①内镜，普通前视内镜；②内镜注射针，有金属和塑料两种。塑料注射针较金属注射针便宜，且易于清洗消毒，故临床更为实用。常用塑料注射针有外径5F(1.65mm)和7F(2.31mm)两种，分别适用于工作通道为2.8mm和3.7mm的内镜，注射针的外径应至少小于内镜工作通道1.2mm，以便于在注射过程中同时可以吸引。注射针头外径0.5mm，长度应小于7mm，以防发生穿孔，针尖的斜坡面(马蹄面)应小。对慢性溃疡可用较硬的带金属套管的硬化治疗针，以便穿透溃疡底部的纤维组织。注射针管可选用1ml、2ml或5ml注射器，使用前应常规检查注射针头是否通畅。如注射油性或高黏度药液时，可用高压注射手枪。

(2) 药物准备：①1∶20 000去甲肾上腺素配制法，将0.5ml(含0.5mg)去甲肾上腺素加生理盐水至10ml混匀。高于此浓度时有可能发生心血管系统不良反应，1∶20 000的浓度既可达到有效止血目的，又可避免不良反应的发生。②高渗盐水-肾上腺素溶液(HS-E)配制法，在20ml 15%氯化钠中加入肾上腺素2~4mg。肾上腺素有强力的血管收缩作用，而高渗钠可延长肾上腺素局部作用的时间，并使黏膜下组织肿胀，使血管发生纤维化变性及血管内血栓形成。③1∶10 000肾上腺素配制法，将1ml(含1mg)肾上腺素加生理盐水至10ml。④95%~100%的无水酒精，注射于出血灶的周围或基底部，可使其脱水、固定，引起血管收缩、管壁坏死或血栓形成，从而达到止血的目的，同时尚有刺激局部组织修复的作用。⑤凝血酶配制法，将100U凝血酶溶于3ml生理盐水中，注射后可形成固体网状纤维素，通过压迫出血的血管而止血。⑥1%乙氧硬化醇，可使局部组织水肿，出血灶周围压力增高，进而压迫血管，使血管内血栓形成。⑦其他也可选用15%~20%的高渗盐水、生理盐水、复方消痔灵注射液。

(3) 患者准备：参照"喷洒止血术"中的方法。

3. 操作方法

(1) 常规插入内镜，进行消化道急诊内镜检查，发现活动性出血灶后(图23-1)用蒸馏水冲去渗血。

(2) 从活检管道插入注射针，注射针伸出内镜前端约3cm，以免伸出过长使操作失控，伸出过短使刺入部位发生裂伤。

(3) 注射针头刺入出血灶应保持45°角，角度过大会使针头刺入太深，角度过小会使针头刺入太浅，针头刺入出血灶的深度一般是3~5mm，可使针头刺入黏膜层、黏膜下层而不会进入肌层引起坏死、溃疡、穿孔。

(4) 在距离出血病灶1~2mm处分3~4点注射，每点注射的量依止血药物的种类不同而不同。1∶20 000去甲肾上腺素和HS-E每点注射1~2ml，总量5~10ml。1∶10 000肾上腺素每点注射0.5ml，总量不超过10ml，无水

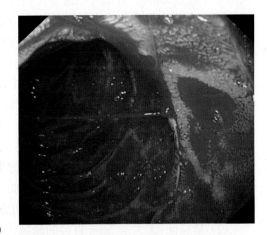

图23-1　内镜检查，发现活动性出血灶

酒精每点注射0.1~0.2ml(最好使用皮试注射器)，注射速度应小于0.2ml/s，总量不超过1.2ml，以免引起黏膜坏死。凝血酶注射总量10~15ml，1%乙氧硬化醇注射总量不超过5ml。

(5) 根据出血病灶性质的不同采用下列不同的注射方式。①溃疡性出血：采用三种方式：a.溃疡基底部直接注射；b.出血血管周围注射；c.可见血管直接注射。首先推荐单纯去甲肾上腺素注射，次选去甲肾腺素+乙氧硬化醇联合注射，即在溃疡基底部黏膜下层环绕血管直接注射5~10ml去甲肾上腺素稀释液，待上述部位出血停止后，在视野清楚的情况下，再注射1%乙氧硬化醇，以加强止血作用。②贲门黏膜撕裂综合征：沿撕裂黏膜的边缘逐点注射，如见出血点或有血管残端，应直接进行出血点部位注射止血，最常使用的止血剂是1∶20 000去甲肾上腺素。③内镜治疗术后出血：最常见的是息肉切除术后及十二指肠乳头切开术后出血，息肉切除术后出血常发生在粗蒂、广蒂或无蒂的大息肉，

可在电凝切除术前在息肉蒂基底部中央预防性注射 3~5ml 的 1：20 000 去甲肾上腺素，注射量不宜过多，以免影响息肉切除。息肉切除后基底部会少量渗血，注射方法同溃疡出血，环形局部黏膜下注射 1：20 000 去甲肾上腺素，如发现血管残端可联合注射 1% 乙氧硬化醇 <5ml，以加强止血作用，如基底部动脉性出血或可见血管残端则不宜采用注射止血术，应选用止血夹钳夹止血。十二指肠乳头肌切开术后偶然可因切开过度导致出血，可循切开乳头的内外侧及切乳头的齶口面局部注射 1：20 000 去甲肾上腺素，注射止血无效的活动性出血，应使用止血夹钳夹止血。

（6）注射后观察数分钟，也可在内镜直视下用冰盐水冲洗血凝块以判断止血效果，必要时可补充注射，确认无新鲜出血后退镜。

4. 疗效判断　Pane 等给 113 例活动性出血和具有隆起血管非出血溃疡患者注射肾上腺素，继之注射乙氧硬化醇，结果显示明显降低了再出血量（从 43% 降至 5%），减少了输血量，缩短了住院日，但死亡率并无降低。注射治疗能成功地治疗 Dieulafoy 病、贲门黏膜撕裂综合征及肿瘤出血。Jensen 等的一项前瞻性研究表明，注射治疗对胃肠道肿瘤所致的出血疗效令人满意。总体来说，注射治疗对溃疡出血的效果优于保守治疗；与多级电凝止血或热探头止血疗效相同，患者的再出血率、住院时间、急诊手术率及住院费用都降低，但死亡率没有改变。注射止血治疗因疗效好、费用低、操作简单、并发症少，推荐将其作为首选治疗措施。

5. 并发症及处理　如正确运用注射技术，掌握注射剂量及药液浓度，并发症发生率非常低或为零，可能发生的并发症有：①局部并发症，注射高渗盐水、酒精及乙氧硬化醇时，可发生注射后疼痛，而且过量、过深注射时将导致注射局部黏膜坏死，如超过正常量大剂量，坏死将扩大，最终发生穿孔。坏死面如并发活动性出血常需手术治疗。②全身不良反应，去甲肾上腺素吸收可导致心动过速或血压明显升高，但发生率很低，预防措施是降低注射浓度，减少注射剂量。推荐使用浓度为 1：20 000，最大剂量不超过 20ml。对原有心血管疾病的患者要慎用去甲肾上腺素及肾上腺素稀释液注射。

（四）金属钛夹止血术金属夹子（haemostatic clip）

钳夹止血法是近年来国内外开展的一种有效的内镜下止血方法，其基本原理是利用特制金属小止血夹（目前多为钛夹），经内镜活检孔插入内镜，对准出血部位，直接将出血的血管或撕裂的黏膜夹持住，起到机械压迫止血及"缝合"的作用，特别是对非曲张静脉性急性活动性出血及可见血管残端（Forrest Ⅰa、Ⅰb 及 Ⅱa）是一种简便而有效的立即止血和预防再出血发生的方法。

1. 适应证及禁忌证

（1）适应证：①急慢性消化性溃疡出血，直肠孤立性溃疡出血；②贲门黏膜撕裂综合征；③Dieulafoy 病；④非门脉高压性胃底静脉瘤并发急性大出血；⑤肿瘤出血 - 血管残端可见性出血；⑥结肠憩室出血；⑦内镜治疗术后出血，如组织活检后出血、息肉切除术后出血、十二指肠乳头切开术后出血、黏膜切除术后出血；⑧带蒂息肉切除前预防出血；⑨直径小于 0.5cm 的穿孔并发出血。

（2）禁忌证：①大于 2mm 直径的动脉性出血；②溃疡大穿孔并发出血；③弥漫性黏膜出血。

2. 术前准备

（1）器械准备：①内镜，普通前视内镜。②金属止血夹，目前日本 Olympus 公司生产的止血夹因其前端折弯角度不同而分为两种型号：MD-850（α=135°）和 MD-59（α=90°）。通常 MD-850 型用于止血，夹子的长度是 6mm，夹子张开最大范围是 1.2cm。MD-59 型主要用于组织部位标记，也可用于止血。③金属夹持放器，由内层金属蛇管和金属内芯线组成，包括手柄部、体部和前端部。前端部内芯线有金属小钩，以与止血夹的夹子连接柄上的小孔相连。手柄部主要有塑料管关节和内芯线滑动柄，通过前后运动塑料管关节而运动外层塑料管，使内层金属蛇管前端进出外层塑料管，通过内芯线滑动柄前后运动，使内芯线前端的小钩进出内层金属蛇管，起到脱止血夹和锁止血夹的作用。④金属止血夹的安装：将止血夹持放器内芯线前端的金属小钩与止血夹夹子连接柄上的小孔镶嵌，然后非常小心地将持放手柄部的内芯线滑动柄向后移动，移动的范围应恰可使止血夹夹子导管锁的后半部（细部）与止血夹持放器内层金属蛇管前端相接触，保持止血夹夹子的张开度同安装前。要避免过度后拉致夹子的张开度缩小,这对钳夹止血的效果至关重要。然后向前推进持放器手柄部的塑料管关节,将外套管推向前,使止血夹子退入外层塑料管内,以待通过内镜工作通道。

(2) 患者准备:同喷洒止血术。

3. 操作方法

(1) 常规插入内镜,寻找出血病灶,并明确部位,暴露清晰血管断端(图23-2)。

(2) 从内镜工作通道插入安装好的止血夹系统,在术者指导下,助手持止血夹持放器,向后移动手柄部的塑料管关节,使止血夹伸出显于视野中。当出血部位特殊,如胃底部、乳头括约肌切开术后乳头部出血等,首先伸直内镜前段(蛇骨管部)使止血夹伸出镜端,再反转或较大角度弯曲内镜前端。

(3) 适当向后移动手柄部内芯线滑动柄,止血夹张开度将达到最大(1.2cm),继续向后移动,止血夹将逐渐缩小张开度,缩小的程度与向后移动的距离呈正比。术者根据病灶的大小决定选择止血夹的张开度,如夹子张开度过小,不能适应钳夹止血,再想要适当张大已无可能,必须更换新的止血夹。

(4) 在术者的指导下,助手通过顺时针方向旋转止血夹手柄部的方向调节钮或新型持放器的旋转齿轮,以调整前端止血夹方向。

(5) 当止血夹的张开度和方向恰好与钳夹目标相适应时,术者推进止血夹,使张开的止血夹尽量垂直地接触出血部及部分周围组织,此时助手用力使内芯线滑动柄向后滑动,套锁止血夹,当听到"咔嗒"声说明夹子已完全合拢。

(6) 向前推动内芯线滑动柄,使内芯线前端小钩脱离止血夹连接柄,退出止血夹持放器,操作完成后必须认真观察结扎是否牢固,是否确实有效止血。结扎止血的数量,可根据病灶的大小和长度而定,一次可使用一至数个止血夹(图23-3)。

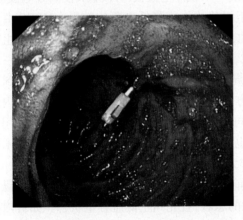 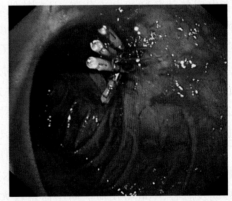

图23-2　金属小止血夹,直接将出血的血管或撕裂的黏膜夹持住　　图23-3　多枚夹子并排钳夹溃疡表面边缘

4. 疗效判断

(1) 对黏膜撕裂性大出血病如贲门黏膜撕裂综合征及食管、胃黏膜撕裂伤,用小夹子止血法止血疗效最好,而且能起到裂伤"缝合"的作用。

(2) 对溃疡性出血的止血效果,主要取决于溃疡的性质及出血的情况,像Dieulafoy溃疡及出血血管位于溃疡边缘,用夹子能牢固地夹持住出血部位,止血效果好。如果溃疡较大,露出血管周围的组织是坏死组织,即使夹住了出血血管,因周围组织脆弱,在短时间内夹子就会自动脱落而发生再出血。慢性溃疡的溃疡底常由于纤维化而变硬,在这种情况下,夹子也不易牢固夹持出血灶。

(3) 胃癌的止血效果差,因为癌组织腐烂脆弱或质地较硬,故小止血夹子难以钳夹。

(4) 因内镜治疗所致的出血,止血率高,主要是因为出血灶周围黏膜大多无坏死性变化,止血夹容易钳夹。

5. 并发症及处理　金属钛夹止血术并发症很少,主要为消化道穿孔,易发生于钳夹深大的溃疡底部出血灶,但发生率很低,仅有个别报道,遇此情况可改用多枚夹子并排钳夹溃疡表面边缘的方法,将整个溃疡封闭止血。

夹子通常在1~3周后自行脱落,随粪便排出体外,但国内有报道最长达90天,不会造成肠道任何损伤,金属夹也不影响溃疡或其他病灶的修复和愈合。

（五）电凝止血术

高频电流通过人体时会产生热效应,使组织凝固、坏死,进而达到止血目的。

1. 适应证及禁忌证

（1）适应证:①溃疡病出血;②局限的胃黏膜糜烂出血;③胃肠息肉切除术后出血;④贲门黏膜撕裂综合征;⑤小血管畸形出血;⑥十二指肠乳头切开术后出血。

（2）禁忌证:①弥漫性胃黏膜糜烂出血;②深溃疡底部出血。

2. 术前准备

（1）器械准备:①内镜,选用工作通道为>2.8mm的内镜;②高频电源,日本Olympus PSD-10或UES-IO,国产GHL-I型（南京）及HE-IO高频内镜治疗仪（上海）;③电凝电极,根据电凝电极探头的构造及类型分为单极电凝（monopolar electrocoagulation,MP）,液单极电凝（liquid monopolar electrocoagulation,LP）和多极电凝（multipolar electrocoagulation,MPEC）。MP的止血机制是电流经电极头流经组织达到负极板,使组织加热、脱水,凝固固缩为一层变性坏死的组织,MP止血效果理想,尤其是对显露血管者,但对组织粘连损伤可致局部黏膜糜烂、撕裂、出血或穿孔。LP在单极电凝工作的同时喷注清水或盐水,使电极头与组织之间形成水膜,因而可克服"干"MP的缺点,可明显减少患者的再出血率。应用单极电凝时,必须在患者肢体上另接一个肢体电极板（对极板）,使高频电极形成回路,因而有可能出现各种各样的电流分流,引起其他组织热灼伤或降低电凝的效果。MPEC由三对电极呈线样排列组成,电流仅在探头的每对电极间流动,避免了旁路电流,因而可减少电流对组织操作的深度,按下脚踏开关能将MPEC探头加热至100℃,使血管及其周围组织脱水,只要其中一对电极与组织接触,无论是正面或是侧面接触出血部位,对局部组织均有轻微压迫作用,可同时起到压迫止血和凝固止血双重作用,因而止血效果好,使用非常方便,电极探头有7F和10F两种。所用内镜通道直径分别为2.8mm和3.7mm。根据探头顶端类型不同又分为球型和吸引型两种。球型电极用于小血管的凝固止血,吸引型电极用于凝固过程中去血迹,也可用于冲洗小的出血部位。电凝探头末端均置有喷头吸引,另外,圈套器的前端伸出3~5mm,也可作为单电极进行电凝止血。

（2）患者准备:术前准备同常规内镜检查。术前肌内注射地西泮10mg及丁溴东莨菪碱20mg,以减少胃肠蠕动及恶心、呕吐等反应。对出血量较大的患者,宜先纠正低血容量状态。如胃内有大量积血,应插入较粗的胃管将积血抽净并冲洗,以便易于暴露出血病灶。

3. 操作方法

（1）常规插入内镜,发现出血病灶后,用生理盐水冲洗病灶表面血凝块,充分暴露病灶,尤其是出血血管更应暴露清晰。

（2）检查高频电发生器及各种电极连接有无故障。

（3）插入相应的电凝电极探头,探头正面对准出血病灶,轻轻按压在出血病灶中心部位。运用单纯凝固波形电流,电流指数为3~4,通电时间2~3秒,反复数次,直到创面冒烟,局部黏膜凝固发白,出血停止为止。

（4）轻轻撤离电凝器,对病灶适量注水,观察1~2分钟,确认出血停止后退出内镜。

4. 疗效判断　一般来说,高频电凝止血的疗效可达80%~90%,单极电凝止血较多极电凝止血成功率更高,首次止血成功率为97%,第二次电凝的成功率为94%。多极电凝止血取消了对极板,电流的热能仅作用于每对电极间的组织,凝固坏死的范围小,局限于表层,对深层组织影响不大,首次止血率可达94%,但再出血率（19%）较高。Laine的研究证实,在无隆起血管溃疡的患者中,MPEC治疗使再出血率、急诊手术率、住院时间及医疗费用都明显降低。

5. 并发症

(1) 穿孔：发生率为 1.8%，多发生于单极电凝止血，因其通电时难以预测管壁损伤程度及深度，一旦发生即按急性胃肠穿孔常规处理。

(2) 出血：单极电凝探头可能与凝固组织粘连，导致黏膜撕裂，引起继发性出血。

目前单极电极仅用于内镜括约肌切开术和息肉切除术后出血。大多数学者认为单极电凝止血率较高，但并发症也多；单极电凝止血并发症少，但止血率受到一定的影响。

为预防并发症的发生，电凝强度不能过高，通电时间不能太长，电凝创面不要过大，术后还要给予口服肠道抗生素、止血剂、黏膜保护剂及润肠通便剂，并给予半流质饮食，以促使电凝创面愈合。

(六) 微波止血术

微波止血术也是一种温热凝固疗法，它是利用电磁波产热来达到治疗目的。微波治疗仅可使组织的极性分子正负离子在瞬间产生局部高速震荡，从而产生高温，使蛋白凝固，达到止血目的。微波所引起的局部组织升温程度远不如高频电凝所引起的那么高，一般不超过 100℃。与高频电凝止血术相比，微波止血术更加安全，其适应证同电凝止血术。

操作方法：常规插入内镜，明确出血部位及性质。将微波电极经内镜活检孔插入，针头电极伸出内镜前端 2~3mm，瞄准出血病灶，将电极插入出血灶黏膜内 1~2mm，选择辐射功率 30~50W，通电时间 10~15 秒进行辐射。辐射后病变表面即刻出现白色凝固斑或呈棕黑色，病变范围大者，可更换部位，反复辐射凝固，直至出血停止。内镜直视观察数分钟，确定未再出血后退出内镜。注意电极拔除前应通过离解电流，使电极与组织分离，缓慢将电极拔出，以免撕伤组织致再出血。

该方法可使直径 3mm 的血管凝固，其疗效评价不一。Tabuse 等报告虽然微波治疗的首次止血率为 100%，但有 21% 的患者发生再出血。Fallarton 等 8 年间收治溃疡出血患者 1125 例，回顾比较了微波止血效果，他们认为微波可明显减少显露血管出血者的急症手术率、再出血率和死亡率。Sato 的对比研究表明，微波、激光和局部纯酒精注射对上消化道出血的止血率分别为 100%、83% 和 86%。Parles 等比较微波与局部注射药物治疗溃疡活动性出血的止血效果，先给患者注射肾上腺素，再注射聚乙二醇单十二醚 (polidocanol) 硬化剂，结果表明 127 例患者的再出血率、手术率、输血量、住院天数及与出血相关的死亡率等方面两组无明显差异。

(七) 热探头止血术

热探头 (heater probe, HP) 是一种接触性探头，可以压迫出血的血管并阻断血流，然后供热闭塞血管，起到压迫和凝固血管的双重止血作用。热探头为中空的铝制圆锥体，内有线圈，顶端表面涂有聚四氟乙烯层，探头将电能转变为热能，温度可达 150℃，传导到组织表面，使组织脱水，蛋白凝固，血管萎陷而止血。探头上带有间歇水喷头，可同时灌洗，以清除血液和其他组织碎屑。

操作方法：常规插入内镜，发现出血灶或出血血管后，清洗病变表面的血凝块，在内镜直视下，将热探头对准出血灶，热探头轻轻压在出血灶或出血血管表面，加压要适中，切勿重压，以免损伤组织太深而致穿孔。热探头与出血病灶接触要紧密，否则影响止血效果。然后通电进行热凝固，待病变组织颜色变苍白后注水使探头冷却，并与凝固组织分离，如仍有出血，可再重复几次，直至出血停止，观察数分钟，确认无出血后退出内镜。注意在热凝固止血后，热探头脱离凝固组织前应充分喷水，使探头冷却，确认与组织分离后再退出探头，否则易因探头与组织粘连而撕脱组织，导致再出血。

热探头凝固止血方法简单，疗效确切、安全，有效率高达 90%，尚未发现穿孔及其他严重并发症，而且仪器价格比较低廉，应用广泛，临床可进一步推广普及。

(八) 激光光凝治疗

利用光凝固作用，当激光照射到消化道出血部位后，能被组织吸收，转变为热能，使出血部位组织温度升高，表面凝固，血管收缩闭塞，血栓形成，出血停止，适应证同电凝止血术。

激光有两型，释放蓝 - 绿色的光的氩离子 (Argon) 激光和释放不可见红外线的钇铝石榴石 (Nd:

YAG)激光。Nd:YAG 激光较 Argon 激光能量高,可穿透深达 4mm 的组织,能使直径达 3mm 的血管凝固,且血液不吸收 Nd:YAG 激光的能量,已逐渐取代 Argon 激光,但有并发穿孔之虑。

操作方法:首先启动激光治疗仪,调整并测试运转及激光发射工作是否正常。常规插入内镜,检查发现出血病灶后,冲洗病灶血凝块,将光导纤维经内镜活检孔插入并超过内镜先端 1~2cm,光导纤维距出血病灶 1~2cm,垂直瞄准出血病灶,激光照射功率与时间为:①Argon 激光功率 4~6W,每次 5~15 秒;也可用小功率 2.5W,每次延长至 15~30 秒;若用大功率 6~9W,每次缩短至 1~3 秒。不管采用哪种功率及时间,最终要求使光能密度维持在 200J/cm²,以获得理想的止血效果。②Nd:YAG 激光选择功率 70~80W,照射 0.5 秒,使光能密度达到 100J/cm²。间歇照射数次,一般止血需 6~8 次照射,直至出血灶变为灰白色或黄白色,出血停止为止。然后通过包裹石英纤维鞘上的管道通入冷却的空气或二氯化碘以吹走组织碎片,不需冲洗。在激光治疗中应用双腔内镜减轻胃内充入气体所产生的张力,也可在内镜上安置鼻胃管来减压。另外,需在内镜上装置安全滤光片和激光波长特异性护目镜,以保护操作者的视网膜不受激光损伤。

Kiefhaber 综合报道国际上 37 个激光中心治疗上消化道出血的资料。Argon 采用激光治疗 196 例,首次止血率为 84%;Nd:YAG 激光治疗 1563 例,首次止血率为 90%。随机对照研究表明,Argon 激光能减少动脉出血或血管显露者的急症手术率和死亡率;Nd:YAG 激光可降低活动性出血病灶的再出血率和死亡率,对病灶渗血和血管显露者能减少再出血率和急症手术率。激光止血疗效肯定,但技术难度大,装置昂贵复杂,不能用于床边急症内镜治疗,从而限制了它的推广应用。

(九)氩离子电凝止血术

又称氩离子束凝固术(argon plasma coagulation,APC)是一种非接触性电凝固技术,其原理是利用特殊装置将氩气离子化,将能量传递至组织起到凝固作用。德国 Grund 等 1991 年首次将 APC 技术引入内镜治疗,并在消化系统疾病治疗方面进行了探索性研究。APC 术不仅用于治疗消化道出血,而且对早期癌肿、良恶性狭窄、息肉、血管畸形、Barrett 食管、糜烂出血性胃炎等方面的治疗也有较好的疗效。

APC 装置包括一个高频电能发生器、一个氩气源,以及一个内径 1.5mm、外径 2.0mm 的探头,一根远端陶瓷管口内装有钨丝电极的可屈式纤维 Teflon 管,此管可以通过内镜的钳道,其中的氩气通过离子化传导由钨丝电极产生的高频电能,继而能量被传导至组织而产生凝固效应。氩气的离子化是在 APC 探头远端的电极与组织之间的电场中产生的。依赖于电场强度的大小,只有不低于 5000V/mm 时方可产生。用于消化道出血治疗的适应证为消化性溃疡出血、血管畸形出血、放射性直肠-乙状结肠炎出血、内镜大息肉电凝切除术后渗血、癌性溃烂出血、Dieulafoy 溃疡出血。禁用于食管胃底静脉曲张破裂出血及贲门黏膜撕裂综合征引起的广泛出血。

操作方法:在电子胃镜或电子肠镜直观下,先进镜观察出血病灶(图 23-4),然后经内镜钳道插入氩离子束凝固器导管,将导管伸出内镜头端(图 23-5),直至病灶上方 0.3~0.5cm 处,以每次 1~3 秒的时间施以氩离子凝固治疗。氩气流量为 2.4L/min,功率设定为盲肠 40W,直肠及胃 100W,氩离子凝固治疗后病灶表面泛白、泛黄甚至出现黢黑样变(图 23-6),氩离子凝固止血次数视出血病灶大小而定。

APC 主要并发症有穿孔,发生率约 4%,胃肠胀气也较常见,少见的有局限肉芽肿性炎性息肉形成。治疗食管疾病时可发生吞咽疼痛、咽下困难、食管狭窄、食管出血、胸骨后疼痛及发热等。

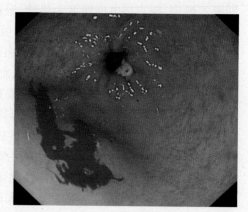

图 23-4 进镜观察出血病灶

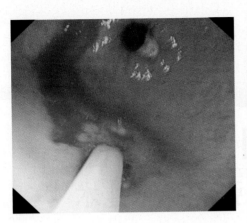 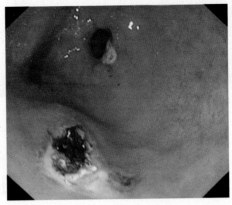

图 23-5 经内镜钳道插入氩离子束凝固器导管

图 23-6 氩离子凝固治疗后病灶表面泛白、泛黄甚至出现黝黑样变

参考文献

1. 中华医学会,临床技术操作规范(消化内镜学分册).北京:人民军医出版社,2004:46-48.

2. 于中麟.消化内镜诊断金标准与操作手册.北京:人民军医出版社,2009;124-128.

3. 中华内科杂志编委会.急性非静脉曲张性上消化道出血诊治指南(2009,杭州).中华内科杂志,2009,8(10):891-894.

4. 中华消化内镜杂志编委会.急性非静脉曲张性上消化道出血诊治指南(2009,杭州).中华消化内镜杂志,2009,26(9):499.

5. Ferguson CB,Mitchell RM. Nonvariceal upper gastrointestinal bleeding:standard and new treatment. Gastroenterol Clin North Am,2005,34:607. 6. Esrailian E,Gralnek IM. Nonvariceal upper gastrointestinal bleeding:epidemiology and diagnosis. Gastroenterol Clin North Am,2005,34:589.

第二十四章
内镜下食管曲张静脉套扎术

一、概述

食管胃底静脉曲张破裂出血是儿童上消化道大出血最常见的原因,也是门静脉高压最严重的并发症之一,其死亡率在门静脉堵塞患儿中为 5%~9%,在肝硬化患儿中更高。随着内镜的发展,用内镜治疗食管胃底静脉曲张破裂出血受到儿科医生的关注和重视。内镜下食管曲张静脉套扎术(endoscopic variceal ligation,EVL)是指通过胃镜用橡皮圈结扎曲张的食管静脉,使其缺血坏死,从而达到止血和减少再出血的目的。

EVL 由 20 世纪 50 年代的痔疮套扎术演变而来。内镜下食管静脉曲张套扎术一词最早由 Stiegmann 等在 1986 年提出,并研制出了原始的食管曲张静脉套扎装置。基本原理以内痔弹性橡皮环套扎为基础,操作时在胃镜的前端安装一个透明帽样的套扎器,通过胃镜将套扎器送到食管下端,对静脉曲张明显处进行套扎治疗,被套扎的曲张静脉血流被阻断,局部发生炎症反应,累及曲张静脉的内膜,继而形成血栓,血管闭塞,组织缺血、坏死,黏膜逐渐脱落,局部形成浅表溃疡,并逐渐被纤维瘢痕组织取代,最终使曲张静脉消失,达到治疗的目的。

二、适应证和禁忌证

(一)适应证

1. 各种原因(包括肝硬化、门静脉海绵样变等)引起的食管静脉曲张破裂出血。
2. 内科药物治疗失败或手术后再出血。

(二)禁忌证

1. 重度黄疸、肝性脑病。
2. 急性出血期,如休克等生命体征不稳定。
3. 凝血功能障碍。
4. 患者不能耐受操作。

三、术前准备

(一)患者准备

患儿禁食、禁水 6 个小时。检查前与患儿交流,安慰并鼓励患儿,增加其配合度,以减少检查过程中的焦虑和恐惧。一般建议在麻醉下实施操作,术前请麻醉科医生访视,了解有无麻醉禁忌或风险,并与患儿家长签署麻醉知情同意书。

(二)器械准备

胃镜(钳道 2.8mm 以上)、多环套扎器。

（三）操作者资质

熟练掌握儿童胃镜操作及内镜下治疗技术者。

（四）其他

检查前充分告知患儿监护人操作的必要性、风险性和姑息性，并签署胃镜治疗知情同意书。非静脉麻醉者，检查前 10 分钟口服利多卡因胶浆，以局麻咽喉部和起到胃内消泡的作用。

四、操作方法

1. 检查患儿生命体征　全身麻醉者需心电监护。

2. 患儿体位　左侧卧位。

3. 先进行常规胃镜检查，了解食管静脉曲张的范围和程度，进一步检查除外胃、十二指肠病变，包括胃溃疡、十二指肠溃疡、肿瘤等。了解胃黏膜病变和胃底静脉曲张的程度，然后退出胃镜，准备套扎。套扎方法有单次套扎和连续套扎（五连环、六连环、八连环）。目前最常用的是六连环套扎法。

4. 安装套扎器　以美国 Wilson-Cook 公司的六连环套扎器为例，安装步骤如下。

（1）检查套扎器的外包装有无破损及是否在有效期内。

（2）取下胃镜活检通道上的橡皮帽，将套扎器的手柄主杆插进此帽（图 24-1）。

（3）通过套扎器手柄上的白色密封孔插入装载导管，并以较小的增幅向前推进，直至其伸出胃镜的头端（图 24-2）。

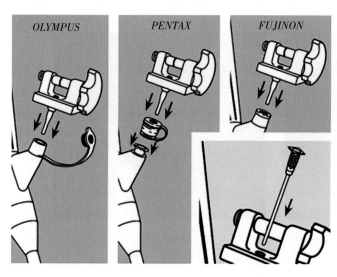

图 24-1　套扎器手柄插入内镜活检钳道

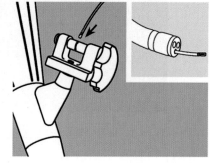

图 24-2　将装载导管插入白色密封孔，小幅推进，并从内镜头端露出

（4）将扳机线接到装载导管末端的钩子上，在扳机线结与钩子之间留出约 2cm 的扳机线，通过胃镜往上撤回装载导管和扳机线，并通过手柄拉出（图 24-3）。

（5）将套扎筒牢固地安装到胃镜的镜头端，检查内镜视野，旋转套筒改变扳机线的部位，尽可能扩大可视度（图 24-4）。

（6）伸直内镜的头端，将扳机线卡入套扎器手柄线轴的槽中，然后往下拉，直到线结卡于槽孔中，慢慢地顺时针旋转手柄，使扳机线缠绕到手柄的线轴上，直到扳机线被拉紧为止，注意不要过度拉紧扳机线，否则容易将套扎圈释放。

5. 操作方法　把装好连环套扎器的内镜从口腔送入食管，仔细检查并了解食管静脉曲张的范围和程度。安装套扎器后，内镜视野会减少 1/3 以上，更应仔细观察，自贲门口上方仔细辨认和选择曲张

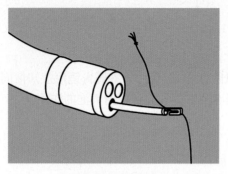
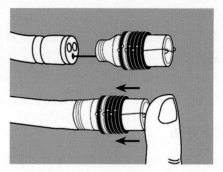

图 24-3 扳机线接到装载导管末端的钩子上,扳机线结与钩子间留出 2cm

图 24-4 将套筒安装在内镜头端

静脉套扎点,尽量避免表面有溃疡、糜烂、明显红色征象的曲张静脉,并开始逐一向外套扎。看到明显食管静脉曲张时,用负压将其吸入套筒内,当视野变成一片红色后立即顺时针旋转手动控件的旋钮 180°,当听到"咔嗒"一声,表明橡皮圈已弹出并套扎在该曲张静脉上,即已完成一次套扎,如此反复在不同部位和不同水平进行套扎。儿童患者的食管较成人短,一般可连续套扎 3~4 环,严重病例可套扎 6 环。

6. EVL 治疗后在内镜下观察,可见套扎处隆起一直径 5~8mm 的组织团块,如同息肉状,根部有橡皮圈勒紧,色泽逐渐变紫。六连环套扎器有 6 个橡皮圈,一次操作可套扎 6 条曲张静脉,套扎点不要选择在同一水平上,以免多个被结扎的息肉状曲张静脉堵塞食管引起吞咽困难(图 24-5~ 图 24-8)。

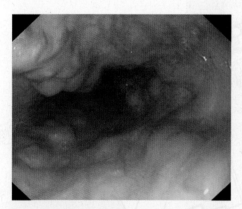
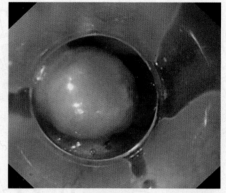

图 24-5 食管静脉曲张(曲张静脉呈串珠状)

图 24-6 套扎器套扎曲张的食管静脉(黑色为套扎的橡皮圈)

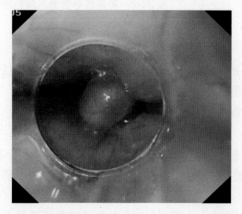
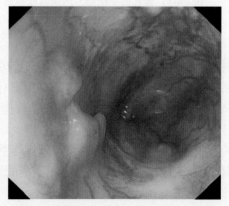

图 24-7 套扎器套扎曲张的食管静脉(黑色为套扎的橡皮圈)

图 24-8 食管静脉曲张套扎 7 个月后食管黏膜改变(瘢痕形成及炎性息肉增生)

五、并发症及处理

1. 出血　套扎后出血是由于橡皮圈套扎曲张静脉不牢或套扎局部血管内血栓形成不全所致,因此,操作时要非常仔细,负压尽可能用足,充分吸引曲张的静脉。可应用降低门脉压力的药物。持续较大出血多来源于破裂的曲张静脉,最好的方法是使用组织黏合剂栓塞静脉或采用硬化剂疗法,控制出血。治疗几天后出血主要是食管黏膜糜烂溃疡所致,可给予抑酸剂、制酸剂、黏膜保护剂等治疗。

2. 食管狭窄　套扎曲张静脉时,一般原则是从远端向近端套扎,避免在同一根静脉上多次套扎或在同一水平上套扎多根静脉,这样容易引起食管狭窄。对于已经形成的狭窄,可用水囊扩张器进行扩张治疗。

3. 食管溃疡　发生率 5%~15%,是由于套扎橡皮圈脱落后套扎曲张静脉基底部破损所引起,可用制酸剂、黏膜保护剂等治疗。

4. 食管壁损伤　多为操作时被内镜头端套扎器损伤所致,因此,操作时动作应轻柔,勿粗暴。

5. 食管穿孔　少见,发生率 0.7%。操作时要仔细,一旦发生,立即外科手术治疗。

6. 其他

(1) 轻度发热、胸骨后痛、一过性吞咽困难等,一般在治疗 2~3 天后消失。

(2) 吸入性肺炎:术中误吸引起的吸入性肺炎,可选用有效的抗生素进行治疗。

(3) 少数患儿在治疗过程中发生不明原因的呼吸、心跳停止,应立即拔出胃镜进行心肺复苏抢救。

六、术后处理

1. 术后观察

(1) 观察生命体征是否平稳。

(2) 观察消化道出血情况:呕血、黑便及出血量评估等。

2. 术后治疗

(1) 抑酸剂:质子泵抑制剂,如奥美拉唑 0.6~0.8mg/(kg·d),周期 2 个月。

(2) 对症支持治疗。

七、注意事项

1. 安装套扎器时,注意套扎器的牵引线不能扭曲,牵引绳的方向与活检钳道一致,否则牵引力不足,无法使橡皮圈脱落而套扎血管。

2. 选择套扎血管通常先从远端近贲门侧开始,先套扎最有可能出血的、曲张最明显的静脉。

3. 避免在同一根静脉上多次套扎或在同一水平上套扎多根静脉,以免引起食管狭窄。

4. 套扎前必须将静脉瘤完全吸附至套筒内,然后转动操作手柄,抽拉尼龙线,将橡皮圈套住曲张静脉基底部。

5. 相较于成人,儿童咽腔和食管腔容积小,受限的食管使可操作性降低,造成操作难度增加。

6. 不同年龄的儿童食管、内镜视野及圈套附件大小不同,有可能完全遮挡视野,因此,EVL 不能应用于所有儿童。

参考文献

1. 刘厚钰,姚礼庆 . 现代内镜学 . 复旦大学出版社,上海医科大学出版社出版,2001,120-128.

2. 中华医学会消化内镜学分会食管胃静脉曲张学组,消化道静脉曲张及出血的内镜诊断和治疗规范试行方案 . 中华消化内镜杂志,2010,27(1):1-4.

3. 吴咏冬.食管胃静脉曲张内镜下治疗的几个细节问题.中华消化内镜杂志,2011(7):407.

4. 王琳,芦军萍,黄瑛,等.内镜下组织黏合剂注射和套扎术治疗儿童胃食管静脉曲张出血 24 例临床观察.中国循证儿科杂志,2014,9(1):33-36.

5. JP Lu,Y Huang,SY Chen,et al. Endoscopic treatment of gastroesophageal varices:efficacy and safety in children.HK J Paediatr(new series)2013,18:139-146.

（黄 瑛 王玉环）

第二十五章

内镜下曲张静脉硬化及栓塞治疗

一、概述

门静脉高压症可致消化道不同部位静脉曲张,其中以食管胃静脉曲张最为常见,食管-胃静脉曲张出血也是危及患者生命的常见急症。过去常用治疗方法是三腔管压迫止血、脾切除、门脉分流手术等,但由于儿童年龄小,血管发育不成熟,手术操作难度大,致使术后并发症发生率高,再出血率也高。自采用内镜技术治疗食管-胃静脉曲张急诊止血和预防(再)出血以来,食管-胃静脉曲张破裂出血抢救成功率明显提高,(再)出血率明显降低,延长了患者生存期。故消化道内镜已成为诊断门静脉高压消化道静脉曲张及其出血的首选方法,而且是止血和预防再出血的主要方法。内镜治疗方法包括内镜下硬化剂注射术(endoscopic injection sclerotherapy,EIS)、内镜下曲张静脉套扎术(endoscopic variceal ligation,EVL)和内镜下组织黏合剂栓塞术(简称组织胶注射)。

食管镜下注射硬化剂治疗食管静脉曲张破裂出血首先报道于1939年,当时仅限于应用硬式金属食管镜,因其并发症多,未得到推广应用,至1959年首次报道应用于儿童。自20世纪70年代以来,由于内镜技术的迅速发展,使食管静脉曲张硬化术得以在国内外广泛应用。食管静脉曲张硬化治疗的主要原理是注射硬化剂使局部黏膜和曲张静脉发生化学性炎症,以及曲张静脉内血栓形成,2周后形成的肉芽组织逐渐取代血栓,约3个月后肉芽组织逐渐机化,静脉周围黏膜凝固、坏死,形成纤维化,加强了静脉的覆盖层,从而防止曲张静脉破裂出血,同时消除已出现的曲张静脉。

对于胃底静脉曲张破裂出血或预防再出血的治疗,无论是硬化治疗还是套扎治疗,其效果均未肯定。1986年Soehendra等首次报道内镜下组织黏合剂(α-氰丙烯酸烷基酯)注射治疗胃底静脉曲张破裂出血,其治疗和预防疗效满意。α-氰丙烯酸烷基酯是一种快速固化的水溶性制剂,是专用血管内注射胶,在阴离子存在下发生聚合反应,与血液接触2秒钟形成固化物,填塞血管腔,起到止血作用,且止血效果确切,并发症少。目前所采用的组织黏合剂注射治疗是治疗胃底静脉曲张活动性出血及预防再出血的首选方法,在国内外已得到广泛应用。本章重点介绍EIS及组织胶注射。

二、适应证与禁忌证

(一) 适应证

1. 内镜下硬化剂注射术

(1) 急性食管静脉曲张破裂出血。

(2) 二级预防。

(3) 外科术后静脉曲张再发。

2. 内镜下组织黏合剂栓塞术

（1）择期治疗食管以外的消化道静脉曲张。

（2）急诊治疗所有消化道静脉曲张出血，在食管静脉曲张出血时小剂量使用。

（二）禁忌证

1. 肝性脑病≥2级。

2. 心、肺、脑、肝、肾严重功能不全。

3. 大量腹腔积液、重度黄疸。

4. 严重出血，出血性休克未纠正。

5. 全身情况极差，不能配合和耐受者。

6. 碘剂严重过敏。

7. 急性咽炎。

8. 消化道穿孔的急性期。

三、术前准备

（一）术前检查

排除 EIS 和组织胶注射禁忌证。术前检查包括内镜手术前常规检查（血尿便常规、肝肾功能、凝血功能、术前八项、心电图）。

（二）器械准备

检查前须预先准备相关器械，包括电子胃镜及相关配件；其他如心电监护仪、常规药物、急救药物等。所有配件均应按要求严格消毒。

1. 电子胃镜及相关配件 小儿细径内镜型号较多，用于治疗的内镜直径最好在 7.6~7.9mm，活检钳道内径至少 2.0mm。一次性注射针，一般选择 25G 的注射针（组织胶选用 23G 注射针），注射针有 NM-1K、NM-3K 等。

2. 其他 ①硬化剂：临床上常用的硬化剂有 1% 乙氧硬化醇、5% 鱼肝油酸钠、无水酒精、聚桂醇等。无水酒精注射术后胸骨后疼痛、发热、食管溃疡、穿孔等并发症多，且加重肝损伤，目前已经不再应用；5% 鱼肝油酸钠价格便宜，止血效果好，但市面不易买到；1% 乙氧硬化醇是进口产品，价格昂贵，目前临床上常用的硬化剂是我国产的聚桂醇，止血效果好，不良反应少。②组织黏合剂（α 氰基丙烯酸正丁酯或异丁酯）：α- 氰丙烯酸正丁酯，每支 0.5ml，为水溶性液体，在生理盐水中 20 秒完全固化，遇血则立即发生固化。③碘油；2ml 注射器及 20ml 注射器针头数个。

常用药物有哌替啶、咪唑安定、芬太尼、丙泊酚、山莨菪碱等。急救药物有肾上腺素、阿托品、碳酸氢钠等。（详见"第六章 消化内镜检查的麻醉与监护"）

心电监护仪可监测儿童血氧饱和度、心率、呼吸、血压等，能及时发现麻醉意外、窒息、心跳及呼吸骤停等。

（三）患者准备

1. 了解患儿的现病史、手术史、药物过敏史、有无禁忌证，全面了解患儿的一般情况及前述各项重要的实验室检查。

2. 向患儿法定监护人说清楚本次操作的目的及其必要性，操作前后的注意事项，操作中及操作后可能出现的并发症及处理措施，安抚患儿，消除其恐惧心理以取得配合，取得患儿法定监护人的同意，并签署手术知情同意书。

3. 术前至少禁食、禁水 8 个小时，哺乳期婴儿则于术前 2~4 个小时禁奶、禁水。

4. 进行内镜下组织黏合剂栓塞术时，需作碘过敏试验。

5. 若患儿长期口服非甾体类抗炎药或其他抗凝药物，需停药 1 周以上。

6. 建立静脉通道，并酌情备血。

7. 对年龄较小的幼儿及学龄前期儿童,应选择气管插管全身麻醉。配合的年长儿可不必全身麻醉。对能配合的年长儿,术前 30 分钟肌内或皮下注射阿托品 0.01mg/kg,若同时给予地西泮注射效果更好,口服局部咽部麻醉剂及祛泡剂即可。

8. 咽喉部麻醉,可于术前 15 分钟给予达克罗宁胶浆 10ml 含服(儿童酌情减量),或 20% 利多卡因或普鲁卡因溶液咽部喷雾,或制成麻醉糊剂于检查前给患儿口服 3~5ml。

9. 术前给药,术前常规口服消泡剂。

10. 吸氧,血氧饱和度监测,心电及血压监护。

11. 上消化道出血的肝硬化患儿,在上消化道内镜检查前可预防性应用抗生素,以降低细菌感染风险。

12. 上消化道出血患儿急诊内镜术前准备。

(1) 插入三腔双囊管和胃管者最好反复冲洗胃腔,直至洗出液转清。

(2) 补液、输血纠正患儿低血容量休克,稳定生命体征。

(3) 预防细菌感染、肝衰竭和肾衰竭等并发症。

(4) 预防并治疗肝性脑病。

(5) 注意保持患儿气道通畅,必要时需进行气管插管。

(6) 给予降低曲张静脉压力的血管活性药物如生长抑素,剂量 $5\mu g/(kg\cdot h)$ 或特利加压素,注意每分钟药物使用量。

(7) 术前半小时给予镇静剂及解痉剂。

四、操作步骤

(一) 体位

患者可取左侧卧位或仰卧位;取左侧卧位时,头部轻轻前屈,以减少插入内镜时的阻力,双腿稍屈曲,松解领口和腰带,轻轻咬住牙垫。当仰卧位插管成功后,行内镜治疗时取左侧卧位。

(二) 硬化剂注射

1. 一般法　硬化剂治疗前的操作同常规的上消化道内镜检查,先将胃镜插入食管、胃、十二指肠球部后,边退镜边按顺序检查各部位有无病灶,判断血管的曲张程度及范围(图 25-1)。选择穿刺点:曲张静脉最易破裂处,即食管贲门连接处到食管下段 5cm 内。注射的方法有三种,即血管内、血管旁、血管内和血管旁联合注射法,常采用血管旁和血管内联合注射法(图 25-2)。注射剂量每点 1~3ml,每次治疗注射1~3 根血管,每次注射总量 15~25ml。首先在曲张的血管旁进针,注入 1% 乙氧硬化醇(聚桂醇)1ml,在注射部位出现半

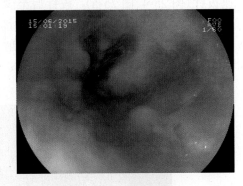

图 25-1　食管静脉曲张

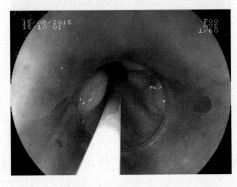

图 25-2　食管静脉曲张硬化治疗术中

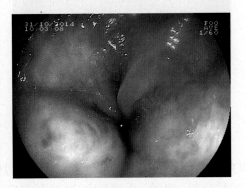

图 25-3　食管静脉曲张硬化治疗术后

球形隆起。一侧完毕后,再注射另一侧,形成对称性压迫势态,继而注射针直接刺入曲张静脉内,注入1%乙氧硬化醇3~4ml(硬化剂用量视曲张程度而定),注射完毕后滞针30~50秒,待硬化剂与静脉血混匀后再轻轻拔针,无明显活动性出血后再继续下一条静脉的注射,注射处如出血即喷洒止血药或镜下压迫止血。治疗完毕后,内镜头端插入胃体内留镜片刻,以镜身压迫贲门口,若注射部位无渗血,则退镜结束治疗。硬化剂注射每隔1周重复1次,直至曲张静脉基本消退或消失为止,平均每位患儿注射2~3个周期(图25-3)。

2. 气囊压迫法 内镜前端安装一气囊,硬化剂注射与一般法相同,注射结束后若有穿刺点出血,立即向前推入内镜数厘米,充气囊压迫数分钟,待止血后再进行或结束。

3. 外套管法 胃镜常规检查后沿胃镜插入外套管,再在前端小窗内暴露静脉,注入硬化剂,每次2~4ml,结束后即旋转套管,一方面压迫止血,另一方面选择其他点注射。

4. 局部注射法 紧急出血者内镜下见到破裂出血静脉,在出血点上下注入硬化剂,可使出血停止。如找不到出血点,又能除外其他胃病变引起出血者,可在贲门处对曲张静脉注射。

注:儿童多采用方法一般法。

(三)组织胶注射

1. 三明治夹心法(推荐) 常规进行胃镜检查,仔细观察食管胃曲张静脉情况,选择穿刺点及注射组织黏合剂的量,如曲张静脉上可见血栓,注射点应选择在血栓周围直径0.5cm的范围内,可分多点应用"三明治夹心法"注射。用2ml注射器抽取碘化油,充满黏膜注射针,再抽2.5ml碘化油备用。根据胃底曲张静脉直径判断需要组织黏合剂的量,用2ml注射器抽好备用,每个注射器抽1~2ml。将抽好组织黏合剂的注射器与黏膜注射针连接后经钳道将黏膜注射针送入胃内,找准位置后助手出针,刺入血管,快速推注组织黏合剂后再快速推入2ml碘化油,快速拔针(图25-4、图25-5)。拔针后至少20秒避免抽吸,以防从穿刺点漏出的未凝固的组织黏合剂被吸入钳道堵塞管腔。每点注射完后推注碘化油,如注射针通畅可继续使用(图25-6)。

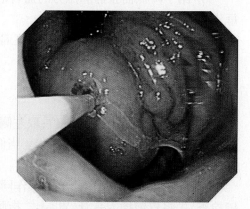

图25-4 胃底静脉曲张组织胶注射

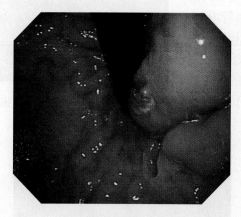

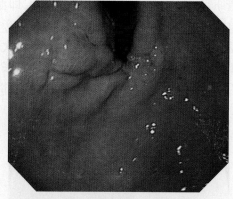

图25-5 胃底静脉曲张组织胶注射后排胶　　图25-6 胃底静脉曲张组织胶注射术后静脉曲张消失

2. 双夹心法 近年来发现,过量碘油可能通过侧支循环致异位栓塞,故采用双夹心法(生理盐水-碘油-组织黏合剂-碘油-生理盐水)减少预充碘油的措施可减少发生异位栓塞,或者使用硬化剂、

50% 葡萄糖注射液代替碘油。

(四) 静脉曲张根除与基本消失标准

根除是内镜治疗结束,消化道溃疡糜烂完全消失后,内镜下完全看不到静脉曲张,消化道黏膜呈现其基本色泽(图 25-6)。基本消失是内镜治疗结束,消化道溃疡糜烂完全消失后,内镜下仍可见残留的细小血管。

达到静脉曲张根除和基本消失不同方法的每个周期治疗次数:①EIS,每周一次,直到静脉曲张根除或基本消失;②组织胶注射,一般进行一次,在曲张静脉栓堵效果不满意时可以重复治疗。

五、注意事项

1. 严格掌握适应证与禁忌证。

2. 术后禁食 24 个小时,然后流质饮食 1 天,并注意休息。

3. 硬化剂再次注射的间隔时间一般为 1 周,套扎一般间隔 2 周。组织胶一般进行一次,根据情况可能需要再次治疗。

4. 整个操作过程中,应注意患者的反应,并监测血氧饱和度、心率、血压等生命体征。

六、术后处理

1. 等待患者麻醉完全清醒。

2. 患者卧床保持安静,维持静脉滴注。禁食期间注意保证必须的水、电解质及热卡供应。

3. 应用抗生素 5~7 天,并应用抑酸药。

4. 术后拍胸片及腹部平片,观察患者呕血、黑便、发热、咳嗽、呼吸困难、意识改变等情况。

5. 应用降门静脉压力药物。

6. 严密观察出血、穿孔、发热、败血症及异位栓塞等并发症征象。

七、并发症及处理

1. 硬化剂注射常见并发症

(1) 食管狭窄:多见于重复注射治疗的患者,采用血管旁注射法较易发生食管狭窄,可采用多点呈螺旋形自下而上注射,避免在同一水平多处 EIS,并尽量静脉内注射,如发生食管狭窄,可采取镜下扩张治疗,无需外科手术。

(2) 食管穿孔:多见于血管旁注射且剂量较大时,易导致食管黏膜及黏膜下甚至全层炎症、溃疡及坏死而穿孔。故操作时尽量静脉内注射。一旦发生,小的穿孔可给予胃肠减压,胃肠外营养及抗生素治疗,大的穿孔应立即手术治疗,死亡率很高。

(3) 出血:术中穿刺点渗血可应用镜身压迫或局部喷洒凝血酶止血,术后几日再出血主要是穿刺点血痂脱落、黏膜糜烂溃疡所致,少量渗血可应用降门脉压药物止血,出血量大可再次进行硬化治疗止血,如效果不佳,可注射组织黏合剂止血。一些门静脉压力高者,在拔针时针孔出现喷射性出血,故术前可静脉注射小剂量生长抑素,硬化剂量要适当增加,推注速度要快,边推注边拔针,拔针前停顿数秒。一旦出现喷射性出血,可在出血旁血管内加大硬化剂注射量。

(4) 异位栓塞为少见的并发症,如脑、肺栓塞,应做相应的处理。

(5) 纵隔炎、溶血反应(5% 鱼肝油酸钠)等,给予对症处理。

(6) 溃疡:发生率为 22%~78%,一般无明显症状,3~4 周愈合,可给予抑酸药治疗。

(7) 菌血症:部分患者注射硬化剂后出现发热,多数是短暂的,无不良后果。细菌可能来源于活检孔道或操作时未能遵循无菌原则。另外,患者大量出血和(或)肝硬化导致的血清补体不足和细胞免疫功能的低下亦会导致菌血症的发生。为预防其发生术前器械准备及术中操作要保证无菌原则,术后应用抗生素 5~7 天。

（8）胸痛：几乎 EIS 后均有胸痛，主要由于硬化剂固化后压迫静脉壁神经所致，一般在 12 个小时内均能缓解，可给予对症处理。

2. 组织胶注射常见并发症

（1）异位栓塞：碘油及组织黏合剂均可引起，是组织黏合剂注射的严重并发症，包括肺、脾、门脉、大脑、冠状动脉、胆囊甚至胰腺等。其原因主要有：①胃 - 肾分流或脾 - 肾分流道；②曲张静脉血流速度快，注射速度慢，组织黏合剂浓度低，形成的凝固物细长，并有较多碎片，不易完全闭塞曲张静脉，容易发生异位栓塞；③注射过多组织黏合剂可能导致凝固物太长而发生危险。异位栓塞重在预防，术前应进行多层螺旋 CT 门脉血管成像，了解有无胃 - 肾分流或脾 - 肾分流道；充分评估胃底曲张静脉的直径、形态及位置；术中快速注射，避免注射剂量过多。

（2）近期排胶出血：少量渗血可应用降门脉压药物止血，出血量大可再次进行组织黏合剂注射治疗止血。

（3）术后再出血：再出血一方面与栓塞不完全有关，要避免这一并发症的关键是快速、准确静脉内注射组织黏合剂。静脉旁、黏膜下注射及不足量注射会造成再发大出血等严重并发症。另外，再出血与排胶也有关，静脉腔内注射组织黏合剂后数周内，栓塞静脉的表面黏膜发生变性坏死，从而消除曲张静脉。注射的组织胶为一种异物，被逐渐排入胃腔内，可再发出血。少量渗血可应用降门脉压药物止血，出血量大可再次进行组织黏合剂注射治疗止血。

（4）菌血症：同上述"硬化剂注射"菌血症内容。

（张琳　郭城　吴婧）

参考文献

1. 中华医学会消化内镜学分会食管胃静脉曲张学组. 消化道静脉曲张及出血的内镜诊断和治疗规范试行方案（2009年）. 中华消化内镜杂志，2010，27（1），1-4.

2. 陈世耀，马丽黎. 内镜下注射组织黏合剂治疗胃静脉曲张. 中华胃肠外科杂志，2012，15（7），654-655.

3. 李益农，陆兴华. 消化内镜学. 北京：科学出版社. 第 2 版. 2004：709.

4. Shneider BL，Bosch J，de Franchis R，et al. Expert Panel of the Children's Hospital of Pittsburgh of UPMC. Portal hypertension in children：expert pediatric opinion on the report of the Baveno V Consensus Workshop on Methodology of Diagnosis and Therapy in Portal Hypertension. Pediatr Transplant，2012，16：426-437.

第二十六章
经皮穿刺内镜下胃/空肠造瘘术

一、概述

儿童经皮内镜下胃造瘘（percutaneous endoscopic gastrostomy,PEG）和经皮内镜下空肠造瘘（percutaneous endoscopic jejunostomy,PEJ）是在内镜引导下,经前腹壁切口,将PEG/PEJ导管直接插入胃内/空肠内,以建立肠内营养通路。该技术可预防营养不良,补充经口摄入障碍或摄入不足,避免误吸的风险,提高患儿的依从性及治疗效果。1980年最先应用于儿童,随后广泛应用于成人领域。具有操作简便、快捷、安全、创伤小、便于护理及成功率高等优点,且营养效果明显优于传统的鼻胃管喂养。儿童PEG/PEJ技术在国外应用广泛,国内近年来也已开展了此项技术。由经验丰富的儿童内镜医生实施,PEG/PEJ技术难度不大,且大多数并发症可以预防。

二、适应证与禁忌证

（一）适应证

1. 经皮穿刺内镜下胃造瘘适应证　食管梗阻、吞咽困难或吞咽障碍、颌面畸形、闭合性颅脑损伤、或其他疾病预计需要管饲时间 >30 天（慢性肾衰竭、囊性纤维化、严重糖尿病的胃轻瘫、肿瘤、慢性感染如 HIV、心脏疾病、短肠综合征及克罗恩病）。

2. 经皮穿刺内镜下空肠造瘘适应证　胃动力障碍、胃出口梗阻、有误吸高风险、上消化道术后、胰腺炎、需直接小肠喂养、反复鼻空肠置管失败、不能耐受手术或既往多次胃肠手术史患儿。

（二）禁忌证

1. 凝血功能障碍及出血性疾病。

2. 严重腹腔积液。

3. 腹膜炎。

4. 食管严重狭窄或梗阻,无法进行上消化道内镜操作。

5. 位置异常（既往胃次全切除术或肝大,尤其左叶）导致造瘘口不能与前腹壁吻合。

6. 严重疾病导致重要器官如心、肺、肝、肾等衰竭。

三、术前准备

1. 术前检查　排除禁忌证。术前检查包括内镜手术前常规检查（血尿粪常规、肝肾功能、凝血功能、胸片、心电图）。

2. 器械准备　电子胃镜、异物钳、经皮内镜下胃造瘘装置（图 26-1）、经皮内镜下空肠造瘘装置。

3. 患者准备

（1）了解患儿现病史、手术史,全面了解患儿的一般情况及前述各项重要的实验室检查。

（2）向患儿及其监护人详细说明本次操作的目的、操作前后注意事项、操作中及操作后可能出现的并发症及处理措施。患儿法定监护人签署手术知情同意书。

（3）术前禁食（固体食物8个小时、配方乳6个小时、母乳4个小时、水2个小时）。

（4）选择全身麻醉下进行。

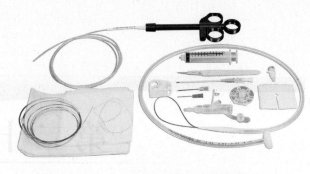

图26-1　经皮内镜下胃造瘘装置

四、操作步骤

（一）经皮穿刺内镜下胃造瘘术

经典拖出法：胃镜经口 - 食管进入胃内，轻柔注气使胃膨胀，于左上腹光点最亮处，用手指轻压腹壁，定位并标记穿刺点。消毒皮肤，于穿刺点切开皮肤约0.5cm。内镜直视下，穿刺针经皮肤切口进入胃内，退出针芯，于外套管内置入导线。活检钳钳取导线，随内镜一同退出至口腔外。连接PEG导管与导线，牵拉前腹壁导线，使PEG导管经口 - 咽 - 食管到达胃内，并经腹壁切口拉出至皮外。拉紧PEG导管，使胃壁与前腹壁紧贴以防出血，固定PEG导管的腹壁外盘片。胃镜检查PEG导管位置，确认局部胃黏膜无发白（图26-2~图26-4）。

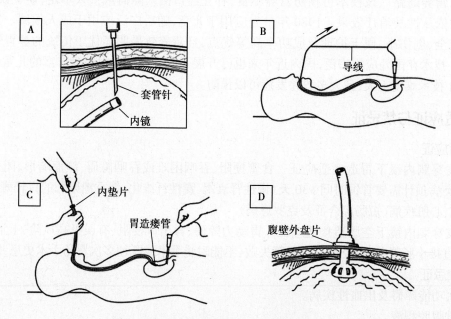

图26-2　经皮穿刺内镜下胃造瘘术模拟流程图

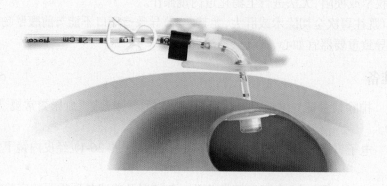

图26-3　经皮穿刺内镜下胃造瘘术模式图

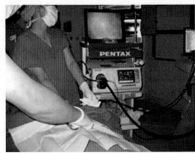
穿刺点定位

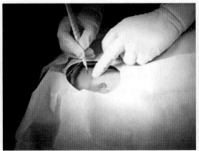
腹壁皮肤小切口

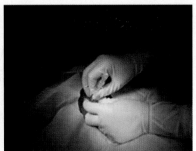
穿刺针穿刺

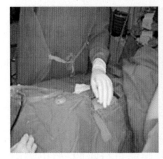
置入导线

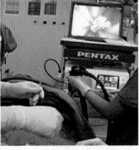
调整 PEG 导管

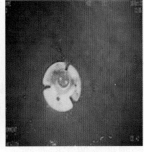
胃内内垫片

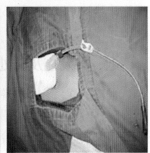
腹壁外盘片

图 26-4　经皮穿刺内镜下胃造瘘术操作流程图

（二）经皮穿刺内镜下胃造瘘空肠置管术

经皮穿刺内镜下胃造瘘空肠置管（percutaneous endoscopic gastrostomy with a jejunal extension tube，PEGJ）分两步完成：首先完成 PEG，然后在 PEG 导管内置入一根空肠营养管。在胃镜辅助下，用异物钳抓住导管，逐渐将空肠管送入空肠上段。

（三）经皮穿刺内镜下空肠造瘘术（direct percutaneous endoscopic jejunostomy，DPEJ）

胃镜经口 - 食管 - 胃 - 十二指肠到达空肠，在左上腹腹壁外光点最亮处定位、标记穿刺点。消毒皮肤，于穿刺点切开皮肤约 0.5cm。在内镜直视下，穿刺针经皮肤切口进入空肠，退出针芯，于外套管内置入导线。活检钳钳取导线，随内镜一同退出至口腔外。连接 PEJ 导管与导线，牵拉前腹壁导线，PEJ 导管经口 - 咽 - 食管 - 胃 - 十二指肠到达空肠，并经腹壁切口拉出至皮外。拉紧 PEJ 导管，使肠壁与腹壁紧贴以防出血，固定腹壁外盘片。内镜检查 PEJ 导管位置，确认局部空肠黏膜无发白（图 26-5）。

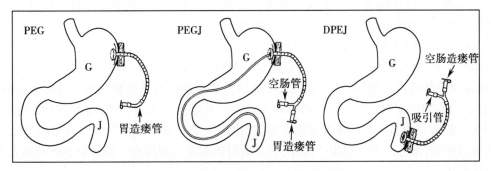

图 26-5　经皮穿刺内镜下空肠造瘘术模式图

五、注意事项

术前、术中和手术后 6 个小时，预防性使用抗生素。确定穿刺部位无其他内脏器官，肥胖儿的穿刺点可能定位困难。PEG/PEJ 导管固定后，内镜检查确定局部胃或空肠黏膜无发白。

六、术后处理

术后监测生命体征,观察有无腹膜炎或严重气腹的表现。禁食 6 个小时,随后经导管试喂生理盐水或口服电解质溶液(ORS),如能耐受,则启动肠内营养。每次喂养后,注入 15~20ml 温水冲洗导管,保持导管通畅,防止导管堵塞,减少细菌过度生长。术后 24 个小时调整导管位置,避免过紧或过松,影响窦道形成。术后 1 周,每天清洁造瘘口,更换无菌敷料,将导管小心推入胃或空肠内 1~2cm,旋转导管 180° 后固定。避免在造瘘口周围使用霜剂或粉剂刺激皮肤,导致皮肤感染。如出现肉芽组织,局部应用硝酸银烧灼。术后 7 天可盆浴,2 周后可游泳。可俯卧(如局部有刺激表现,可在导管周围放置泡沫垫)。PEG 术后 <6 周,导管意外脱出,需 X 线检查判断导管位置。PEG 术后 8~12 周可置换成纽扣导管。

七、并发症及其处理

报道的并发症发生率为 11%,分为早期和远期并发症。早期并发症发生于导管置入 30 天内,包括气腹、食管撕裂、结肠损伤或胃 - 结肠漏、严重出血及吻合口漏等。远期并发症包括感染、肉芽组织、导管移位及内垫包埋综合征等。

1. 气腹　术后常见,经腹部影像学检查确定。医源性肠管损伤轻微,气腹能自行吸收,但仍需引起重视。

2. 食管撕裂　偶见儿童食管纵向撕裂的个例报道。原因为导管(过大)和食管(尤其是食管狭窄)的大小不匹配造成,或被钢丝拉出时损伤造成。解决的办法是内镜医生在术前应准确评估食管狭窄程度,选择内径适宜的导管。目前,大多数 PEG 导管自带柔软的螺纹丝代替僵硬的钢丝,降低了食管撕裂的风险。

3. 结肠穿孔或胃结肠漏　较罕见。结肠穿孔后导致急性腹膜炎,出现结肠漏。通常为胃 - 结肠 - 皮肤瘘。因横结肠位于腹壁和胃前壁之间,在 PEG 手术时,套管针插入结肠所致。风险因素包括过度胃膨胀、左膈疝和重度脊柱后凸。患儿在 PEG 术后出现呕吐和腹痛,PEG 处出现大便,并可能持续至 PEG 术后数月。部分患儿在去除 PEG、静脉应用抗生素、禁食等保守治疗后可以解决。其他则需要剖腹手术和手术矫正。

4. 严重出血　较罕见。在成人和儿童均有报道,大出血者需要输血。这种情况可能发生于解剖结构异常者(如既往腹部手术或脊柱侧弯)。PEG 导管可能插入胃动脉而出现腹腔内出血,必须剖腹探查。

5. 吻合口漏　PEG/PEJ 术后常见轻微的吻合口漏。解决办法是调节造瘘管的外盘片,确保导管内垫片紧贴胃壁。长时间的吻合口漏可能导致腹膜炎。

6. 感染　PEG/PEJ 术后可出现皮肤蜂窝组织炎、腹膜炎、腹腔脓肿等。其发病率各不相同。常规预防性应用抗生素,可降低感染的风险。浅表轻微的皮肤感染较普遍,但术后可立即发生皮肤蜂窝组织炎,特别是腹壁外盘片太紧导致局部缺血,可能诱发严重的皮肤感染和坏死。可松弛腹壁外盘片,静脉注射抗生素治疗。气腹常发生于 PEG/PEJ 术后。无症状时无需干预,通常在 PEG/PEJ 术 48 个小时后消失。腹膜炎继发于胃 / 肠内容物泄漏,无论是腹壁外盘片太松导致管道形成失败还是后期已形成的瘘道断裂,部分患者可以保守治疗,但多数可能需要剖腹探查。腹膜炎亦可能继发于结肠穿孔或无瘘道形成。

7. 肉芽组织增生　为常见并发症。在造瘘口部位或周边皮肤见红色 / 粉红色肉芽组织。常因导管装置不合适所致。增生的肉芽组织易出血,可能发生炎症或感染,牵拉导管可出现局部疼痛。可调节导管位置及外盘片紧张度,必要时更换导管。

8. 导管移位及内垫包埋综合征　较罕见。因反复牵拉导管 / 套管或腹壁外盘片太紧所致,并可能导致内垫包埋综合征(buried bumper syndrome)。因胃壁或前腹壁皮肤炎症、腐蚀、感染导致瘘道扩大,导管迁移出胃,游移于胃和腹壁皮肤之间的任何地方。表现为注水或喂养困难,移动或常规旋转导管困难。如可疑为导管移位,应停止喂养,有必要时进行内镜检查。确诊后需紧急取出导管并修补造瘘口,否则会导致严重后果:如腹膜炎、腹膜或腹壁脓肿、脓毒血症甚至死亡。偶有导管移位,经胃到幽门而致幽门梗阻,甚至迁移至远端引起肠梗阻。建议在 PEG 术后早期每天旋转导管,以避免胃黏膜糜烂。

9. 更换或拔除导管的并发症　通常情况下,更换导管装置(如 Mic-Key button,Kimberly-Clark)是一个简单而安全的操作。报道最早形成完整瘘道的时间为术后6周。一旦瘘道形成,就可以进行更换。切断腹壁外 PEG 导管,内镜取出胃内导管(因离断后的套管在胃内可能会导致肠梗阻)。少数报道纽扣导管的末端未到达胃内,导致腹膜炎,因此,最佳方案是更换导管后,内镜检查导管正常位置。

通常情况下,拔出 PEG/PEJ 导管后,大多数患者的瘘道在 48~72 个小时关闭。营养不良、持续咳嗽或肥胖患儿偶有久存的胃 - 皮肤瘘管,需要手术关闭。

（龚四堂　杨　敏）

参考文献

1. Kav T. Direct percutaneous endoscopic jejunostomy in patients with altered anatomy. Arch Iran Med,2012,15(3):176.

2. Zhu Y,Shi L,Tang H,et al. Current considerations of direct percutaneous endoscopic jejunostomy. Can J Gastroenterol, 2012,26(2):92-96.

3. Gauderer MW,Ponsky JL,Izant RJ,Jr. Gastrostomy without laparotomy:a percutaneous endoscopic technique. J Pediatr Surg,1980,15(6):872-875.

4. Heuschkel RB,Gottrand F,Devarajan K,et al. ESPGHAN position statement on the management of percutaneous endoscopic gastrostomy(PEG)in children and adolescents. J Pediatr Gastroenterol Nutr,2014. 5. Adams SD,Baker D,Takhar A,et al. Complication of percutaneous endoscopic gastrostomy. Arch Dis Child,2014,99(8):788.

6. Michaud L,Coopman S,Guimber D,et al. Percutaneous gastrojejunostomy in children:efficacy and safety. Arch Dis Child, 2012,97(8):733-734.

7. Lee JK. Complication of a percutaneous endoscopic gastrostomy tube placement. Radiol Technol,2013,85(2):230-232.

8. Wu TC. Percutaneous endoscopic gastrostomy in children—issues remain. Pediatr Neonatol,2013,54(5):291-292.

9. Islek A,Sayar E,Yilmaz A,Aet al. Percutaneous endoscopic gastrostomy in children:Is early feeding safe? J Pediatr Gastroenterol Nutr,2013,57(5):659-662.

10. Singh RR,Eaton S,Cross KM,et al. Management of a complication of percutaneous gastrostomy in children. Eur J Pediatr Surg,2013,23(1):76-79.

第二十七章

内镜下乳头括约肌切开术

一、概述

经内镜乳头括约肌切开术（endoscopic sphincterotomy，EST），是在内镜下用高频电刀切开十二指肠乳头括约肌，用以扩大胆管下段的开口，属于治疗性的 ERCP 技术。该操作涉及切开乳头和胆管下端括约肌，因此，乳头切开这个术语不贴切，使用"括约肌切开"更准确。该技术于 1973 年首次报道，目前已广泛应用于成人胆胰疾病的治疗，尤其是在治疗胆总管结石方面，基本替代了外科手术。经过儿科临床实践的证实，由经验丰富的内镜医生实施，该技术同样适用于儿童甚至婴幼儿患者，并取得了和成人相似的成功率。

二、适应证与禁忌证

（一）适应证

1. 胆道适应证　梗阻性黄疸、胆总管囊肿、胆总管结石、胆道寄生虫、经其他检查（超声、CT、MRCP）发现胆道异常需明确诊断的患儿，需配合其他 ERCP 治疗的胆道疾病，扩大十二指肠乳头开口，便于内镜治疗。

2. 胰腺适应证　未缓解的急性胆源性胰腺炎、复发性胰腺炎、慢性胰腺炎、其他检查发现胰腺异常需明确诊断的患儿、需 ERCP 治疗的胰腺疾病患儿。

（二）禁忌证

1. 上消化道严重狭窄或梗阻，十二指肠镜无法到达十二指肠乳头处。

2. 非胆源性急性胰腺炎。

3. 凝血功能障碍及出血性疾病。

4. 严重疾病导致重要器官如心、肺、肝、肾等衰竭。

5. 碘造影剂严重过敏。

三、术前准备

（一）术前检查

排除 EST 禁忌证。术前检查包括内镜手术前常规检查（血尿粪常规、肝肾功能、凝血功能、血清淀粉酶、心电图），肝胆胰超声、MRCP 或胰腺的 CT 或磁共振评价胰腺实质、胰管形态及有无结石等。

（二）器械准备

十二指肠镜、乳头切开刀（图 27-1）、高频电发生器；各类导管、

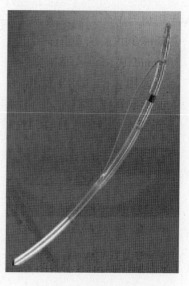

图 27-1　乳头切开刀

导丝；其他如心电监护仪，常规药物、急救药物、造影剂等。

（三）患者准备

1. 了解患儿的现病史、手术史、药物过敏史，全面了解患儿的一般情况及前述各项重要的实验室检查。

2. 向患儿监护人说清楚本次操作的目的，操作前后的注意事项，操作中及操作后可能出现的并发症及处理措施，安抚患儿，消除其恐惧心理以取得配合，并要求患儿法定监护人签署手术知情同意书。

3. 使用碘离子造影剂，事先要做碘过敏试验。

4. 术前至少禁食 8 个小时，禁水 4 个小时。

5. 若患儿长期口服非甾体类抗炎药或其他抗凝药物，需停药 1 周以上。

6. 儿童一般选择全身麻醉。常用药物有哌替啶、咪唑地西泮、芬太尼、丙泊酚、山莨菪碱。具体药物剂量同 ERCP 操作。

7. 术前咽部麻醉。

四、操作步骤

（一）常规切开（图 27-2）

完成 ERCP 后将切开刀深插入胆管，可以通过透视下摆动切开刀来确定其位于胆管内，可以防止不适当的插管和误切胰管。缓缓退出切开刀使刀丝露出，轻收刀丝成弓形，用抬钳器控制切开刀，以防止其划出胆管，刀丝前端 0.5~0.7cm 位于乳头内且视野中可见刀丝尾端为最佳。刀丝与乳头黏膜垂直于 11~12 点钟位置，利用抬钳器逐渐上举进行切开，切开趋于完成时，胆管内刀丝应越少。

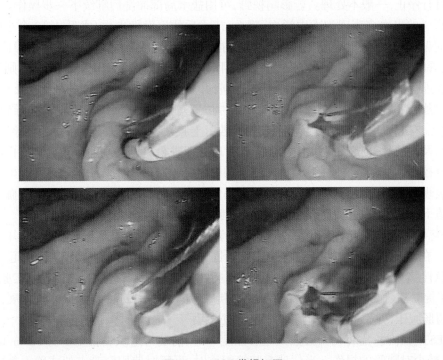

图 27-2　EST 常规切开

（二）导丝辅助切开

完成插管造影后，通过造影导管植入绝缘导丝，利用双腔或三腔切开刀进行切开。这样不仅可以避免重复插管，并且即使切开刀从胆管内脱出，也可以循导丝再插入胆管，也不会误入胰管。值得注意的是，助手必须随时推进导丝，关注导丝位置，防止导丝与切开刀一起脱出。

五、注意事项

大多数切开刀刀弓拉紧后,刀丝会偏向右侧,偏离方向的切开将增加并发症(出血、穿孔、胰腺炎)的发生风险。切割前先塑形刀弓,使其能够保持12点钟方向,可使并发症降至最低。若为导丝辅助切开,导丝可以起到稳定切开刀的作用,使其在切开时保持正确方向。在通电后组织发白表明开始切割。若几秒钟内组织未发白,需要缩短导丝与乳头接触的长度,避免不调节刀丝而盲目增加切割功率。切开时避免过度牵拉刀丝,以免出现不可控的拉链式切割。

对有明显胆汁淤积或者并发有胆管炎的患儿,要预防性地使用抗生素。

六、术后处理

常规处理:术后禁食禁水24个小时,严密监测,观察有无不良事件发生。术后3个小时查血淀粉酶,术后24个小时需复查血常规和血淀粉酶水平,结合患者临床症状,可逐步恢复饮食。

七、并发症及其处理

按照临床需要,可以将EST术后不良事件(adverse events)分为一过性有害事件(transient adverse event)和并发症(complication)两类;前者指EST造成的一过性损伤,无需医疗干预,无需延长住院时间,包括局部渗血、一过性腹痛、短暂的恶心及呕吐、高淀粉酶血症;后者指需临床处理的、影响治疗流程和增加住院天数的并发症,包括出血、胰腺炎、胆管炎和穿孔等。

1. 出血　少数患儿在切开当时就可以见到出血,与乳头切开过快、局部电凝不完全有关。少量渗血大多可自行停止,一般不处理。若影响视野,可用盐水局部冲洗后继续下一步操作。

有临床意义的出血多表现为术中涌血、喷血,或术后的迟发性出血(术后4~12个小时)。往往发生于切割方向偏离、切开过大、损伤了变异的十二指肠后动脉、或者患儿有凝血功能障碍。涌血发生时,可以在胆管内放置气囊压迫切口3~5分钟,或用凝固电流止血。若出血无法控制,则用1∶10 000肾上腺素溶液进行局部注射。注射时,注意避开胰管开口,注射位置为切口顶端及边缘8点、10点、12点、1点位置(因EST后胰管开口会变化至5、6点钟位置)。值得注意的是,注射后会导致组织水肿和胆管梗阻,因此,有必要留置鼻胆管或胆道支架。若肾上腺素注射至胰管开口附近也会导致胰腺炎的发生。若切开伤及小动脉,则表现为术中喷血。此时应立即进行血管夹或局部注射治疗止血,但大量出血内镜下很难控制,需要急诊外科手术或X线下进行血管栓塞治疗。对于术后迟发性出血的患儿,早期可无明显表现,出血量多时表现为呕血和(或)黑便,此时应正确估计出血量,及时输血,急诊内镜下止血。若内镜下止血困难或止血后再出血,应果断腹腔手术止血。

2. 胰腺炎　胰腺炎多是由于不当的切割致胰管开口水肿,或者是在进行胰管造影时过多地注射造影剂所致。在切开胆管括约肌时过多地使用凝固电流也会损伤胰腺组织,从而引起急性胰腺炎。临床表现与急性胰腺炎类似,可按ERCP术后胰腺炎处理,常规予以禁食。评估患儿实验室检查结果(血常规、血尿淀粉酶、血清脂肪酶、腹部超声或者胰腺CT检查)并进一步观察病情发展,病情较严重时,需禁食、胃肠减压,并用药物抑制胰腺分泌、预防感染等。

在进行EST操作时,需将切开刀插入足够深度(刀丝前端与组织黏膜至少有0.5cm的接触)再行切开,可以减少对胰管的损伤。当估计有胰管损伤时,可暂时使用胰管支架或置入鼻胰管引流,可以预防术后胰腺炎的发生。

3. 胆管炎　急性胆管炎是EST后少见的早期并发症。主要原因是将造影剂注入梗阻的胆管而没有进行有效的胆管引流。发生胆管炎要立即给予抗生素,并放置鼻胆管或胆管内支架进行引流,可以降低患儿的病死率。

4. 穿孔　穿孔是由于切割方向偏离或过度切割乳头所致。主要的临床表现为腹痛。一般在内镜操作过程中发现的穿孔,应立即进行鼻胆管或胆管内支架,可以降低胆管内压力,减少胆漏,防止后腹膜脓肿形成。若是操作后怀疑有穿孔,可以经腹部 X 线或 CT 检查以明确是否有后腹膜积气。由于 EST 造成的十二指肠穿孔大多为微小穿孔,因此,经过保守治疗和胃肠道休息,如胃肠减压、静脉补液、应用广谱抗生素预防感染,多数患者都可以恢复。

(许春娣)

参考文献

1. 中华医学会,临床技术操作规范(消化内镜学分册). 北京:人民军医出版社,2012;58-62.

2. Cotton PB,Leung J. 高级消化内镜:ERCP. 宛新建,胡冰,刘枫,译. 上海:上海科学技术出版社,2010:44-49.

3. Elta GH,Barnett JL,Wille RT,et al. Pure cut electrocautery current for sphincterotomy causes less post-procedure pancreatitis than blended current. Gastrointest Endosc,1998,47(2):149.

4. George G,Mike T. Practical pediatric gastrointestinal endoscopy. 2nd edition. Chichester,UK:John Wiley & Sons,Ltd, 2012:188-202.

5. Kogure H,Tsujino T,Isayama H,et al. Short-and long-term outcomes of endoscopic papillary large balloon dilation with or without sphincterotomy for removal of large bile duct stones. Scand J Gastroenterol,2014;49(1):121.

6. Norton ID,Petersen BT,Bosco J,et al. A randomized trial of endoscopic biliary sphincterotomy using pure-cut versus combined cut and coagulation waveforms. Clin Gastroenterol Hepatol,2005,3(10):1029.

7. Perini RF,Sadurski R,Cotton PB,et al. Post-sphincterotomy bleeding after the induction of microprocessor-controlled electrosurgery:does the new technology make the difference? Gastrointest Endosc,2005,61(1):53.

第二十八章
内镜下鼻胆管引流术

一、概述

内镜下鼻胆管引流术(endoscopic nasobiliary drainage, ENBD)是一种简便、安全、有效的胆道引流方式,不仅对减轻胆道压力、降低黄疸、控制炎症、改善胆胰疾病患儿全身情况有十分重要的作用,还可以为进一步治疗或检查创造条件,可广泛应用于儿童梗阻性黄疸、胆管炎、先天性胆总管囊肿、胆胰管汇合异常、胆源性胰腺炎等疾病。

二、适应证与禁忌证

(一) 适应证

胆道系统的肿瘤、结石、寄生虫所造成的梗阻性黄疸、胆道囊肿、胆胰管汇合异常、化脓性胆管炎、创伤性胆管炎、手术所致的胆漏及胆道狭窄、急性胆源性胰腺炎,以及预防 ERCP 术后胆道感染、结石嵌顿、高淀粉酶血症和术后胰腺炎的发生,临床需重复收集胆汁进行实验室检查或造影。

(二) 禁忌证

同 EST 操作的禁忌证;中、重度的食管胃底静脉曲张并发出血倾向者。

三、术前准备

(一) 术前检查

同 EST 操作。

(二) 器械准备

十二指肠镜、乳头切开刀;各类导丝、导管;胆道扩张探条或扩张气囊;鼻-胆引流管,为一种直径6.5~7Fr 的聚乙烯管,长度 260cm,头端塑性,并有多个侧孔。可根据需要使用肝管和胆总管引流管;鼻引导管,可用吸痰管或导尿管代替;造影剂、急救药物、常规药物等、心电监护仪等。

(三) 患者准备

同 EST 操作。

四、操作步骤

1. 常规进行 ERCP,了解病变的性质及部位。
2. 确定 ENBD 的必要性和引流部位,应引流胆管梗阻上方扩张最严重的部位。
3. 鼻胆管插入前可进行 EST,也可不进行切开。通过造影导管置入导丝并通过狭窄部位。保留导丝,退出造影管,必要时用扩张探条或扩张气囊沿导丝扩张狭窄部位。导丝有助于越过梗阻的结石及鼻胆管头端在胆管深部的定位。

4. 沿导丝插入鼻胆引流管,并送达理想的引流部位。

5. 在 X 线透视的监视下,将鼻胆管放置到位,之后保持鼻胆管位置不变,逐步退出导丝,经鼻胆管注入造影剂,进一步确定引流管头端的部位是否理想,根据情况可重新置入导丝进行调整(图28-1)。最后退出内镜,同时调整鼻胆管,在十二指肠及胃内形成理想的圈袢。

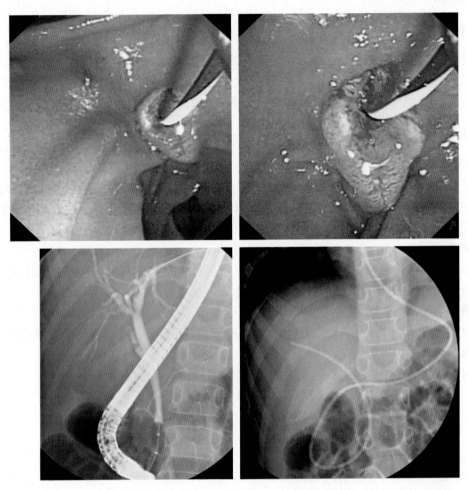

图 28-1　ENBD。胆总管下段可见多发充盈缺损影,上段胆管轻度扩张,肝内胆管轻度扩张,于气囊探查肝内外胆管并取出黄白色结石后留置鼻胆管于右肝管

6. 借助鼻引导管将鼻胆管从口中取出并固定,用注射器抽出胆管内残存的造影剂和胆汁,并连接负压吸引袋(图28-2)。

五、注意事项

1. 整个操作过程应在 X 线监视下完成,否则操作困难。

2. 若进行十二指肠乳头肌切开术,小切开即可。

3. 为获得最佳引流效果,应尽可能地选择胆管增粗最明显、引流量最大的部位进行引流。

4. 鼻胆引流管远端应该超过狭窄部位,才能进行充分引流。

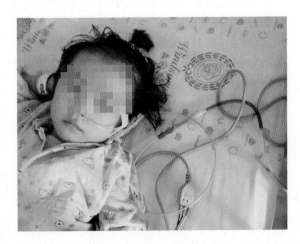

图 28-2　鼻胆管引流患儿术后

5. 向胆道内注入造影剂、或注入药物、或冲洗胆道时，应控制好注射量，不能注入过多、过快，以免增加胆道压力，引起胆管炎。

6. 鼻胆管原则上是沿着胃小弯走向，不应在胃内或十二指肠内形成较长的圈襻。

7. 鼻胆管引流液减少或完全没有引流液时，需考虑引流管已经脱出胆管系统，可进行腹部平片证实并根据情况重新置入。

六、术后处理

常规处理：术后根据情况禁食 24~48 个小时，之后逐步开放流质、半流质和低脂饮食。监测有无腹痛、恶心、发热等表现。术后常规检查血淀粉酶，结合患儿表现选择性地进行鼻胆管引流液的生化和细菌学检测。ENBD 时间不宜过长，以避免大量胆汁流失引起消化功能紊乱和电解质丧失。

七、并发症及其处理

（一）胆管炎

胆管炎主要发生在引流效果不佳的患儿，或者术中向胆管内注入过多造影剂，或注入过快。发生胆管炎应立即给予抗生素，并留取引流液进行细菌培养和药敏，及时调整抗生素。ENBD 引流效果不佳时可进行胆管内支架引流。

（二）咽痛、恶心

一般因鼻胆引流管对咽部的刺激所引起，要注意与患儿的家长充分沟通，避免家长过多地焦虑，避免患儿恐惧，必要时进行口腔护理，保持咽部卫生。

（三）鼻胆管阻塞或脱落

应及时进行腹部平片或鼻胆管造影检查，必要时可以用稀释的抗生素进行冲洗或重新置入。

（四）其他

其他与 ERCP 操作相关的并发症及其处理见相关章节。

（许春娣）

参考文献

1. 中华医学会．临床技术操作规范（消化内镜学分册）．北京：人民军医出版社，2012：62-64.
2. 胡冰，周岱云，龚彪，等．鼻胆管引流的应用及疗效分析．中华消化杂志，1996，16（2）：91.
3. Cotton PB，Leung J. 高级消化内镜：ERCP. 宛新建，胡冰，刘枫，译．上海：上海科学技术出版社，2010：55-56.

第二十九章
内镜下胆管支架置入术

一、概述

内镜下胆管支架置入内引流术(endoscopic retrograde biliary drainage,ERBD)由德国 Soehendra 教授在 1979 年首先报道。目前在成人中已经成为姑息性治疗恶性梗阻性黄疸的非常成熟的技术。其在儿科中的应用主要是治疗良性的梗阻性黄疸。相较于 ENBD,ERBD 恢复了胆汁的生理流向,术后无需特殊护理,适用于需要进行长期引流的患儿。

二、适应证与禁忌证

(一) 适应证

主要为胆道的良性狭窄,如原发性硬化性胆管炎、郎格罕组织细胞增生症所致的胆管狭窄、胆管多发结石或大结石、手术后的胆管狭窄。其他如胆漏、恶性肿瘤所致的梗阻性黄疸,在儿童中较少见。

(二) 禁忌证

同 ENBD 术。

三、术前准备

(一) 术前检查

同 EST 操作。

(二) 器械准备

十二指肠镜(3.2mm 工作通道的十二指肠镜可放置 7~8Fr 的支架,4.2mm 工作通道的十二指肠镜可用于放置 10~11.5Fr 的支架)、乳头切开刀;各类导丝、导管;胆道扩张探条或扩张气囊。

内引流支架及推送器:标准的支架释放系统包括一根有 3cm 柔软末端的 0.035 英寸的导丝(480cm)及一根 6Fr 不透 X 线的导引管(260cm),其末端逐渐变细,有助于插管。有些导引管在远端带有 2 个金属标记(间隔 7cm),有助于定位和测定狭窄段的长度。外推送管是一种 Teflon 管(8Fr,10Fr 和 11.5Fr),在释放时用于定位支架。内引流支架分为塑料支架和金属支架。但金属支架放置后无法取出,故多用于成人的恶性胆管梗阻,由于儿童的病变多为良性狭窄,因此,极少用金属支架。塑料支架由 7Fr、10Fr、11.5Fr 的不透 X 线的聚乙烯管制成。其他的还有双猪尾胆道支架,可以防止支架向下和向上位移。而直形支架与内镜和侧孔更小的双猪尾支架相比,更利于胆汁引流,也不容易阻塞。

(三) 患者准备

同 EST 操作。

四、操作步骤

1. 常规进行 ERCP,了解病变的性质及部位。

2. 确定支架引流部位并选择支架的种类和规格。

3. 为了放置方便,可先进行 EST。放置单根支架时可以不做 EST,但放置两根支架则需要做 EST,以利于支架的插入。

4. 经造影导管插入导丝,到达狭窄部位。保持导丝位置不变,退出造影导管。用扩张探条或扩张气囊(4mm,6mm,8mm)沿导丝扩张狭窄部位。

5. 在保持导丝位置不变的情况下,按胆管内引流支架说明书要求插入内引流支架及相应的推送器。将支架沿导丝用推送管支架送入胆道,通过狭窄段后撤出导引管和导丝释放支架。支架近端侧翼应在梗阻段以上 1cm,十二指肠内应保留末端 1~1.5cm 或末端倒刺以外。支架安置成功后,可以看到胆汁从支架流入肠腔(图 29-1)。

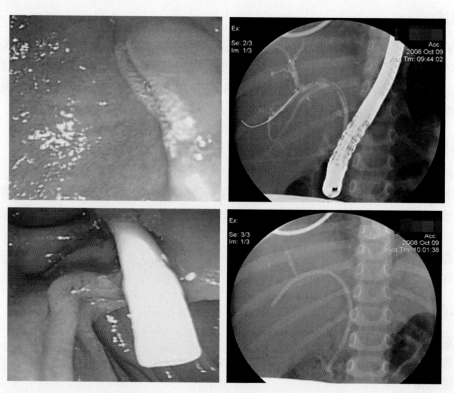

图 29-1 ERBD。胆管显影,透视下胆总管及肝总管中下段未见明显异常,肝总管上段至右肝管起始段狭窄,范围约 0.5cm,右肝内胆管轻度扩张,胆囊未显影,胰管未显影,7Fr 扩张探条充分扩张狭窄段,留置 7Fr 内置管于右肝内胆管,末端位于乳头外

6. 退出推送器及导丝,吸引可见胆汁经内引流支架流出,表明安置成功。

五、注意事项

1. 在 ERCP 后,应正确估计胆道狭窄的部位和长度,以确定选择长度合适的内引流支架。

2. 患儿多为良性狭窄,故一般选用头部可弯曲的小而硬的导丝,这样易通过狭窄部。

3. 操作时,应保持内镜头段靠近十二指肠乳头,若距离过远,则增加放置难度,也容易使得塑料内引流支架盘折损坏。

4. 塑料支架远端应超过狭窄部位,近端应露在十二指肠乳头外,切勿推入肝管内或者外露过长,否则容易导致阻塞、更换困难或损伤肠黏膜。

5. 置管后若患者再次出现黄疸、发热，提示引流管可能阻塞，确定后应给予更换。

六、术后处理

术后根据情况禁食24~48个小时，之后逐步开放流质、半流质和低脂饮食。患儿要卧床休息，并监测有无腹痛、恶心、发热等表现，及时给予对症治疗。术后常规检查血淀粉酶，结合患儿表现对异常者进行对症处理直至正常。术后应预防性应用抗生素，防止近期胆管炎症。

七、并发症及其处理

(一) 早期并发症

1. 支架近期阻塞　多由血块、结石阻塞所致。需要及时更换支架，使胆道再通。

2. 胆管炎　与手术器械或操作过程中消毒不严，或向胆管内高压注射造影剂有关。应注意对操作器械严格消毒，注射造影剂不应过多过快，术后可预防性应用抗生素。

3. 胆汁性腹膜炎　胆管损伤造成胆管穿孔所致，应立即进行外科手术。

4. 胰腺炎　一般由于在进行EST时致胰管开口水肿或过多地使用凝固电流损伤胰腺组织而造成。临床表现与急性胰腺炎类似，可按ERCP术后胰腺炎处理，常规予以禁食。评估患儿的实验室检查结果（血常规、血尿淀粉酶、血清脂肪酶、腹部超声或者胰腺CT检查）并进一步观察病情发展。病情较严重时，需禁食、胃肠减压，并用药物抑制胰腺分泌，预防感染。

5. 出血　主要因EST所致。详见第27章EST相关内容。

(二) 晚期并发症

1. 支架阻塞　塑料支架最主要的缺点就是形成细菌性生物膜而致阻塞，生物膜主要是由蛋白质、分解的胆红素、微小菌落和不定性的碎片组成。其他原因包括可由泥沙样结石淤积、坏死组织填塞所致。支架阻塞后会导致黄疸和胆管炎的复发，支架阻塞后应更换新的塑料支架。有研究认为口服熊去氧胆酸可以提高支架的通畅率。

2. 支架致胆道或十二指肠损伤　主要原因为支架在十二指肠内留出过多或者支架脱位，需要重新调整支架位置。若损伤导致溃疡穿孔甚至腹膜炎，应及时手术治疗。

（许春娣）

参考文献

1. 中华医学会，临床技术操作规范（消化内镜学分册）. 北京：人民军医出版社，2012：64-66.
2. Cotton PB，Leung J. 高级消化内镜：ERCP. 宛新建，胡冰，刘枫，译. 上海：上海科学技术出版社，2010：55-56.

第三十章
内镜下胆管取石、碎石术

一、概述

小于 5mm 的胆总管结石可以自行排出,一般不需要括约肌切开术。对于 5mm 以上的胆道结石,在 EST 操作后,若括约肌切开足够大时,多数 <10mm 的结石也可以自行排出。但是让结石自然排出有时会导致结石嵌顿,使胆管炎的风险增加。因此,目前主张在 EST 后,同时取出胆管结石。EST 后胆道取石可供选择的方法有气囊扩张取石、网篮取石、内镜下机械碎石、经网篮机械碎石。

二、适应证与禁忌证

(一) 适应证

1. 气囊扩张取石　适用于胆管内较小的结石(至今 <10mm),或者帮助碎石术后结石残渣和胆泥的排除。

2. 网篮取石　应用取石网篮直接将胆管内的结石取出,适用于直径大小为 10mm 左右的胆管结石。

3. 内镜下机械碎石　适用于胆管内较大的结石(直径 >15mm),或相对于胆管开口较大的结石,特别是结石较大而下端胆管却较细时,如胆管远端狭窄、括约肌切开过小。

(二) 禁忌证

同 ERCP 及 EST 禁忌证。

三、术前准备

(一) 术前检查

同 ERCP。

(二) 器械准备

十二指肠镜(大的机械碎石器则需要大孔道内镜:4.2mm)、乳头切开刀、高频电发生器;各类导丝、导管;双腔取石气囊,取石网篮和机械碎石器,并检查气囊是否完好。鼻胆引流管,鼻导引管。

取石网篮由四股钢丝组成,张开后可形成圈套,从而抓住结石。新型网篮头端有八股钢丝,钢丝之间网格细密,适用于抓取小结石和结石碎片。

(三) 患者准备

同 EST 操作。

四、操作步骤

1. 常规进行 ERCP,了解胆管扩张情况、结石大小、部位、数目,确认是否有取石的指征及取石所采用的方法。

2. 按照 EST 章节所述步骤进行乳头括约肌切开。

3. 取石步骤

（1）气囊扩张取石（图 30-1）

1）经导丝将未充气的气囊导管经切开的乳头深插入胆管，向前推进至结石上方。

2）在结石上方充盈气囊。双腔取石气囊直径 8Fr，头端气囊充盈后直径可达 8mm、12mm 及 15mm。充气使气囊直径膨胀至胆总管直径大小。

3）取石时，从胆总管远端开始，轻轻回拉气囊，使结石向胆总管近乳头端移动。当结石到达乳头肌开口处，在下拉气囊导管的同时向下弯曲十二指肠镜头端，分次逐个将结石拉出。

4）结石取出时，可以直接观察结石从开口处流出，也可以用气囊导管阻塞造影，观察结石是否取尽。

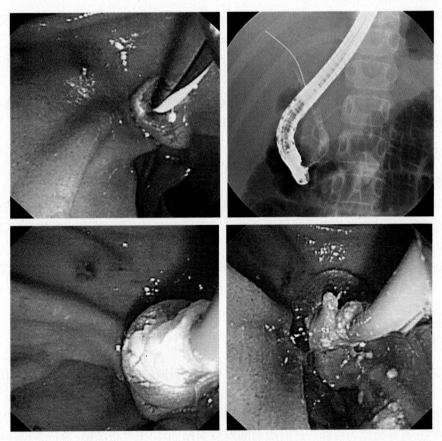

图 30-1　内镜下胆管气囊扩张取石

胆总管下段可见多发充盈缺损影，气囊探查肝内外胆管，取出黄白色结石

（2）网篮取石

1）EST 后，将网篮插入胆管，越过结石部位。

2）张开网篮，注入造影剂明确网篮的位置及与胆道结石的关系。

3）回撤网篮，此时轻轻晃动网篮以抓住结石。当结石进入网篮后，轻轻收紧网篮。

4）收紧网篮后轻轻将结石拉出乳头。取石时内镜头端角度应远离乳头，轻轻施加压力并右旋内镜，同时向内送镜将结石拉出。这一动作有助于伸直十二指肠镜头端，沿胆总管轴向产生一种牵拉力，使结石易于取出，并且避免损伤乳头及十二指肠。

5）重复以上步骤直至结石取尽。

6）用气囊导管阻塞造影，观察结石是否取尽。

（3）机械碎石

1）EST后，将碎石网篮插入胆总管，透视下套住结石后，推进碎石器金属外套管，旋转手柄齿轮收紧碎石网篮将结石粉碎。

2）更换取石网篮，将结石取出。

3）用气囊导管探查胆总管，并进行造影，观察结石是否取尽。

4）置入鼻胆引流管，使胆管保持引流通畅，预防术后胆管炎的发生。

五、注意事项

1. 应用气囊进行取石时，注意避免强拉气囊。这样可能会使得气囊破裂，或导致气囊变形，从而使气囊划过结石导致结石嵌顿。

2. 张开网篮时需要小心操作，因为胆总管结石可能向上移位或导致嵌顿在一侧肝内胆管中。

3. 有多个结石时，应先取出胆总管末端的结石。

4. 网篮套住结石后，应该在不闭合网篮的状态下缓慢拉出网篮，此时闭合网篮有可能会使结石滑脱。

5. 利用网篮套住大结石会比较困难，轻轻扭动和旋转内镜有助于网篮的钢丝在结石周围移动。将十二指肠镜向内送入肠腔，使网篮顺应胆管的轴向，有助于网篮套住结石。

六、术后处理

术后根据情况禁食2~3天，之后逐步开放流质、半流质和低脂饮食。

患儿要卧床休息，并监测有无腹痛、恶心、发热等表现，及时给予对症治疗。常规检查术后3个小时及次日晨血淀粉酶，结合患儿表现对异常者进行对症处理直至正常。若有淀粉酶升高、剧烈腹痛者，应按胰腺炎处理。

观察呕吐物及粪便颜色，判断有无消化道出血，观察腹部体征，了解有无穿孔等并发症。注意鼻胆引流管中引流物的颜色、引流量和性状。

术后应预防性应用抗生素，防止近期胆管炎症。

七、并发症及其处理

常见并发症主要有穿孔、出血、术后急性胰腺炎和结石嵌顿。穿孔、出血及胰腺炎的处理同EST术后处理。

结石嵌顿：在使用取石网篮取石过程中，如果结石过大，套入网篮后不能通过切开的乳头，但又不能松解取石网篮，可导致结石嵌顿。此时应剪断网篮钢丝，退出十二指肠镜，进行急诊外科手术治疗。

（许春娣）

参考文献

1. 中华医学会，临床技术操作规范（消化内镜学分册）. 北京：人民军医出版社，2012：58-62.
2. Cotton PB，Leung J. 高级消化内镜：ERCP. 宛新建，胡冰，刘枫，译. 上海：上海科学技术出版社，2010：49-54.

第三十一章
内镜下胰管括约肌切开术

一、引言

经内镜胰管括约肌切开术(endoscopic pancreatic sphincterotomy,EPS),是指在内镜下用高频电刀切开主乳头括约肌或副乳头括约肌,用以胰管取石、支架置入、引流、胰管扩张等内镜治疗,属于治疗性的 ERCP 技术。该技术于 1976 年应用于临床,目前已广泛应用于成人慢性胰腺疾病的治疗。近年来,经过儿科临床实践的证实,由经验丰富的内镜医生实施,该技术同样适用于儿童患者,尤其是对于慢性胰腺炎的患儿,经 EPS 实施胰管减压具有良好的耐受性与安全性,且成功率很高,约 80% 的慢性胰腺炎患儿通过治疗可短期改善症状。

二、适应证与禁忌证

（一）适应证

1. 肝壶腹括约肌功能障碍(sphincter of Oddi dysfunction,SOD)。
2. 慢性胰腺炎伴有顽固性腹痛。
3. 胰管结石。
4. 胰腺假性囊肿需置入胰管支架引流。
5. 胰管狭窄。
6. 胰腺分裂症。
7. 外伤性胰腺炎。

（二）禁忌证

1. 同 ERCP、EST 的禁忌证。
2. 急性胰腺炎或者慢性胰腺炎急性发作期。

三、术前准备

（一）术前检查

排除 EPS 禁忌证。术前检查包括内镜手术前常规检查(血尿粪常规、肝肾功能、凝血功能、血清淀粉酶、心电图),肝、胆、胰超声,MRCP 或胰腺 CT 评价结石及胰管形态。

（二）器械准备

十二指肠镜(工作孔道在 3.8mm 以上)、高频电源、高频电刀(拉式和针式切开刀);各类造影导管,包括副乳头专用尖头造影导管、各类导丝、推送导管、胰管支架;其他如心电监护仪、常规药物、急救药物、造影剂等。

（三）患者准备

同第 27 章 EST 相关部分叙述。若患儿有胆道感染或者复发性胰腺炎，需应用抗生素和抑制胰腺外分泌的药物，如生长抑素。

四、操作步骤

（一）经主乳头胰管切开术（major papilla pancreatic sphincterotomy）（图 31-1）

1. 进行 ERCP，完成胆管和胰管的造影，了解胰胆管的情况。一般多先做胆管造影，再进行胰管造影。

2. 胰管显影后，明确有无 EPS 适应证。

3. 确定需要进行 EPS 后，尽可能深插管，并置入导丝。

4. 退出造影导管，插入拉式切开刀，沿 12~1 点钟方向逐步将胰管括约肌切开，一般切开大小 5~15mm。

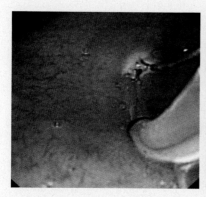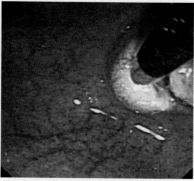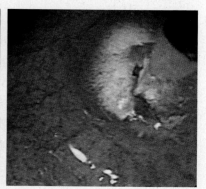

图 31-1　经主乳头胰管切开

（二）EST 后行 EPS

EST 后进行 EPS 能够避免 EPS 所致的乳头水肿而使得胆汁排泄受阻和继发胆道感染，因此，得到一些学者的推崇。

1. 常规进行 EST，一般做 5~8mm 的中切开即可。具体操作见第 27 章 EST 部分。

2. 胆管括约肌切开以后，胰管开口位置会发生改变而不在原来的 12~1 点位置，多数位于 5~6 点位置，应注意辨认。

3. 进行胰管造影和插管，余下步骤同上述经主乳头胰管切开术。

（三）支架引导下胰管括约肌切开术

1. 常规进行胰管造影，确定进行 EPS 后，深插管后置入引导钢丝。

2. 沿钢丝置入 5Fr 或者 7Fr 的胰管支架。

3. 用针状刀沿胰管支架向 12~1 点钟方向逐步切开，切口大小为 5~10mm。

4. 根据情况，将胰管支架保留数日，可使胰液排泄通畅，预防术后胰腺炎。

（四）副乳头胰管括约肌切开术

1. 经主乳头胰管造影，胰管显示为"马尾"征后，应怀疑为胰腺分裂症。

2. 在主乳头上右上方 2cm 即可发现副乳头。胰腺分裂症患者的副乳头较膨大，且有明显的开口，常规插管后造影，能见一贯穿胰腺、粗大的胰管，可证实为胰腺分裂症。

3. 经副乳头插管后，常规造影后插入引导钢丝。接着在引导钢丝的帮助下插入常规拉入式切开刀，向 10~12 点方向进行副乳头胰管括约肌切开术，切开长度应控制在 4~8mm。

4. 切开完成后，置入 5Fr 或 7Fr 的胰管支架或行鼻胰管引流，预防术后胰腺炎。

五、注意事项

1. 相较 EST 操作，EPS 操作要求高，成功率相对低，并发症多。因此，需要严格掌握 EPS 适应证，不能盲目操作。术中操作动作宜轻柔，切勿粗暴损伤胰管。术后多应用置入鼻胰管或胰管内支架，保持胰液排除顺畅，可预防术后胰腺炎的发生。

2. 严格掌握 EPS 切开方向。经主乳头 EPS 的切开方向在 12~1 点钟位置，经副乳头 EPS 的切开方向为 10~12 点方向。在先进行 EST 后，一定要注意此时胰管括约肌开口位置的变化，应在 5~6 点钟方向操作，而非原来的 12~1 点钟。

3. 应严格掌握 EPS 切口的大小。经主乳头 EPS 切开大小为 5~15mm 为宜，经副乳头 EPS 切开大小一般为 5~8mm，而在 EST 后行主乳头 EPS，切开大小应为 5~8mm。

六、术后处理

术后禁食水 24~72 个小时，并严密监测，观察有无不良反应发生。术后 3 个小时查血淀粉酶，术后 24 个小时需复查血常规和血淀粉酶水平，结合患者临床症状，可逐步恢复饮食。若术后单纯血清淀粉酶升高，而无腹痛、呕吐、发热等症状，可暂时观察，不必做特殊处理。若有明显腹痛伴淀粉酶升高，则需按急性胰腺炎进行治疗。

观察患者有无呕吐、排便及呕吐物与粪便的颜色，准确判断有无出血及出血的程度。若患者有腹痛，应密切观察腹部体征，有无肌抵抗、反跳痛等腹膜炎表现，必要时腹部摄片了解有无穿孔等并发症。

观察鼻胰引流管中引流液的颜色及引流量，了解鼻胰引流管有无脱出或通畅情况。

七、并发症及其处理

分为早期并发症与晚期并发症。早期并发症主要有：胰腺炎、出血、急性胆管炎、穿孔，远期并发症主要有因胰管支架移位、阻塞而引起的腹痛或再发性胰腺炎、十二指肠损伤、胰管穿孔、胰管结石及胰腺实质的改变。

（一）出血

EPS 术后出血发生率为 0.8%~7.0%。少数患儿在切开时可出现渗血，一般可自行停止，可不必做处理。但若影响视野，可用盐水局部冲洗后继续下一步操作。多数患儿的术中出血表现为少量至中度的出血，可以用 1:10 000 肾上腺素溶液进行局部注射，即可止血。很少需要输血治疗。但需要注意的是，注射后会导致组织水肿和胰管梗阻，因此，有必要留置鼻胰管或胰管支架。

（二）胰腺炎

胰腺炎是 EPS 操作后最常见的并发症，平均发生率为 11.8%，经副乳头性胰管括约肌切开术后胰腺炎发生率更高，约为 19.6%。发生胰腺炎的原因通常为：不当的切割致胰管开口水肿，反复进行进行胰管造影，注射造影剂过多过快，在切开括约肌时过多地使用凝固电流损伤胰腺组织等。临床上大多表现为轻症胰腺炎，常规予以禁食处理。部分患儿胰腺炎较重，需要对患儿进一步评估（血常规、血尿淀粉酶、血清脂肪酶、腹部超声或者胰腺 CT 检查）并密切观察病情发展，病情较严重时，需禁食、胃肠减压，应用抑酶抑酸药物、预防感染等。

EPS 后置入鼻胰管引流或者胰管内支架均可以明显降低术后胰腺炎的发生率，故应提倡。

（三）胆管炎

急性胆管炎是 EST 后少见的早期并发症，发生率约 3.6%。主要原因是胰管括约肌切开时黏膜水肿导致胆管梗阻，胆汁排泄不畅。因此，在进行 EPS 前行胆管括约肌切开术可以减少胆道感染的发生。一旦发生胆管炎要立即给予抗生素，并放置鼻胆管或胆管内支架进行引流，降低患儿的死亡率。

（四）穿孔

穿孔很少见，EPS后穿孔发生率为0~1.3%，多发生于副乳头切开术后或胆管括约肌切开术时。主要临床表现为腹痛。由于EPS造成的穿孔较轻微，因此，经过保守治疗和胃肠道休息，如胃肠减压、静脉补液、应用广谱抗生素预防感染，多数患者都可以恢复。重症患儿需要外科手术治疗。

（五）与置入胰管支架相关的并发症

主要有支架阻塞、移位、损伤十二指肠黏膜、引起胆管细支及实质性的改变。相关处理见"第三十三章　内镜下鼻胰管引流术"。

（六）再狭窄

成人EPS术后再狭窄的发生率为14%，发生于儿童者未见相关统计。多发生于EPS术3个月以后，属于远期并发症。狭窄发生后可以进行气囊扩张，也可以再切开。

（许春娣）

参考文献

1. 中华医学会,临床技术操作规范(消化内镜学分册).北京:人民军医出版社,2012;58-62.
2. 李兆申,许国铭.胰腺疾病内镜诊断与治疗学.上海:第二军医大学出版社,2004;190-194.
3. Cotton PB, Leung J.高级消化内镜:ERCP.宛新建,胡冰,刘枫,译.上海:上海科学技术出版社,2010;44-49.

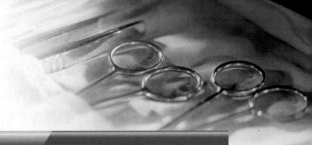

第三十二章
内镜下胰管扩张术

一、概述

在儿童中,胰管狭窄常常发生于十二指肠乳头炎症、胰腺分裂症、慢性胰腺炎、胰腺假性囊肿或胰腺外伤等病变。经十二指肠镜对狭窄的胰管进行扩张,使得胰液能够顺利地经胰管开口流入十二指肠,从而达到缓解胰管梗阻所造成的反复上腹痛、淀粉酶升高、复发性胰腺炎等表现的目的。内镜下胰管扩张术可分为探条扩张术、气囊扩张术以及 Soehendra 螺旋器扩张。目前,儿科应用较多的是探条扩张和气囊扩张。相较于传统的外科方法解决梗阻,内镜下胰管扩张术有患者痛苦更小、并发症更少及价格更低这些优点。

二、适应证与禁忌证

（一）适应证

适用于胰腺分裂症、胰腺外伤、手术损伤、慢性胰腺炎及十二指肠乳头炎症等病变所致的胰管狭窄。

（二）禁忌证

同 ERCP 操作。

三、术前准备

（一）术前检查

同 ERCP 操作。

（二）器械准备

十二指肠镜、乳头切开刀;专用引导钢丝;胰管扩张探条;胰管扩张气囊及测压表;造影剂、急救药物、常规药物等、心电监护仪等。

（三）患者准备

同 ERCP 操作。

四、操作步骤

（一）探条扩张术

1. 常规进行 ERCP,了解病变的性质及部位:胰管及胆管的情况,胰管狭窄的部位、程度,有无并发胰管结石、假性囊肿等病变。

2. X 线透视下进行选择性胰管插管。成功后,插入引导钢丝至狭窄远端,退出造影导管并保持引导钢丝不移位。

3. 沿引导钢丝插入扩张探条,一般情况下,从 3Fr 较细的探条开始,逐渐增粗至 7Fr,每次至狭窄处可短暂停留 1 分钟左右。操作过程均需在 X 线监视下完成。

4. 若为胰腺分裂症患者,则需经副乳头插管造影,扩张部位为副乳头开口处,此时扩张探条不可插入过深,以免造成不必要的损伤。

5. 扩张治疗后,可重复造影,以了解扩张后的效果。

(二) 气囊扩张术(图 32-1)

1. 常规进行 ERCP、选择性胰管插管,过程同上述探条扩张术。

2. 沿引导钢丝插入胰管扩张气囊,在 X 线监视下使气囊中间位于狭窄段中央位置。同样在 X 线监视下缓慢注气或造影剂观察扩张情况。气囊压力保持在 200kPa,并维持 30 秒至 1 分钟。一般重复 2 次。

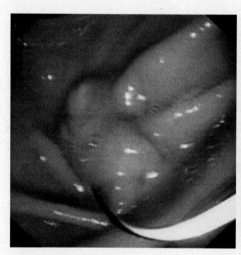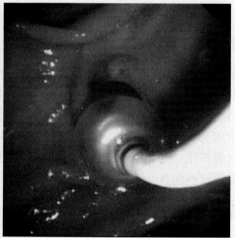

图 32-1 气囊扩张

五、注意事项

1. 整个操作过程应在 X 线监视下完成,否则不仅操作困难,而且容易造成机械性损伤。
2. 术中尽量避免胰管反复造影,减少造影剂充盈过量。
3. 使用导丝、扩张器械时切忌暴力操作。

六、术后处理

术后根据情况禁食 24~48 个小时,之后逐步开放流质、半流质和低脂饮食。术后 3 个小时,第一天和第二天常规检查血淀粉酶。监测患儿有无腹痛、恶心、呕吐、发热等表现,观察腹部症状、排便颜色。常规给予广谱抗生素 48 小时,并应用抑酶、抑酸药物。若出现术后胰腺炎表现,应按急性胰腺炎处理。

七、并发症及其处理

胰管扩张术后常见的并发症为术后胰腺炎和高淀粉酶血症。原因多与造影剂过度充盈胰管、机械性损伤胰管或腺泡、过量造影剂或气泡进入胰腺实质有关。因此,操作时一定要在 X 线下监视各种附件在胰管内的位置,使用时动作宜轻柔,不能暴力,并尽量避免反复对胰管造影,以及过多、过快地注射造影剂。

高淀粉酶血症一般不需要特殊处理。若出现淀粉酶增高伴腹痛,则为术后胰腺炎表现。ERCP 术后胰腺炎一般较轻,经短期禁食、制酸、生长抑素抑制胰腺外分泌后,一般 2~3 天即可明显缓解。

（许春娣）

参考文献

1. 中华医学会,临床技术操作规范(消化内镜学分册).北京:人民军医出版社,2012:62-64.
2. 李兆申,许国铭.胰腺疾病内镜诊断与治疗学.上海:第二军医大学出版社,2004:196-200.

第三十三章

内镜下鼻胰管引流术

一、概述

1988年，Huibregtse等医生在慢性胰腺炎患者中为配合胰管碎石的治疗，开展了内镜下鼻胰管引流术（endoscopic nasopancreatic drainage，ENPD），降低了胰管内压力，达到了预防术后胰腺炎、减轻慢性胰腺炎腹痛症状的目的，临床上取得良好疗效。ENPD与ENBD类似，是在后者基础上发展而来，其通过十二指肠镜将特制的鼻胰引流管插入胰管内合适的位置，从而将胰液引流至体外。对慢性胰腺炎患儿来说，ENPD缓解术后胰腺炎效果确切，且操作简单，并发症少。一般留置时间不应过长，否则胰液流失会影响患儿的消化功能，此时应考虑用胰管支架内引流。

二、适应证与禁忌证

（一）适应证

主要是用于配合慢性胰腺炎胰管结石的取石和碎石治疗，以及预防术后胰腺炎的发生。其他适应证包括：收集胰液进行生化或分子生物学检测；胰漏；胰管狭窄；与胰管相同的胰腺脓肿。

（二）禁忌证

同ERCP操作。其他的禁忌证还包括：急性胰腺炎和慢性胰腺炎急性发作期（由胰管结石导致的急性胰腺炎除外）、急性胆管炎、化脓性胆管炎。

三、术前准备

（一）术前检查

同ERCP操作。

（二）器械准备

十二指肠镜（活检孔道≥3.2mm）；引导钢丝；鼻胰引流管（外径可选择5Fr、6Fr及7Fr三种规格，长度为250cm），其前端有侧孔利于胰液引流，并成定形的圈袢；鼻咽引导管；其他：胰液贮存器、造影剂、急救药物、常规药物等、心电监护仪等。

（三）患者准备

同ERCP操作。

四、操作步骤

1. 常规进行ERCP，了解病变的性质及部位，如胰管及胆管的情况，胰管狭窄的部位、程度，有无并发胰管结石、假性囊肿等病变。
2. 胰管深插管成功后，插入引导钢丝越过狭窄处，退出造影导管并保持引导钢丝不移位。

3. 沿引导钢丝插入鼻胰引流管,头端应越过狭窄部位和结石(图 33-1)。

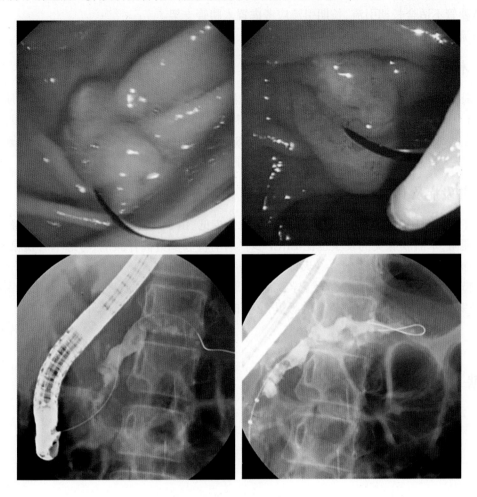

图 33-1　鼻胰管引流术

主胰管明显扩张,留置鼻胰管于胰体段主胰管

4. 推出内镜,保持鼻胰管位置不变,并使鼻胰管在十二指肠内形成理想圈袢。

5. 借助鼻引导管将鼻胰管从口中取出并固定,在 X 线监视下调整鼻胰管在十二指肠及胃内的正确走行,将鼻胰管固定并与负压吸引袋或胰液收集器连接(图 33-2)。

五、注意事项

1. 操作时应谨慎,尤其是在十二指肠形成圈袢时,稍有不慎即脱出胰管。

2. 尽量减少胰管内注入造影剂的次数和量,以免增加术后胰腺炎的发生。

3. 若胰管狭窄明显,鼻胰管插入困难,可先用扩张探条进行胰管扩张。

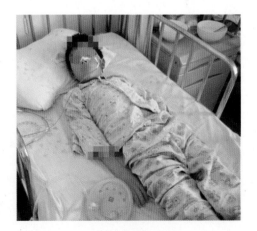

图 33-2　鼻胰管引流术后

4. 鼻胰管头端应越过狭窄段及结石上方的胰管内,以便引流及减轻胰管内压力,预防胰腺炎。

5. 当需要收集胰液进行分子生物学或生化检测时,可使用促胰液素促进胰液分泌。但之前需做过敏试验,并准备必要的抢救药物。胰液收集器应置入冰品内,方便保存。

6. 切勿向鼻胰管内一次注入过多的液体,以免诱发胰腺炎。

7. 鼻胰管不适合长期引流,长期引流应考虑置入胰管支架。

8. 引流管脱出或者阻塞时应拔除。

六、术后处理

术后根据情况禁食 24~48 小时,之后根据淀粉酶水平和临床症状逐步开放流质、半流质和低脂饮食。术后 3 个小时,第一天和第二天常规检查血淀粉酶。监测患儿有无腹痛、恶心、呕吐、发热等表现,观察腹部症状、排便颜色。常规应用广谱抗生素 48 个小时,并应用抑酶、抑酸药物。若出现术后胰腺炎表现,应按急性胰腺炎处理。观察引流液的量、颜色、性状,观察鼻胰管是否通畅。

七、并发症及其处理

主要并发症同 ERCP,但穿孔、出血等并发症十分少见。由于放置了鼻胰引流管,使胰液充分引流,解除胰管梗阻,术后胰腺炎的发生也比 ERCP 少。若有淀粉酶升高伴腹痛,考虑术后胰腺炎,可常规禁食,给予抑酸和胰酶治疗,一般 2~3 天即可缓解。

放置鼻胰管可造成咽部刺激症状,导致恶心、干呕,鼻部、咽部刺激疼痛,注意与患儿家长的充分沟通,避免家长过多地焦虑,避免患儿的恐惧,必要时进行口腔护理,保持咽部卫生。

(许春娣)

参考文献

1. 中华医学会,临床技术操作规范(消化内镜学分册).北京:人民军医出版社,2012:66-68.
2. 李兆申,许国铭.胰腺疾病内镜诊断与治疗学.上海:第二军医大学出版社,2004:201-203.

第三十四章
内镜下胰管支架置入

一、概述

内镜下胰管支架置入内引流术（endoscopic retrograde pancreatic drainage，ERPD）由 Segel 医生等在 1983 年首先实施于慢性胰腺炎的患者中，并获成功。目前在成人中已经成为治疗胰管狭窄非常成熟的技术。ERPD 在儿科中的应用主要用于治疗良性的胰管狭窄，胰管分裂并需要长期进行引流减压的患儿，可缓解由慢性胰腺炎胰管高压所致的反复腹痛。

二、适应证与禁忌证

（一）适应证

1. 胰管良性狭窄。

2. 慢性胰腺炎伴胰管结石的辅助治疗和止痛治疗。

3. 胰腺分裂症。

4. 胰腺假性囊肿。

5. 外伤性胰腺炎胰管损伤。

6. 胰源性腹腔积液。

7. EST、EPS 等操作后预防术后胰腺炎。

8. 恶性肿瘤引起的胰管狭窄，儿童罕见。

（二）禁忌证

同"第三十三章"ENPD 操作。

三、术前准备

（一）术前检查

同 ERCP 操作。

（二）器械准备

十二指肠镜（工作孔道≥3.8mm）；胰管扩张探条和扩张气囊；引导钢丝；推送导管；Soehandra 旋转扩张器；胰管支架；其他：造影剂、急救药物、常规药物等、心电监护仪等。

（三）患者准备

同 ERCP 操作。

四、操作步骤

1. 常规进行 ERCP，了解病变的性质及部位：胰管及胆管的情况，胰管狭窄的部位、程度及长度，有无并发胰管结石、假性囊肿等病变,囊肿是否与主胰管相通。胰腺分裂症患儿需经副乳头插管造影。

2. 扩张胰管。为保证胰管支架置入的成功率,一般对胰管狭窄明显的患儿应先进行气囊扩张或探条扩张,然后再进行支架置入。具体步骤见"第三十一章　经内镜胰管括约肌切开术"。

3. 选择胰管支架。胰管支架的选择取决于狭窄的严重程度和部位,以及近端胰管扩张的情况。最适合采用胰管支架治疗的是以胰头部狭窄为主和胰管上段扩张的患儿。支架直径不应该超过下游胰管的口径,因此,5Fr 和 7Fr 的支架一般用于较小的胰管。若近端胰管扩张明显,可植入 8.5~11.5Fr 的支架。支架的长度一般以支架远端超过狭窄部位 1cm,近端以暴露于十二指肠乳头外少许为宜。

4. 单纯性主胰管狭窄支架置入

(1) 经主乳头插管造影后,确定主胰管狭窄部位及长度。

(2) 插入引导钢丝,越过狭窄段,沿引导钢丝行狭窄段扩张,确定置入支架长度及外径大小。

(3) 在 X 线及内镜直视下按 ERBD 操作技巧(见"第二十九章　内镜下胆管支架置入术")将胰管支架置入。

(4) 确认支架安放的部位合适后,退出引导钢丝及支架推送器,再退出内镜,让患儿仰卧位摄腹部平片,以进一步确定支架的部位。

(5) 若胰管狭窄严重,仅能通过引导钢丝,无法通过气囊或探条进行扩张,可用 Soehandra 旋转扩张器进行扩张。操作过程为:造影后插入引导钢丝,并通过狭窄处,退出造影导管,维持引导钢丝位置不变,根据内镜工作孔道直径大小,插入 SRD-2D 或 SRD-4 Soehandra 旋转扩张器,到达胰管狭窄处后,助手缓慢旋转扩张器即可通过狭窄处。而后再按常规置入胰管支架。

5. 经副乳头胰管支架置入　主要适用于胰腺分裂症患儿(图 34-1)。

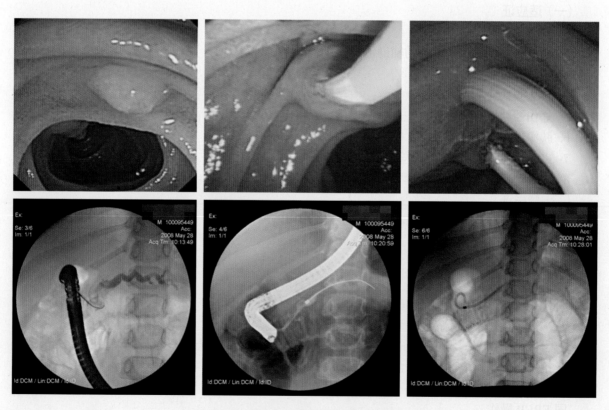

图 34-1　胰腺分裂症患儿经副乳头 ERPD

(十二指肠镜下副乳头偏大,颗粒型开口,经副乳头插管,注入 30% 优维显 5ml,主胰管显影,透视下胰头段胰管可见充盈缺损影,大小约 1.8cm,以后段胰管明显扩张,7Fr 探条扩张后,进行副乳头小切开,可见少量蛋白栓流出,留置 7Fr 单猪尾胰管内置管于胰体管胰管,末端位于副乳头外)

（1）经副乳头插管并进行胰管造影，了解胰管狭窄情况，再置入引导钢丝，必要时扩张狭窄段。

（2）确定支架长度及外径大小。

（3）沿引导钢丝经副乳头置入支架。

（4）退出引导钢丝、支架推进器及内镜，患儿仰卧位摄腹部平片，确认支架位置。

五、注意事项

1. 严格掌握胰管支架置入的指征。目前儿童应用胰管支架置入引流适应证主要为慢性胰腺炎并发胰管明显狭窄及反复腹痛、胰腺分裂症。

2. 操作动作宜轻柔，切勿暴力操作，以免引起胰腺损伤。尤其是使用 Soehandra 旋转扩张器时，必须在导丝引导下操作。

3. 支架置入时，头端必须越过狭窄段上缘并达到胰管的一段较直部分（一般超过狭窄处0.5~1.0cm），以免支架头端损伤胰管壁。近端露出十二指肠乳头外0.5cm左右，以免损伤十二指肠黏膜。

4. 根据情况，置入的支架一般可保留3~6个月。

六、术后处理

术后根据情况禁食24~48个小时，之后根据淀粉酶和症状逐步开放流质、半流质和低脂饮食。术后3个小时，第一天和第二天常规检查血淀粉酶。监测患儿有无腹痛、恶心、呕吐、发热等表现，观察腹部症状、排便颜色。常规给予广谱抗生素48个小时，并应用抑酶、抑酸药物。若出现术后胰腺炎表现，应按急性胰腺炎处理。加强患者出院后随访，及时发现远期并发症。

七、并发症及其处理

术后胰腺炎、穿孔、出血等并发症同 ERCP 操作，这与在支架置入时所做的其他治疗性操作有关，例如，EST、EPS 等。目前认为以下并发症可能与胰管支架置入直接相关，包括胰管支架阻塞、支架移位、支架诱发胰管改变、十二指肠黏膜损伤、胰管的穿孔或结石形成及胰腺感染。

（一）胰管支架阻塞

胰管支架发生阻塞的机制与胆管支架阻塞类似，阻塞物由生物膜、微小细菌群组成，混合成结晶体。一般来说，支架置入在最初几周内就会发生阻塞，5~7Fr 的胰管支架置入6周约50%发生阻塞，置入9周100%发生阻塞。但80%以上的早期胰管支架阻塞与临床不利事件发生无关，患儿临床症状的改善也能维持更长时间，这是由于胰管内支架虽然阻塞，但其存在仍然起到支撑和类似引流条的作用，使胰液可以沿支架壁流出。患者一旦出现反复腹痛、胰腺炎和发热的症状，可进行磁共振胰胆管造影检查，若提示胰管支架上方主胰管扩张，往往提示支架阻塞，需要取出或更换支架。

（二）胰管支架移位

胰管支架可以向胰管内移位（向内移位），也可以向十二指肠内移位（向外移位）。Johanson 及其同事报道胰管支架向内和向外移位的发生率分别为5.2%与7.5%。目前采用改良的带有4个侧翼（倒钩）的支架后，很少发生移位。若患者出现疼痛症状的复发和反复的胰腺炎，可能预示着支架移位的发生。一旦发生，则经内镜取出，失败后可以外科手术治疗。若向十二指肠内移位，支架可脱落，一般对患者影响不大，可随粪便排出。

（三）支架诱发胰管改变

目前发生机制不明。较多研究证实，胰管支架治疗后的大多数患者，其胰管在组织形态学上发生了与支架治疗直接相关的变化。目前认为发生率从33%~83%不等，平均为54%。长期的支架内引流可导致胰管不规则、变窄、侧支胰管扩张、胰管周围纤维化、萎缩等形态学改变。其组织学改变的长期结果目前尚不明确。并且在动物实验中观察到，在支架移除后发现上述观察到的萎缩和纤维化过程是不可逆的。在正常胰腺组织中出现这种损伤是十分严重的，但在进展期的慢性胰腺炎患者中出现这样的结果可能并不重要。不过,对于患有慢性胰腺炎的儿童来说,这种胰管改变有造成远期危害的可能性,但需要更多病例的随访研究。因此,对于儿童患者,进行胰管支架引流的适应证应控制得更加严格。

(四)胰管支架变形嵌顿

这是因为胰管支架阻塞 2 级胰管的开口,常常会在这些胰管汇流入主胰管的部位形成结石,严重时结石压迫支架引起支架变形和嵌顿。此时内镜通常无法取出支架,需要外科手术治疗。

(五)十二指肠黏膜损伤

主要为胰管支架露出乳头外太长损伤十二指肠黏膜所致。一旦发生应尽早更换支架,以免导致更严重的并发症,如溃疡、出血、穿孔等。

(许春娣)

参考文献

1. 中华医学会,临床技术操作规范(消化内镜学分册).北京:人民军医出版社,2012:69-71.
2. 李兆申,许国铭.胰腺疾病内镜诊断与治疗学.上海:第二军医大学出版社,2004:206-213.
3. Cotton PB,Leung J.高级消化内镜:ERCP.宛新建,胡冰,刘枫,译.上海:上海科学技术出版社,2010:205-214.
4. Ikenberry SO,Sherman S,Hawes RH,et al. The occlusion rate of pancreatic stents. Gastrointest Endosc,1994,40:611-613.
5. Sherman S,Hawes RH,Savides TJ,et al. Stent-induced pancreatic ductal and panrenchymal changes:correlation of endoscopic ultrasound with ERCP. Gastrointest Endosc,1996,44:276-282.

第三十五章
内镜下胰管取石术

一、概述

胰管结石是慢性胰腺炎的主要特征变化之一。对胰管结石的处理要基于这样一个病理基础,即:胰管结石的存在增加了梗阻胰管的压力,也可能增加胰腺实质的压力,从而导致胰腺缺血。而成人的研究显示内镜治疗(伴或不伴有体外冲击波碎石)或者外科手术取石可以缓解临床症状。由于结石的存在可能进一步损伤胰管,使得胰管内皮破坏、狭窄形成,因此,对一个有症状的患者,发现胰管结石应当考虑取石治疗。胰管结石内镜处理的手段主要有:内镜下胰管结石取石术、体外冲击波碎石、激光碎石、液电碎石和内镜下胰管支架引流。在成人中,经内镜胰管取石术已经成为胰管结石的一种主要治疗手段。既往研究提示经内镜胰管取石术在儿童中使用也具有良好的耐受性和安全性,但成功率更依赖于操作者的熟练程度。对于儿童患者而言,常用的内镜下胰管取石的方法主要为内镜下网篮、气囊直接取石、内镜下机械碎石取石,而激光碎石取石与体外冲击波碎石应用较少。目前在上海瑞金医院消化内镜中心成功进行经内镜下胰管取石术的最小患儿年龄为2.8岁。

二、适应证与禁忌证

(一) 适应证

1. 主胰管内非嵌顿性结石,主胰管扩张远端不狭窄。
2. 副胰管小结石。
3. 胰腺分裂症伴中、小结石的患儿。

(二) 禁忌证

1. 同 ERCP 禁忌证。
2. 主、副胰管嵌顿性结石。
3. 二级胰管及胰腺实质的钙化性结石。
4. 胰管尾部较大结石。
5. 慢性胰腺炎急性发作期患儿。

三、术前准备

(一) 术前检查
同 ERCP。

(二) 器械准备
十二指肠镜(工作孔道:3.8mm 以上)、乳头切开刀、高频电发生器;各类导丝、导管;取石气囊,取石网篮和机械碎石器,并检查气囊是否完好。胰管支架;推送导管和支架取回器;鼻胰引流用器械;其他:造影剂、急救药物、常规药物等、心电监护仪等。

（三）患者准备

同 ERCP 操作。

四、操作步骤

（一）内镜下网篮或气囊直接取石术

1. 常规进行 ERCP，了解胰管扩张情况、结石大小、部位、数目，确认是否有取石的指征及取石所采用的方法。

2. 进行主乳头或副乳头胰管括约肌切开（见"第三十一章　经内镜胰管括约肌切开术"）。

3. 插入取石网篮或气囊导管，依照胆管取石方法取出结石（图 35-1、图 35-2）。

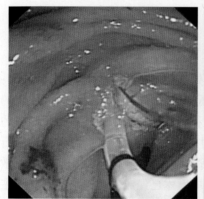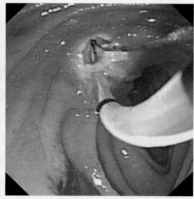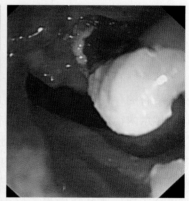

图 35-1　内镜下胰管取石术

切开刀行乳头中切开，气囊探查取出黄白色蛋白栓胰管结石

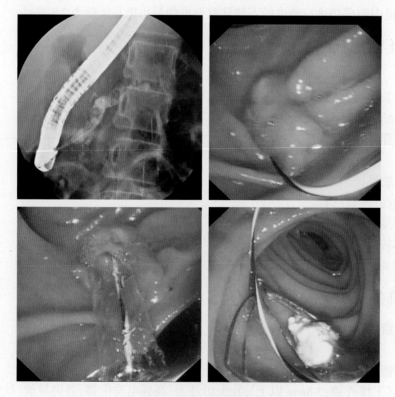

图 35-2　内镜下胰管取石术

主胰管明显扩张，内可见多发充盈缺损影，柱状气囊扩张乳头开口，取石篮取出胰管结石

4. 用专用胰管气囊阻塞造影,判断结石是否取尽。

5. 置入鼻胰引流管,预防术后胰腺炎发生。

(二) 内镜下机械碎石取石术

主要适用于结石较大、胰管扩张明显的患儿。

1. 胰管造影发现结石体积较大,估计难以用取石网篮或气囊取出者,应在 EPS 后插入机械碎石器,按照胆管机械碎石的操作方法将胰管结石粉碎,再用气囊取石网篮分次取出。

2. 用气囊导管清扫胰管内碎小结石,阻塞胰管造影证实结石取尽。

3. 放置鼻胰引流管,预防术后胰腺炎。

五、注意事项

1. 由于胰管较胆管细小、胰管括约肌切开大小有限,故而操作空间小,因此,胰管取石较胆管取石难度更高,并发症发生率也高。

2. 为便于结石的取出,患儿均进行 EPS。无胰腺分裂症的患儿行经主乳头 EPS,一般建议切开 5~10mm;有胰腺分裂症的患儿需要经副乳头 EPS,切开长度一般为 4~8mm。

3. 能否将结石取出,取决于结石的大小和数量、结石在胰管内的部位、胰管下游是否有狭窄、结石在胰管内嵌塞的程度等多方面的因素。胰管下游狭窄通常需要探条或气囊扩张。可根据情况选择合适的取石方法。

4. 对于部分患儿来说,尤其是同时伴有胆管狭窄或者碱性磷酸酶明显升高的患儿,在进行 EPS 前,应该先行胆管括约肌切开,否则术后胆管炎发生率将增高。而且行胆管括约肌切开后,还能更好地暴露胰、胆管间隔,使术后更准确地判断胰管切开程度。

5. 结合本单位的工作条件、仪器设备及操作者的熟练程度,严格掌握患儿内镜下胰管取石的适应证,对于估计取石困难的患儿,仍然建议手术治疗。避免因盲目勉强操作而带来更严重的并发症。

6. 操作结束后应进行鼻胰管引流或置入胰管支架引流,减少术后胰腺炎的发生。

7. 其他注意事项与 ERCP 及其他所进行的相关操作,参见第二十七章至第三十四章相关内容。

六、术后处理

术后根据情况禁食 2~3 天,之后逐步开放流质、半流质和低脂饮食。

患儿要卧床休息,并监测有无腹痛、恶心、发热等表现,及时给予对症治疗。常规检查术后 3 个小时及次日晨血淀粉酶,结合患儿表现对异常者进行对症处理,直至恢复正常。若有淀粉酶升高伴剧烈腹痛者,应按胰腺炎处理。

观察呕吐物及粪便颜色,判断有无消化道出血,观察腹部体征,了解有无穿孔等并发症。注意鼻胰引流管中引流物的颜色、引流量和性状。

术后应预防性应用抗生素,可防止近期胆管炎症。

七、并发症及其处理

常见近期并发症主要有穿孔、出血、术后急性胰腺炎、结石嵌顿和胰管损伤。穿孔、出血及术后胰腺炎的处理在第 27 章中已有介绍。

结石嵌顿:在使用取石网篮取石过程中,如果结石过大,套入网篮后不能通过切开的乳头,但又不能松解取石网篮,可导致结石嵌顿。此时应剪断网篮钢丝,退出十二指肠镜,行急诊外科手术治疗。

胰管损伤:因胰管直径小,胰管内操作易损伤胰管并诱发急性胰腺炎。常见于激光碎石、机械碎石、液电碎石及取石网篮取石过程中。故操作时应小心谨慎,动作轻柔。主要预防方法在于对器械进行改进。

远期的并发症主要和放置胰管支架进行内引流有关,如胰管支架移位、阻塞、胰管慢性改变、胰管支架变形嵌顿,详见"第三十三章 内镜下鼻胰管引流术"。

(许春娣)

参考文献

1. 中华医学会,临床技术操作规范(消化内镜学分册).北京:人民军医出版社,2012:75-78.
2. 李兆申,许国铭.胰腺疾病内镜诊断与治疗学.上海:第二军医大学出版社,2004:232-240.
3. Cotton PB,Leung J.高级消化内镜:ERCP.宛新建,胡冰,刘枫,译.上海:上海科学技术出版社,2010:214-222.
4. Kim MH,Myung SJ,Kim YS,et al. Routine billiary sphincterotomy may not be indispensable for endoscopic pancreatic sphincterotomy. Endoscopy,1998,30:697-701.
5. Smits ME,Rauws EA,Tytgat GNJ,et al. Endoscopic treatment of pancreatic stones in patients with chronic pancreatitis. Gastrointest Endosc,1996,43:556-560.

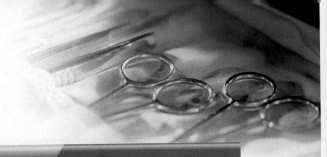

第三十六章
经口内镜下肌切开术

一、概述

经口内镜下肌切开术(peroral endoscopic myotomy,POEM)是一种通过隧道内镜技术进行肌切开术的内镜微创新技术,2008年首次应用于贲门失弛缓症的临床治疗。我国自2010年,POEM发展迅速。根据文献报道,POEM治疗贲门失弛缓症手术的成功率为90.9%~100%,近期症状缓解率达93.4%~100%,术后下食管括约肌压力明显降低。远期疗效尚待进一步随访观察。随着该项治疗技术的应用和研究,其适应证不仅仅局限于贲门失弛缓症,已有文献报道将POEM用于治疗其他食管动力障碍疾病,如弥漫性食管痉挛和胡桃钳食管(nutcracker esophagus)。

贲门失弛缓症(esophageal achalasia)又称贲门痉挛、巨食管,是由于食管胃结合部(esophagogastric junction,EGJ)神经肌肉功能障碍所致的功能性疾病。其主要特征是食管缺乏蠕动,食管下端括约肌(lower esophageal sphincter,LES)高压和对吞咽动作的松弛反应减弱。临床表现为吞咽困难、胸骨后疼痛、食物反流及因食物反流误吸入气管所致的咳嗽、肺部感染等症状。我国贲门失弛缓症流行病学资料缺乏,欧美等国家该病的发生率每年约为十万分之一,男女相似,比例为1:1.15。该病病因未明,一般认为是神经肌肉功能障碍所致,发病与食管肌层内Auerbach神经节细胞变性、减少或缺乏及副交感神经分布缺陷有关,神经节细胞退变的同时,常伴有淋巴细胞浸润的炎症表现,或许病因与感染、免疫等因素有关。治疗目的在于降低食管下括约肌压力,松弛食管下段,从而解除功能性梗阻,使食物顺利进入胃内。

二、贲门失弛缓症的诊断

1. 临床症状 吞咽困难、反流、胸骨后疼痛和体质量减轻。采用Eckardt评分系统用于贲门失弛缓症患者的诊断分级。0级为0~1分,I级为2~3分,II级为4~6分,III级为≥7分。见表36-1。

表36-1 贲门失弛缓症的症状分级(Eckardt系统)

评分	症状			
	体重减轻(kg)	吞咽困难	胸骨后疼痛	反流
0	无	无	无	无
1	<5	偶尔	偶尔	偶尔
2	5~10	每天	每天	每天
3	>10	每餐	每餐	每餐

2. 影像学检查 贲门失弛缓症上消化道钡餐 X 线造影检查的典型表现为不同程度的食管扩张、食管蠕动减弱、食管末端狭窄呈"鸟嘴"状、狭窄部黏膜光滑(图 36-1、图 36-2)。

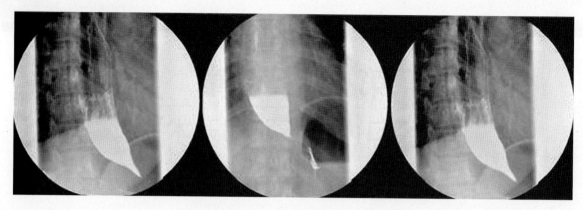

图 36-1 贲门失弛缓症食管钡剂造影
食管扩张、食管末段呈"鸟嘴"样,黏膜光滑

3. 胃镜检查 贲门失弛缓症典型的内镜下表现为:①食管内残留有中到大量的积食。多呈半流质状态覆盖管壁,且黏膜水肿增厚,失去正常食管黏膜色泽;②食管体部扩张,并有不同程度的扭曲变形;③管壁可呈节段性收缩环,似憩室膨出;④贲门狭窄程度不等,直至完全闭锁不能通过。早期贲门失弛缓症内镜下可无明显异常表现,有时镜身通过贲门时的阻力感并不甚明显(图 36-3、图 36-4)。

4. 食管动力学检测 食管测压仍是诊断贲门失弛缓症的"金标准"。通常表现为食管平滑肌蠕动消失。LES 松弛不全,往往存在 LES 压力明显增高。依据高分辨率食管测压(high-resolution manometry,HRM)结果,贲门失弛缓症可分为 3型:Ⅰ型为经典的失弛缓症,表现为食管蠕动明显减弱,而食管内压不高;Ⅱ型表现为食管蠕动消失及全食管压力明显升高;Ⅲ型表现为造成管腔梗阻的食管挛。该分型可用于手术疗效的预测,Ⅱ型患者疗效最好,而Ⅲ型患者对手术治疗反应最差。

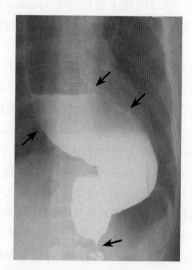

图 36-2 贲门失弛缓症食管钡剂造影
贲门上部食管扩张、存钡,食管体部缺乏有推动力的蠕动,食管屈曲呈"S"形

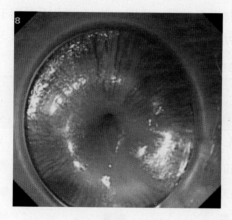

图 36-3 贲门失弛缓症内镜下表现
贲门肌肉紧张,普通内镜难以通过

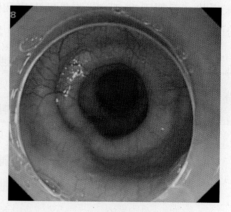

图 36-4 贲门失弛缓症内镜下表现
上段食管扩张,节段性收缩环

三、适应证和禁忌证

(一) 适应证

确诊为贲门失迟缓症并影响生活质量者均可进行 POEM 手术。食管明显扩张,甚至呈"S"形或"U"形的患者,既往外科 Heller 和 POEM 手术失败或症状复发者,术前曾接受过其他治疗者(如球囊扩张、肉毒素注射和支架治疗等),可进行 POEM 手术,但手术难度可能较高。

(二) 禁忌证

1. 绝对禁忌证

(1) 并发严重凝血功能障碍。

(2) 严重心肺等器质性疾病等无法耐受手术者。

(3) 食管黏膜下层严重纤维化而无法成功建立黏膜下隧道者。

2. 相对禁忌证

食管下段或 EGJ 明显炎症或巨大溃疡者。

四、设备和耗材

带附送水钳道胃镜;CO_2 灌注装置;透明帽、切开刀、注射针、热活检钳和金属夹等;内镜专用高频电发生器。

所有的器械应符合相关消毒灭菌要求。

五、术前准备

1. 病情评估　通过病程、症状评分、既往治疗情况及多种术前检查,完成患者的信息登记,明确贲门失弛缓症的诊断及分期,评估手术的难度及预期效果。有严重肺部感染病史者应进行肺功能检查。

2. 知情同意　术前签署知情同意书,并告知患者可能获得的益处和风险。

3. 患者准备　术前流质饮食 2 天。手术当天进行内镜检查,确认食管内无内容物潴留,为手术提供良好的视野,并预防麻醉过程中的反流、误吸。

六、手术操作方法及要点

1. 麻醉及体位　所有患者均接受气管插管全身麻醉,仰卧位或左侧卧位,术前预防性应用抗生素。抗生素的选择参照国家卫生计生委抗生素使用原则,可选用第一、二代头孢菌素。

2. 食管黏膜层切开　胃镜前端附加透明帽(图 36-5)。进镜后确定 EGJ 距门齿的距离。常规于 EGJ 上方 10cm 处,进行食管壁黏膜下注射,注射液为碘胭脂、肾上腺素和生理盐水的混合液,纵行切开黏膜层 1.5~2.0cm 显露黏膜下层(图 36-6、图 36-7)。

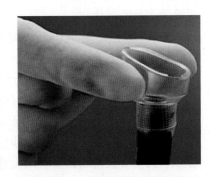

图 36-5　胃镜前端装置透明帽

3. 分离黏膜下层,建立黏膜下"隧道"(图 36-8)　沿食管黏膜下层自上而下分离,建立黏膜下"隧道"直至 EGJ 下方 2~3cm。操作时尽量靠近肌层进行黏膜下层分离,分离中反复进行黏膜下注射,避免损伤黏膜层。分离中镜身退出黏膜下"隧道",进入胃腔,倒镜观察胃黏膜颜色改变,可判断分离止点与 EGJ 的距离。对于乙状结肠型食管,可通过内镜前端附加的透明帽展平食管壁,但往往较为困难。

4. 在黏膜下层建立"隧道"过程中,对 EGJ 的判断可以参照

①根据进镜深度判断;②根据进镜阻力判断,当镜身接近 EGJ 时可以感到阻力增加,而通过后到达胃黏膜下层时阻力则突然消失;③根据贲门处黏膜下栅栏状粗大平行血管判断;④根据黏膜下层内

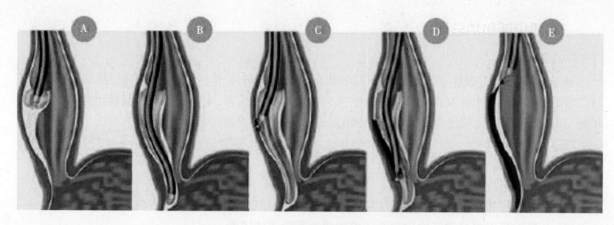

图 36-6　POEM 操作示意图

A.黏膜层切开；B.黏膜下分离建立黏膜下隧道；C,D.环形肌切开；E.金属夹止血

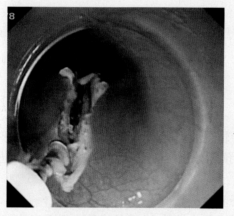

图 36-7　黏膜下注射,黏膜切开

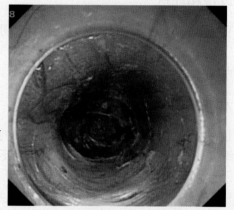

图 36-8　建立黏膜下"隧道"

血管分布判断,食管黏膜下层血管较少,而胃黏膜下层血管明显增多呈蛛网状。

5. 肌切开　完全、有效、足够长度的肌切开是保证 POEM 疗效的关键。胃镜直视下从"隧道"入口下方 2cm 处开始,从上而下,由浅至深纵行切开环形肌束至 EGJ 下方 2cm 以上。对于创面出血点随时电凝止血,肌切开完成后确认胃镜通过贲门无阻力。为保证手术疗效,肌切开长度一般为 8~10cm,尤其是 EGJ 下方至少应超过 2cm,对于胸痛和食管痉挛为主要表现的Ⅲ型贲门失弛缓症者,肌切开的范围应包括所有异常收缩导致的狭窄环,具体长度可通过内镜或测压判断。症状严重者,推荐全层切开,尤其是 EGJ 上下 5cm 范围的全层切开(图 36-9~ 图 36-11)。

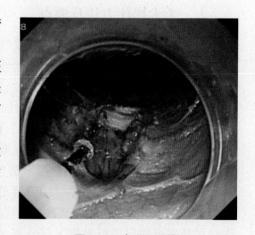

图 36-9　切开环形肌

6. 金属夹关闭黏膜层切口　将黏膜下"隧道"内和食管胃腔内气液体吸尽,冲洗创面并电凝创面出血点和小血管;多枚金属夹对缝黏膜层切口(图 36-12~ 图 36-14)。

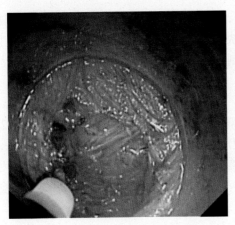

图 36-10　环形肌切开至贲门

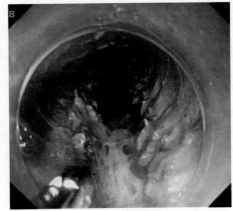

图 36-11　全层切开括约肌

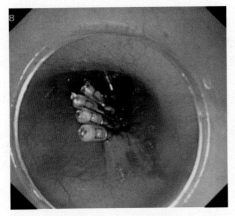

图 36-12　钛夹封闭隧道口

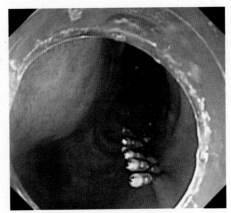

图 36-13　隧道口钛夹

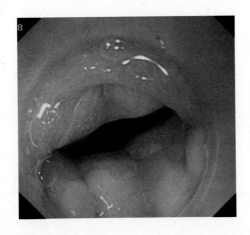

图 36-14　环肌切开后复查

重新进镜,贲门口松弛,轻松进入胃腔

七、术中并发症的处理

1. 黏膜层损伤　对于手术过程中出现的黏膜层损伤甚至穿孔,特别是贲门部位,可在肌切开完成后在食管腔内采用金属夹(图 36-13),必要在时胃镜监视下放置胃肠减压管。

2. 术中气肿、气胸、气腹　术中皮下和纵隔气肿,常无需特殊处理,一般会自行消退。术中发生严重气胸(手术过程中起到压力超过 20mmHg,血氧饱和度低于 90%,行急诊床边胸片证实)者,予以胸腔闭式引流后,常可继续手术。术中明显气腹者,通过 14G 穿刺针于右下腹麦氏点穿刺放气后,常无需特殊处理。由于体内 CO_2 较空气弥散和吸收快,建议内镜治疗中使用 CO_2 灌注,一旦发生气肿、气胸、或气腹,CO_2 可很快吸收,症状能得到及时控制。

八、术后处理

术后当天予以禁食、补液、半卧位和心电监护,观察有无颈部和胸前皮下气肿;术后第 2、3 天流质饮食,第 4 天起至术后 2 周半流质饮食;术后静脉使用质子泵抑制剂(proton pumps inhibitor,PPI)3 天,此后改为口服,共 4 周;术后应用抗生素,药物选择参照国家卫生计生委抗生素使用原则,用药总时间不超过 48 个小时;对有气胸、大量出血和免疫缺陷者,酌情延长。术后做胸部平片或 CT 检查以了解有无纵隔气肿、气胸、气腹和胸腔积液等。

(陈洁 方莹)

参考文献

1. 内镜治疗专家协作组 . 经口内镜下肌切开术治疗贲门失弛缓症专家共识 . 中华胃肠外科杂志,2012,15:1197-1200.
2. 周平红,李全林,姚礼庆 . 开展经口内镜下肌切开术治疗贲门失弛缓症的要点 . 中华消化内镜杂志,2012,29:601-603.
3. Familiari P,Marchese M,Gigante G,et al. Peroral endoscopic myotomy for the treatment of achalasia in children. J Pediatr Gastroenterol Nutr,2013,57:794-797.

第三十七章
胃镜下胃黏膜剥离术

一、概述

随着消化内镜技术的不断发展,消化道疾病的内镜下治疗已越来越普及。从 1968 年的息肉切除术到 20 世纪 80 年代的内镜黏膜切除术(endoscopic mucosal resection,EMR),治疗技术越来越成熟。但对于较大的平坦病变,EMR 治疗只能通过分块切除的方法来进行,其结果是不能获得完整的病理学诊断资料,肿瘤局部残留和复发的概率较大。1996 年日本学者首创使用顶端带有绝缘陶瓷圆球的电刀(IT 刀)对直径 >2cm 的早期胃癌病变进行黏膜下剥离,并一次性切除成功。此后,逐步将内镜下黏膜剥离术(endoscopic submucosal dissection,ESD)用于治疗消化道早期癌,使更多的消化道病变能够在内镜下一次性大块完整切除。

二、适应证和禁忌证

(一) ESD 适应证

1. 巨大平坦息肉　直径≥2cm 的平坦息肉。
2. 黏膜下肿瘤　超声内镜检查确定来源于黏膜下层或位于黏膜肌层的肿瘤。
3. 早期上消化道肿瘤　胃腺瘤伴有重度不典型增生,各种分化类型的黏膜内癌,伴有溃疡病灶的黏膜内癌溃疡直径 <3.0cm;十二指肠腺瘤伴有重度不典型增生,不同分化类型的黏膜内癌等。

(二) ESD 禁忌证

1. 严重心肺疾病,不能耐受麻醉或手术者。
2. 血友病、凝血功能障碍。
3. 病变基底部(黏膜下层)黏膜下注射局部无明显隆起、抬举较差的病变。

三、术前准备

(一) 患者准备

1. 禁食、禁水 6 个小时以上。
2. 签署知情同意　包括麻醉意外、下颌关节脱位、黏膜损伤与感染、胃穿孔等。

(二) 器械准备

1. 胃镜　具备 3.2mm 工作钳道的胃镜,具备注水设备。
2. IT 刀、Hook 刀、针形切开刀。
3. 前端帽。
4. 一次性高频治疗钳。
5. 冲洗设备　注水设备,精细水束分离设备。

6. 黏膜下注射液　如生理盐水、透明质酸钠、纤维蛋白原等。常用配方为 100ml 生理盐水 +2ml 靛蓝胭脂红 +1ml 肾上腺素。

四、操作方法

(一) 标记

确定切除范围。对于边界清晰的黏膜下肿瘤和扁平病变，可以用 Hook 刀或针形切开刀直接进行电凝标记；对于边界欠清晰的病变，先用靛胭脂等对肿瘤染色(图 37-1)或在窄带成像观察下确定肿瘤的范围，在病灶外缘 2~5mm 处电凝标记(图 37-2)，每个标记点间隔约 2mm。

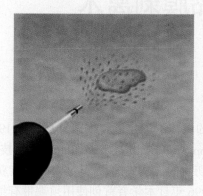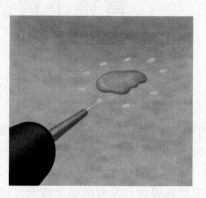

图 37-1　用靛胭脂等对肿瘤病变染色　图 37-2　在病灶外缘 2~5mm 处电凝标记，每个标记点间隔约 2mm

(二) 黏膜下注射(图 37-3)

应用注射针将黏膜下注射液在病灶边缘标记点外侧进行多点黏膜下注射。每次注射量约 2ml，目的是将病灶抬起，与肌层分离，有利于 ESD 完整地切除病灶。注射顺序一般从肛侧向口侧。

(三) 边缘切开(图 37-4)

沿标记点或标记点外侧缘应用针形切开刀或 Hook 刀切开病变周围部分黏膜，再用 IT 刀深入切开处的黏膜下层，切开周围全部黏膜。首先切开的部位一般为病变的远侧端。

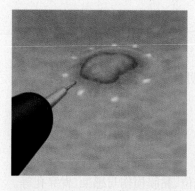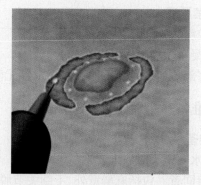

图 37-3　应用注射针在病灶边缘标记点外侧进行多点黏膜下注射　图 37-4　沿标记点或标记点外侧缘应用切开刀环形切开病变

(四) 剥离(图 37-5)

充分切开肿瘤四周后，如果肿瘤小，可以用圈套器剥离切除病灶；如果肿瘤较大、肿瘤部位伴有溃疡形成、肿瘤形态不规则或胃角等部位难以圈套切除时，必须用切开刀在病灶下方对黏膜下层进行剥离。黏膜下剥离的难易程度主要与病变部位、大小、是否并发溃疡、有无瘢痕形成等有关。

（五）创面处理

完整切除肿瘤（图37-6）后，应对ESD人工溃疡创面上所有可见血管进行预防性止血处理（图37-7），对可能发生渗血的部位以止血钳治疗；较大裸露血管应用止血夹夹闭，最后喷洒黏膜保护剂，如硫糖铝保护胃创面，预防出血。术后应用金属夹缝合大部分创面，尽可能对缝创面。

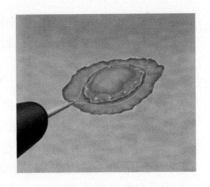

图37-5　黏膜下剥离病灶

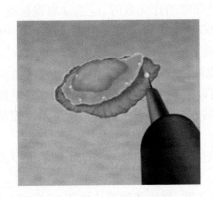

图37-6　完整切除病变

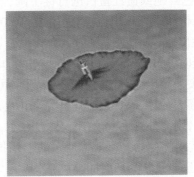

图37-7　止血夹夹闭止血

五、并发症预防及处理

（一）出血

出血是本操作的主要并发症。出血量较大时，必要时要终止ESD操作。对于剥离过程中发现较小的黏膜下血管，可应用针形切开刀或Hook刀头端直接电凝；对于较粗的黏膜下层血管，用热活检钳钳夹血管后，外拉热活检钳，使活检钳远离胃壁再电凝血管。剥离过程中一旦发生出血，应该用冰生理盐水（含去甲肾上腺素）对创面进行冲洗，明确出血点后应用针形切开刀或Hook刀直接电凝出血点，或应用热活检钳钳夹出血点电凝止血。出血多发生于以下几种情况。

1. 黏膜下注射针眼出血　一般出血量较少，会自行停止，无需特殊处理。如不能自行停止，则在针眼边缘进行黏膜切开后再进行止血处理。

2. 病变周围黏膜切开时出血　对来自小血管的静脉血管出血，先确认出血部位，再用Hook刀尖端进行凝固止血。动脉血管出血时，使用止血钳。

3. 剥离黏膜下层时出血　施行黏膜下层剥离时，如果细小血管出血，可以直接用强力电凝40W或喷射凝固50W，一边慢慢凝固部分血管，一边继续进刀。剥离后创面发生出血，如果是细小血管出血，可以用手术刀的尖端稍微接触出血点强力电凝。如果在剥离过程中较粗血管发生出血，要用止血钳的顶凝结，待血管凝固变性成白色后再施行切离。如果较粗的血管破裂，有可能发生大出血，可使用止血钳钳夹出血点，进行电凝止血。

（二）穿孔

穿孔一般较小，术中若能及时发现，可用金属夹夹闭穿孔部位保守治疗，但要注意观察病情。金属夹夹闭穿孔部位时应注意：①如果是溃疡边缘发生穿孔，金属夹夹闭部分黏膜进行缩缝处理。②如果是溃疡底部发生穿孔，应在接近黏膜下组织残存较厚的部位进行缩缝处理。③如果夹闭的基础组织达不到一定厚度,在夹闭过程中往往会因金属夹尖端造成再次穿孔。③如果穿孔部位较大难以直接夹闭时,采取网膜修补的方法较为有效。

六、术后处理

1. 消化道滞留物的处理 由于操作时间长,术中消化道内会留有大量冲洗液、分泌物等,容易造成误吸。为了防止术后误吸造成窒息、吸入性肺炎,术后应吸尽胃、食管及咽喉部的滞留物。

2. 术后迟发性出血 术后迟发性出血是指术后 0~30 天内出现呕血或黑便。发生迟发性出血与病变大小、部位及创面是否进行凝固处理密切相关。胃上 1/3 病变发生出血的概率约为 1%,胃中、下 1/3 病变出血概率为 7%~8%。若发生术后迟发性出血,一般需禁食、胃肠减压,给予止血、抑酸、补液等对症支持治疗,以维持生命体征的稳定。如果出血量少,可继续保守治疗;如为持续活动性出血,出血量 >100ml,颜色鲜艳或血红蛋白进行性下降,经保守治疗无效时,应急诊胃镜检查,在胃镜下紧急止血治疗。如果胃镜下发现出血点,先用 1∶10 000 冰去甲肾上腺素生理盐水反复冲洗;对于血管显露或小的活动性出血,可用黏膜注射针在胃镜直视下注射 1% 乙氧硬化醇。如果有活动性渗血或局部注射治疗欠佳时,可用热活检钳对出血点进行电凝治疗。如果动脉显露血管喷血或电凝治疗效果不佳,可用金属夹夹闭出血部位,根据病灶范围,可以放置多枚金属夹,最后用冰去甲肾上腺素生理盐水反复喷洒,观察 5 分钟,确认出血灶已完全止血后方可退出胃镜。若胃镜下不能控制出血或反复出血内镜治疗无效,则需外科手术治疗。

3. 术后抗生素的使用 一般术后预防性用抗生素不超过 48 个小时,有穿孔、大出血、免疫缺陷者可以根据情况适当延长用药时间。

4. 术后使用止血药 一般选择维生素 K、酚磺乙胺、氨甲苯酸等止血药,术后常规给予 1~2 天。

七、注意事项

1. 进行黏膜下注射时,务必将病灶抬起,与肌层分离,有利于切除病灶。

2. 进行剥离前,要判断病灶的抬举情况。随着时间的延长,黏膜下注射的液体会逐渐吸收,必要时需要反复进行黏膜下注射。

3. 加强操作中的监护。边缘切开和剥离过程中易发生出血,须严密观察生命体征,及时给予相应的处理。

4. 术后密切观察有无迟发性出血的发生。

（黄 瑛 王玉环）

参考文献

1. 姚礼庆,周平红.内镜黏膜下剥离术.上海:复旦大学出版社,2009.
2. Nagata K,Shimizu M.Pathological evaluation of gastrointestinal endoscopic submucosal dissection materials based on Japanese guidelines.World J Gastrointest Endosc,2012,16,4(11):489-499.
3. Yamamoto Y,Fujisaki J,Ishiyama A,et al.Current status of training for endoscopic submucosal dissection for gastric epithelial neoplasm at Cancer Institute Hospital,Japanese Foundation for Cancer Research,a famous Japanese hospital.Dig Endosc,2012,24(Suppl 1):148-153.

第三十八章
儿童内镜金属夹的应用

一、概述

内镜金属夹也称内镜止血夹,因一般应用钛合金制成,也称钛夹。钛是 20 世纪 50 年代发展起来的一种重要的结构金属,钛合金因具有强度高、耐蚀性好、耐热性高等特点而被广泛用于各个领域。用于制造植入人体内的医疗器件、假体或人工器官和辅助治疗设备的钛合金,它们具有比强度高、力学性质接近人骨,强度远优于纯钛,还具有耐疲劳、耐腐蚀及生物相容性优良等特点。广泛用于各种人工关节人工骨、头盖骨,主动心瓣、骨固定器件、义齿、齿科嵌、固定桥及内镜止血夹等。内镜止血夹最早在 1975 年由 Hayashi 及 Kuramata 等设计并提出的,他们首次通过软式内镜释放该止血夹,并且成功地夹闭了出血的血管,但当时因操作比较复杂而一度被停止使用。至 1988 年,Hachisu 等将止血夹进行了改进并再次提出,自此止血夹开始被引进到内镜治疗领域,并逐渐成为控制上消化道出血的最重要手段之一。

钛无毒、质轻、强度高,且具有优良的生物相容性。钛在人体内能抵抗分泌物的腐蚀且无毒,对任何杀菌方法都适应。随着消化内镜诊疗技术的不断发展与创新,消化道出血或穿孔的情况也越来越多。金属钛夹作为一种逐渐成熟的内镜微创治疗手段,也越来越被内镜科和消化科医生所重视。但金属夹在临床应用中仍然存在许多问题,例如,止血夹操作技巧掌握不够、不能夹闭肠壁全层、夹子种类的选择、患者的适用指征及新型止血夹的研发等,均有待进一步的研究和探讨来解决。临床迫切需要这种简便而行之有效的内镜直视下的缝合技术,为更广泛地开展多种新的内镜微创治疗提供可靠的技术支持,使内镜微创诊疗技术得到更有效地发挥。

二、内镜金属夹的适应证和禁忌证

(一) 适应证

1. 出血 钛夹的发明最初的目的就是为了很好地止血。因为钛夹具有很好的金属记忆性和强度,能很好地阻断血管的血流,达到确切的止血效果,临床上应用较为成熟,操作比较简单,效果肯定。另一方面,钛夹在治疗过程中(如出血时止血、缺损组织缝合和预防止血等),均不会引起黏膜凝固、变性、坏死等损伤,继而引发人工溃疡或二次溃疡、穿孔和出血,是药物注射治疗和热凝固治疗不能替代的方法。

(1) 消化道溃疡较大时容易引起溃疡出血,一般为血管性出血,应用钛夹有很好的临床效果(图38-1、图 38-2)。

(2) 在高频电切除息肉时,如果无电凝或电凝不足时,极易发生血管出血,有时操作过程中出血,有时在返回病房 4~5 个小时或 1~3 天出血,可应用钛夹进行止血(图 38-3、图 38-4)。

(3) 息肉切除后有出血倾向时可用钛夹进行预防性处理。

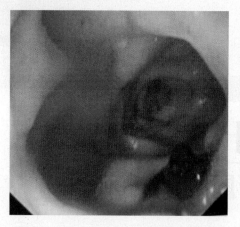

图 38-1 十二指肠球部溃疡出血(溃疡处见血痂)

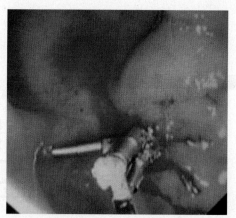

图 38-2 于溃疡处钛夹钳夹止血

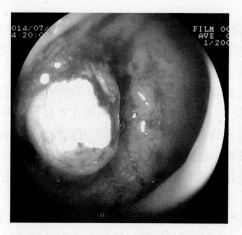

图 38-3 息肉切除术后,伤口出血

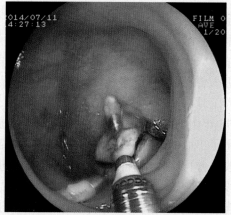

图 38-4 钛夹夹闭息肉切除后伤口

(4) 带蒂的息肉可应用钛夹夹住蒂部,然后再进行息肉的切除,可有效地防止息肉切除后出血的发生(图 38-5~ 图 38-7)。

(5) 憩室出血:可现用冰盐水加肾上腺素局部冲洗,以利于明确出血部位,然后应用钛夹进行止血。

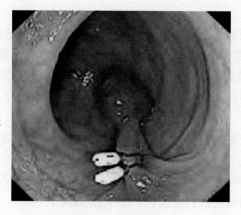

图 38-5 钛夹阻断息肉根部

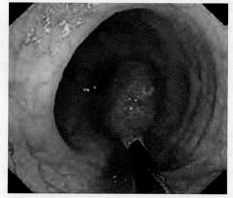

图 38-6 高频电凝切除息肉

2. 缝合 消化道黏膜在病变损伤和在治疗过程中形成的黏膜缺损,可以应用钛夹进行有效的缝合,防止创口裸露,避免切口出血、穿孔和感染,促进切开愈合。

(1) 扁平息肉切除后,一般会遗留一个较大的黏膜缺损,应用钛夹进行黏膜的有效缝合,可以避免切口的进一步损伤。

(2) 在消化道穿孔较小时,应用钛夹进行黏膜的有效缝合,加上对相应部位进行一定时间的旷置,消化道穿孔可以很好地愈合,可以完全避免进行外科手术,也避免了进一步的创伤打击(图38-8、图38-9)。

(3) 消化道人工主动造瘘后亦可以应用钛夹缝合,完成造瘘的修复。

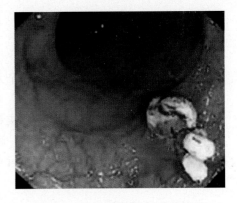

图 38-7 切除后创面钛夹根部钳闭

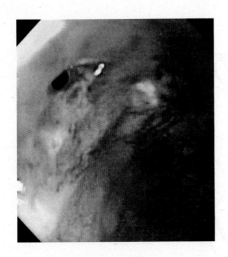

图 38-8 肠穿孔

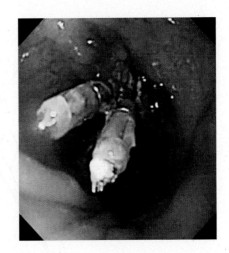

图 38-9 钛夹钳夹封闭穿孔

(4) 黏膜切开或黏膜下治疗后,应用钛夹进行创面缝合,可以确保伤口很好愈合。

3. 标记 在内镜操作过程中,特别在小肠镜和结肠镜的检查时,当发现有病变,可以先用钛夹进行标记,继续操作,当全部肠道检查完毕后再进行治疗。

(1) 如小的息肉,经标记后有利于退回时寻找。

(2) 不确定的病变,标记后有利于进一步的研究、分析和检查。

(3) 可疑的出血经标记后,有利于退出时进一步搞清出血的性状等。

(4) 肠道支架的放置前定位,有利于支架型号的评估和位置确定。

(5) 钛夹标记还有利于在做进一步的影像学检查时,判断和诊断病变部位,但是,不能进行磁共振的所有检查。

(6) 钛夹标记也有利于外科手术治疗时,位置的寻找和处理等。

4. 固定 钛夹因为能夹住物体稳定在某一特定的位置上,故可起到固定物体的作用,如消化道内或瘘管内的导管和探针。

(二) 禁忌证

1. 直径大于 3cm 的病变黏膜切除后,创面较大,缝合困难,创面无法对合。

2. 肠道较大息肉。

3. 较大的表面平坦型病变。

4. 弥漫性出血病变。

5. 血管瘤。

三、术前准备

（一）器械准备

1. 个人防护用具准备　适当的个人防护用品包括护目镜、口罩、防水服和乳胶手套。

2. 电子胃镜准备

3. 夹子装置的检查　内镜金属夹根据其设备的工作途径主要分为两种，一种是通过内镜钳道的内镜夹 TTSC（through-scope clip），另一种是安装于内镜外侧的内镜夹 OTSC（over-the-scope clip）系统。内镜金属夹一般由两部分组成，即夹子装置和夹子两个部分。夹子装置一般为可旋转型、可重复使用（图 38-10）。

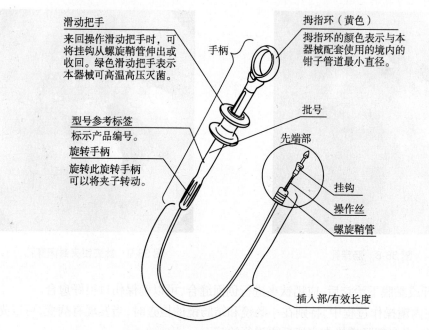

图 38-10　夹子装置由手柄、插入部和操作丝组成。在夹子装置的前端有一个挂钩，与夹子连接后将夹子送入体内并释放夹子

（1）确认螺旋鞘管先端部是否完全正圆，没有变形或被挤压，没有锋利的突起、刺或尖棱（图 38-11）。

（2）用手指轻捋插入部的表面，检查整个插入部是否有错位、弯曲、扭曲或其他损害（图 38-12，图 38-13）。

（3）来回操作滑动把手，确认螺旋鞘管是否有脱落或松动。

（4）推动滑动把手，将挂钩从螺旋鞘管先端部伸出，确认挂钩是否有损坏，其外观、颜色是否与规定的外观、颜色相同。

（5）确认手柄没有裂开。

（6）握住夹子装置，使得插入部形成一个直径约 20cm 的圆环，操作滑动把手，确认挂钩可以顺畅地从螺旋鞘管中收回和伸出。如果操作不顺畅，该设备将不能使用（图 38-14）。

4. 夹子的检查　夹子为内镜金属夹的主要组成部分（图 38-15）。

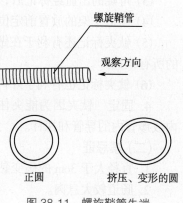

图 38-11　螺旋鞘管先端

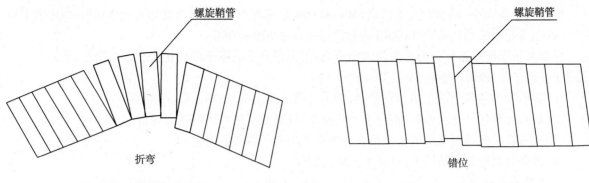

螺旋鞘管

折弯

图 38-12 螺旋鞘管先端

螺旋鞘管

错位

图 38-13 螺旋鞘管先端

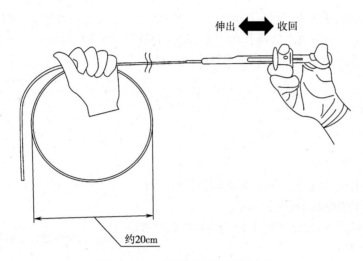

伸出 ⬄ 收回

约20cm

图 38-14 确认挂钩可收回和伸出

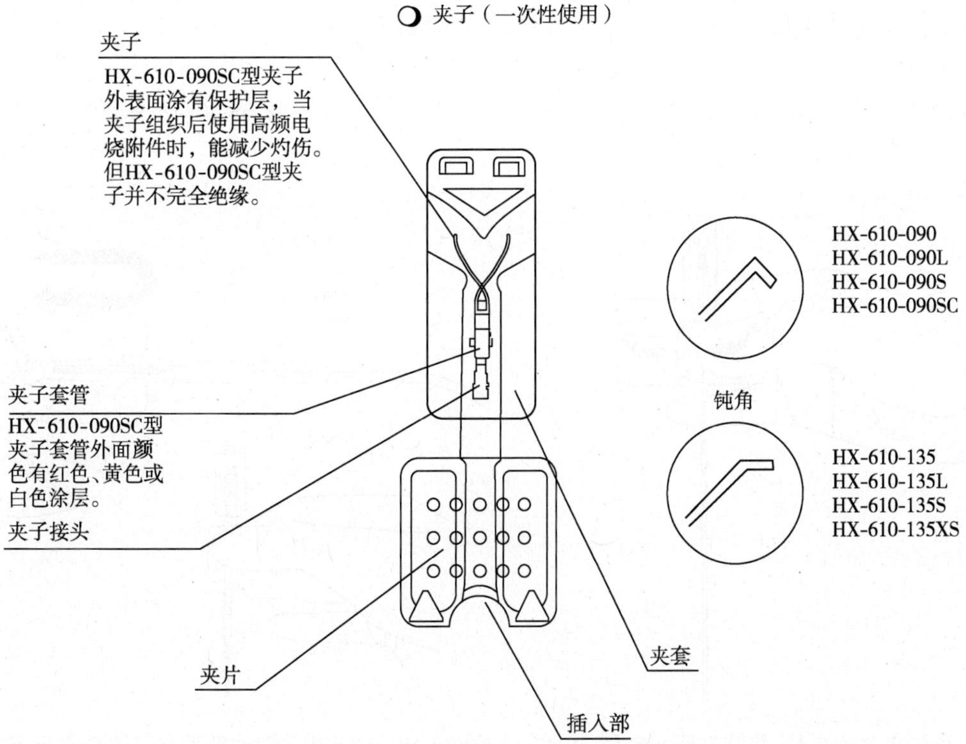

○ 夹子（一次性使用）

夹子
HX-610-090SC型夹子外表面涂有保护层，当夹子组织后使用高频电烧附件时，能减少灼伤。但HX-610-090SC型夹子并不完全绝缘。

HX-610-090
HX-610-090L
HX-610-090S
HX-610-090SC

夹子套管
HX-610-090SC型夹子套管外面颜色有红色、黄色或白色涂层。

钝角

夹子接头

HX-610-135
HX-610-135L
HX-610-135S
HX-610-135XS

夹片

夹套

插入部

图 38-15 夹子的检查

267

根据夹子的大小一般分为：①长夹（HX-610-090L 或 HX-610-135L）；②短夹（HX-610-090S 或 HX-610-135S）；③超短夹（HX-610-090XS）；④彩色短夹（HX-610-090SC）。

根据夹子端部形态可分为直角与钝角两类：①直角夹子适用于垂直止血和创面缝合；②钝角夹子适用于平面止血、预防性止血和标记等治疗。

（1）查看钛夹包装上的无菌的有效期，如果过期不能使用，否则有造成感染的可能。

（2）检查无菌包装是否破裂、密封不严或浸水，如果无菌包装出现任何异常，应该弃用。

（3）检查钛夹的型号和颜色是否符合已经准备的夹子装置和内镜。

（4）准备好足够数量的钛夹，以满足治疗的需要。

5. 胃镜和肠镜准备　准备好与金属夹大小相匹配钳道的内镜，并消毒处理好备用。

（二）患者准备

1. 了解患儿现病史、手术史，全面了解患儿的一般情况及前述各项重要的实验室检查。

2. 向患儿监护人详细说明本次操作的目的、操作前后注意事项、操作中及操作后可能出现的并发症及处理措施。患儿法定监护人签署手术知情同意书。

3. 术前禁食。

四、操作步骤

1. 安装钛夹

（1）撕开装有夹套的包装。

（2）小心地朝拇指环（黄色）方向拉动滑动把手。

（3）将夹套套在螺旋鞘管上（图 38-16）。

（4）捏住夹套的夹片，将螺旋鞘管卡到位，同时，确认螺旋鞘管自然下垂（图 38-17）。

（5）向前推动滑动把手，直至听到咔哒声，然后向后拉动滑动把手到头。夹子便安装在螺旋鞘管内了（图 38-18）。

（6）确认钛夹已经脱离夹套，并且没有从螺旋鞘管中伸出。

（7）妥善处理好夹套。

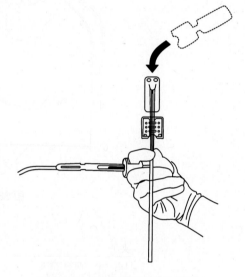

图 38-16　将夹套套在螺旋鞘管上

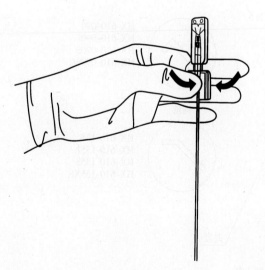

图 38-17　捏住夹套的夹片，将螺旋鞘管卡到位，同时，确认螺旋鞘管自然下垂

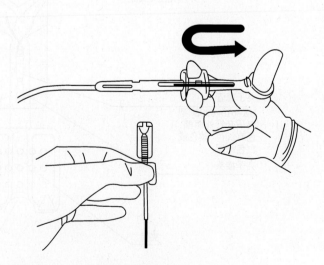

图 38-18　向前推动滑动把手，直至听到咔哒声，然后向后拉动滑动把手到头。夹子便安装在螺旋鞘管内了

（8）注意事项：①安装钛夹动作要轻柔，不要使用猛力；②不要将钛夹从外鞘管中伸出，以防钛夹无法插入内镜；③钛夹安装好后，不要放在高温的地方，以防夹子变形不能使用；④钛夹安装好后，不要进行高温高压灭菌，高温高压易损坏钛夹，导致设备功能异常；⑤钛夹安装不牢固或安装不正确，不得使用；⑥使用过的夹套和钛夹，不得重复使用。

2. 插入内镜

（1）确认整个钛夹已经收进螺旋鞘管中。

（2）小心地将安装好钛夹的夹子装置插入部插入内镜钳子管道开口阀（图38-19）。

（3）向前推动插入部，直到插入部先端出现在内镜视野中。

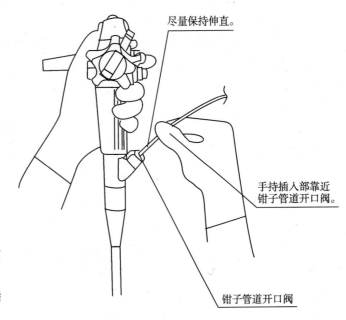

图 38-19　小心地将安装好钛夹的夹子装置插入部插入内镜钳子管道开口阀

（4）注意事项：①出入过程中遇到阻力时，不要强行出入，以免患儿受伤或损坏内镜及夹子装置；②在插入过程中，应一直握住滑动把手，使其不要滑动，以防夹子从内镜先端骤然伸出，导致患儿受伤或设备受损；③在插入过程中，动作要轻柔，不得用力过大；④插入内镜后，不得用猛力推拉该设备；⑤在插入部进入钳子管道开口阀时，要保持插入部伸直，以防损坏插入部；⑥在插入部进入钳子管道开口阀后，应尽量与钳子管道开口阀保持竖直，将螺旋鞘管轻轻送入钳子管道。

3. 夹住组织

（1）轻轻推动滑动把手，使夹子住从螺旋鞘管中伸出，直至看到钛夹的白色部分（图38-20）。

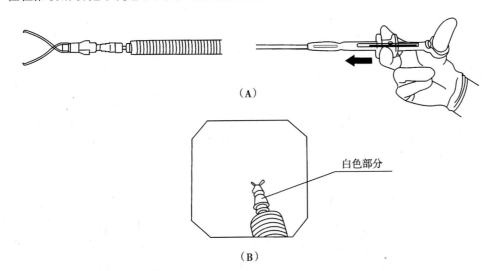

图 38-20　轻轻推动滑动把手，使夹子住从螺旋鞘管中伸出，直至看到钛夹的白色部分

（2）缓慢拉动滑动把手，打开钛夹（图38-21）。

（3）握住拇指环不动，转动旋转把手，调整钛夹方向，以便夹住目标组织（图38-22）。

（4）使钛夹抵住目标组织。

（5）用力拉动滑动把手，夹住目标组织（图38-23）。

（6）轻轻向上拉动滑动把手至拇指环，使闭合的钛夹从螺旋鞘管上脱离（图38-24）。

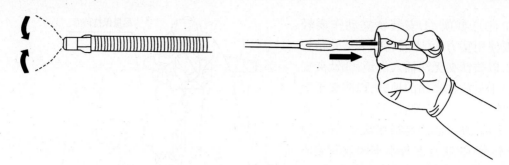

图 38-21　缓慢拉动滑动把手,打开钛夹

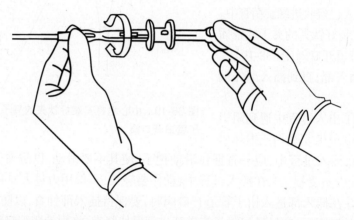

图 38-22　握住拇指环不动,转动旋转把手,调整钛夹方向,以便夹住目标组织

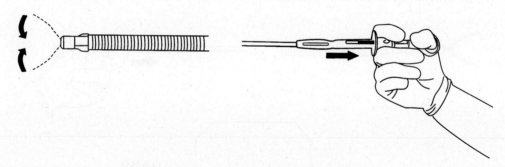

图 38-23　用力拉动滑动把手,夹住目标组织

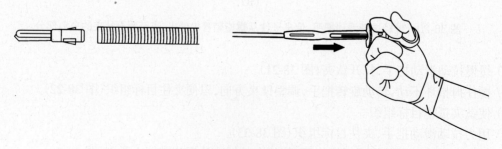

图 38-24　轻轻向上拉动滑动把手至拇指环,使闭合的钛夹从螺旋鞘管上脱离

（7）注意事项：①勿使钛夹从螺旋鞘管先端骤然伸出，应保持螺旋鞘管与黏膜组织之间有足够的距离，以防损伤黏膜组织；②勿使钛夹用力抵住患儿的体腔组织，否则可使钛夹变形，不能正常闭合；③如果钛夹被卡在螺旋鞘管先端部中，不要强行将钛夹取下，否则会导致患儿受伤；④如果夹住组织的操作没有完全结束，不要抽出夹子装置，否则可能撕裂体腔组织；⑤夹住组织后，在钛夹脱离夹子装置前不要改变内镜的角度，否则可能导致患儿受伤；⑥推动滑动把手时，如果钛夹未能伸出，应伸直内镜先端部，直至夹子顺畅伸出，否则可能损坏内镜或本器械；⑦通过内镜吸引体液时，请勿吸引已脱离到体腔内的钛夹或夹子接头，否则会导致内镜无法吸引；⑧转动旋转手柄会带动滑动把手一起转动，注意不要触碰滑动把手；⑨缓慢转动旋转手柄，如果旋转太快钛夹可能跳转；⑩内镜过度弯曲时夹子的旋转可能会延迟于旋转手柄，如果钛夹不能顺畅旋转，将露在钳子管道开口外的插入管尽量伸直，再转动旋转手柄。

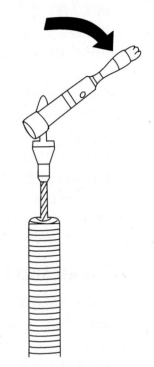

4. 从内镜中取出夹子装置

（1）使用配有抬钳器的内镜时，降下抬钳器。

（2）从内镜中抽出本器械。

（3）注意事项：①请勿将本器械从内镜中快速抽出；②如果抬钳器升起，请勿将本器械从内镜中抽出；③如果挂钩没有完全收进螺旋鞘管中，请勿将本器械从内镜中抽出；④请勿将本器械从内镜骤然抽出。

5. 取下钛夹接头

（1）推动滑动把手，使挂钩伸出螺旋鞘管。将钛夹接头沿挂钩弯曲，然后取下（图 38-25）。

（2）妥善处理掉取下的钛夹接头。

（3）如果钛夹被意外地吸引到内镜中，应该把内镜从体腔中抽出，使插入部和弯曲部保持伸直，不要拆下钳子管道开口阀，然后取下吸引管，将装满水的注射器连接至内镜吸引接头上，轻轻按下吸引按钮，将自来水注入内镜的吸引接头中，水流将钛夹从内镜中冲出（图 38-26，图 38-27）。

图 38-25　推动滑动把手，使挂钩伸出螺旋鞘管。将钛夹接头沿挂钩弯曲，然后取下

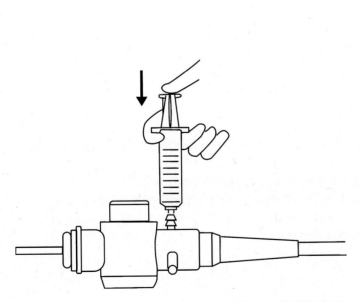

图 38-26　取下吸引管，将装满水的注射器连接至内镜吸引接头上

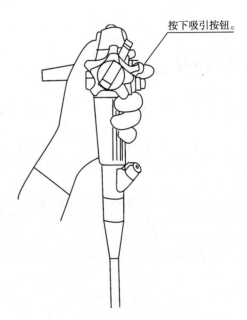

按下吸引按钮。

图 38-27　轻轻按下吸引按钮，将自来水注入内镜的吸引接头中，水流将钛夹从内镜中冲出

五、内镜金属夹临床应用过程中的注意事项

在儿童内镜治疗中,钛夹是一个很好的治疗措施,准确熟练地应用钛夹技术,能取到很好的临床效果,避免外科手术治疗,避免儿童进一步的创伤,有利于患儿很快地恢复身心健康。如果钛夹技术不能规范地应用,必将产生一些并发症,加重出血或局部组织损伤,有时甚至危及患儿的生命安全。

1. 熟练掌握儿童内镜钛夹治疗的适应证和禁忌证。

2. 操作前应仔细检查设备是否完好,夹子是否充足。

3. 用钛夹治疗前应做好外科治疗的准备,以防止器械故障、病变特殊及操作意外等情况需外科治疗。

4. 严格按照钛夹技术的操作规范进行操作。

5. 实际操作中要迅速鉴别出血部位的情况,排除血管瘤等病变。

6. 治疗后要密切观察患儿的临床变化,监测患儿的呼吸、心率、血压等。

7. 临床表现可疑钛夹脱落再出血的患儿,要及时再次内镜检查是否夹子脱落。

8. 对金属过敏的患儿要避免应用。

9. 夹子没有从体内完全排除时,不能进行磁共振成像技术的检查,以防止损伤患儿的内脏器官。

10. 防止夹子放置部位的细菌感染。

11. 建立完善的门诊随访机制。

六、并发症和处理

1. 金属夹过早脱落 是一个比较严重的并发症,临床上要仔细观察患者,监测患者的生命体征,及时发现病情变化。也可以在术后3天后再次查看胃肠道夹子是否脱落,以便再次应用金属夹钳夹或其他外科处理。

2. 金属夹延迟脱落 金属夹延迟脱落或不脱落,会给患儿带来一定的风险隐患。患儿在携带金属夹的情况下不能进行磁共振成像检查,以免给患儿内脏造成损伤。金属夹不脱落的发生率低,易出现并发症,需内镜取出,必要时外科取出。

3. 金属夹过敏 对钛金属过敏的患儿极少,临床上尚未见报道。

(周少明　龚四堂)

参考文献

1. 徐富星,项平.下消化道内镜学.第2版.上海:上海科学技术出版社,2010.

2. 许国铭,李兆申.上消化道内镜学.上海:上海科学技术文献出版社,2003.

3. 龚四堂.小儿内科疾病诊疗流程.北京:人民军医出版社,2013.

4. 许春娣.小儿消化系统疾病.上海:科学文献出版社,2007.

5. 张洪战,胡冰.内镜金属夹在消化疾病诊疗中的应用现状及进展.中华临床医师杂志(电子版),2013,7(6),5541-5543.

6. 吴云林,范嵘.内镜金属夹在消化病治疗中的现状及进展.中国内镜杂志,1999,5(6),16-18.

7. 吴寒,吴毓麟,邹晓平.内镜下止血夹在消化道出血治疗中的应用.中华消化内镜杂志,2008,25:428-429.

8. Matthes K,Jung Y,Kato M,et al. Efficacy of full-thickness GI perforation closure with a novel over-the-scope clip application device:an animal study. Gastrointest Endosc,2011,74:1369-1375.

第三十九章

内镜引导下置管技术

一、概述

内镜引导下置管技术属定点管道置放技术,可应用于多种口咽疾病、食管上括约肌功能障碍(如中枢神经系统疾病)、食管术后吻合口漏、食管狭窄、幽门狭窄、重症胰腺炎等,包括内镜下鼻胃管、鼻十二指肠管及鼻空肠管的放置。内镜下置管术克服了常规放置的局限性,并有效解决了特殊患者置管困难的问题。鼻空肠管及鼻十二指肠管克服了肠外营养并发症,相对安全,既能支持全身营养又能保护黏膜屏障,促进肠道功能恢复。在条件允许的情况下,尽早进行肠内营养支持治疗。内镜下置管术由经验丰富的内镜医生进行,操作方便,成功率高。常用的内镜引导置管术有鼻胃管、鼻十二指肠管及鼻空肠管(图 39-1)。

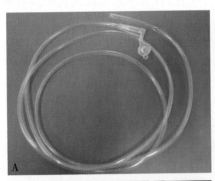
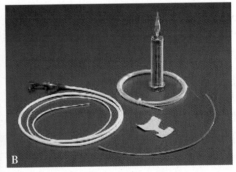
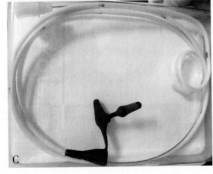

图 39-1
A.鼻胃管;B.鼻十二指肠管;C.鼻空肠管

二、鼻胃管放置

(一)适应证

1. 洗胃　用于误食中毒及服毒等。

2. 鼻饲(nasogatric gavage) 用于昏迷或不能经口进食、给药者,如口腔疾病、口腔及咽喉术后、破伤风及病情危重患者。

3. 胃肠减压 急性胃扩张、幽门梗阻、肠梗阻、上消化道穿孔及胃肠道手术后观察有无出血等。

4. 诊断 胃液分析及查胃脱落细胞;判断上消化道出血部位、出血是否停止等。

(二) 禁忌证

1. 内镜检查禁忌证 相对禁忌证为心肺功能不全;消化道出血,血压波动较大或不稳定;严重高血压患者,血压偏高;严重出血倾向,血红蛋白低于 50g/L 或 PT 延长超过 1.5 秒以上;高度脊柱畸形;消化道巨大憩室。绝对禁忌证:严重心肺疾病,无法耐受内镜检查;怀疑有休克或消化道穿孔等危重患者;患有精神疾病,不能配合内镜检查者;消化道急性炎症,尤其是腐蚀性炎症患者;明显的胸腹主动脉瘤;脑卒中患者。

2. 食管静脉曲张、鼻咽部有癌肿患者。

3. 昏迷者在置入胃管前可能需要先气管插管,尤其是呛咳反射消失的患者。

(三) 术前准备

1. 术前检查 排除相关禁忌证,术前检查包括内镜术前常规检查(如三大常规、肝肾功能、凝血功能、心电图等)。

2. 器械准备 胃镜、鼻胃管、无菌手套、无菌巾、治疗碗、石蜡油、纱布、急救药、压舌板、胶布、注射器、镇静药。

3. 患者准备

(1) 了解患儿的现病史、检查目的、特殊要求、其他检查情况、有无置管禁忌证、有无药物过敏及急、慢性传染病等。

(2) 向患儿监护人说明清楚本次操作目的,操作前后的注意事项,操作中及操作后可能出现的并发症及处理措施,安抚患儿,消除其恐惧心理以取得配合,并要求患儿法定监护人签署手术知情同意书。

(3) 不必常规应用镇静剂、解痉剂,对个别精神紧张或胃肠蠕动强者可在检查前 15 分钟肌内注射解痉剂或地西泮 0.5mg/kg 肌内注射。

(4) 术前禁食 6~8 个小时,禁水 4 个小时。

(5) 术前咽部麻醉。

(四) 操作步骤

对于食管无狭窄者,一般鼻胃管放置不需要使用胃镜,特殊患儿如食管狭窄、食管支气管瘘等需要在内镜引导下放置。将鼻胃管润滑后从鼻孔插入,约进入 15cm 后进胃镜,在咽喉部可见鼻胃管,用异物钳夹住鼻胃管前端,后退异物钳,使其靠近胃镜头端,以便于胃镜推送,轻柔推送胃镜,将鼻胃管通过食管上口至食管,过贲门后进入胃腔。助手固定鼻胃管后松开异物钳,后退出异物钳及胃镜即可。食管狭窄者,先进胃镜,见狭窄起始端,试进胃镜,若能通过胃镜,则胃镜通过狭窄段进入胃腔,再放置导丝;若胃镜不能通过,则直接放置导丝,并尽可能深放,退出胃镜留置导丝,在导丝引导下通过鼻腔将胃管置入胃腔。判断胃管是否置入胃腔:①将胃管插入一定深度后,可用无菌注射器接于胃管末端回抽,看是否可抽出胃液。②将胃管末端放入盛有凉开水或生理盐水的碗中,看有无气泡溢出。③用无菌注射器注入 10~20ml 空气于胃管内,将听诊器放在患者上腹部,听有无气过水声。

三、鼻十二指肠管放置(导丝引导置入)

(一) 适应证

1. 胃瘫患者。

2. 胃癌、食管贲门癌术后及胆囊切除术后患者。

3. 十二指肠溃疡慢性穿孔患者。

4. 食管狭窄。

5. 余同鼻胃管置管术。

(二) 禁忌证

同鼻胃管置管术。

(三) 术前准备

1. 术前检查同鼻胃管置管术。

2. 器械准备鼻十二指肠管,余同鼻胃管置管术。

3. 患者准备同鼻胃管置管术。

(四) 操作步骤

经口腔插入胃镜后首先对食管胃腔进行细致检查,尤其是术后患者需详细了解吻合口、瘘的情况。经幽门进入十二指肠 10~20cm,将导丝经胃镜活检孔处插入,在直视下顺入十二指肠肠腔内,将胃镜与导丝反向退出口腔(导丝需留置在十二指肠内),再将已准备好的营养管经导丝引导下顺入十二指肠肠腔内。导丝同样与营养管反向退出。从鼻腔经咽置入另一管,与营养管在口腔外汇合后,经后鼻道拉出营养管并固定于鼻翼即可。

四、鼻空肠管放置

(一) 适应证

1. 消化道瘘。

2. 短肠综合征。

3. 炎症性肠病。

4. 急性胰腺炎。

5. 高代谢状态。

6. 慢性消化性疾病。

7. 纠正和预防手术前后营养不良。

8. 余同鼻十二指肠管置管术。

(二) 禁忌证

同鼻胃管置管术。

(三) 术前准备

1. 术前检查同鼻胃管置管术。

2. 器械准备鼻空肠管,余同鼻胃管置管术。

3. 患者准备同鼻胃管置管术。

(四) 操作步骤

1. 患者取半卧位或坐位,头后仰或平躺,头稍向一侧偏,颌下铺治疗巾,有义齿者应取下,清洁鼻腔。

2. 测定鼻空肠管自鼻尖经耳垂到胃腔部的距离,用胶布做出标记。

3. 用石蜡油纱布润滑鼻空肠管前段,沿一侧鼻孔轻轻插入鼻空肠管,当鼻空肠管插至 15cm(会厌部)时,嘱患者做吞咽动作,并随吞咽将鼻空肠管继续往下插入达 50~55cm。并证实胃管在胃内。方法如下。

(1)接注射器抽吸,有胃液被抽出。

(2) 置听诊器于胃部,用注射器从胃管注入 10ml 空气能听到气过水声;

(3) 将鼻空肠管末端置入水中,无气泡出现。

4. 插入胃镜,用内镜异物钳夹住管道头部,送至十二指肠乳头以下 20cm。将钳子与鼻空肠管停留在原地。胃镜尽可能多向后退出一段距离,随后撤出钳子。再与胃镜一起小心退出(图 39-2)。

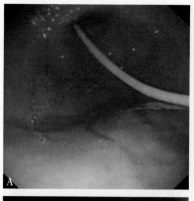
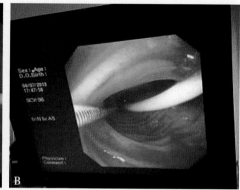
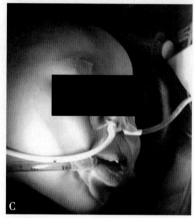

图 39-2　经内镜鼻空肠置管

5. 经 X 线透视确定鼻空肠管已进入空肠（图 39-3）。

6. 将留置在体外的导管距鼻孔 20cm 处妥善固定在脸颊。

7. 清洁用物，观察 2 个小时，待生命体征平稳后返回病房。

五、注意事项

1. 插管过程中，若患者出现恶心，应暂停片刻，并嘱患者深呼吸或做吞咽动作，随后迅速插入。如发现咳嗽、呼吸困难、发绀等情况，表示误入气管，应立即拔出，休息片刻后重插。插入不畅时，应检查导管是否停留在口中。

2. 昏迷、吞咽和咳嗽反射消失不能合作者，在插管前应去枕，头后仰，当鼻空肠管插至 15cm（会厌部）时，左手将患者头部托起，使下颌靠近胸骨柄，以增大咽喉部通道弧度，便于管端沿后壁插入。或还可在胃镜引导下插管。

3. 长期放置者，应每日做口腔护理，定期更换导管，并由另一鼻孔插入鼻空肠管。

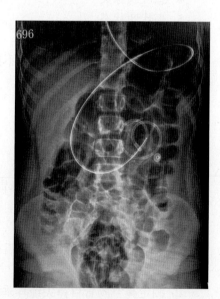

图 39-3　鼻空肠管位于十二指肠内，腰 3 水平

六、术后处理

1. 对于鼻十二指肠管和鼻空肠管术后予以多潘立酮口服促进胃动力（服用 1 天）。

2. 鼻十二指肠管和鼻空肠管置管 24 个小时后进行胸腹平片，以明确导管末端位置是否位于所需位置（拍片前需将导丝插回导管）。

七、并发症及其处理

胃肠道并发症如下。

1. 脱管、滑脱　在治疗的过程中,患者会出现烦躁的情绪,在烦躁的情绪的促使下,患者不能安稳地躺在病床上,可能会出现自行拔除或是翻身时脱落鼻饲管的现象。

措施:适宜选用细软、稳定性好的鼻饲管,在保证患者舒适的前提下降低脱管的发生率。对烦躁的患者加以约束,以免自行拔除鼻饲管。

2. 导管移位或错位　导管定位的"金标准":X 线。

3. 导管堵塞　鼻饲液浓度过高或匀浆没用完全打碎所致。

措施:鼻饲后,应以水清洗管子,确保管内无食物残留。

参考文献

1. 徐雷鸣.小儿消化内镜学.上海:上海科学技术文献出版社,2010,145-148.

2. Powers J,Chance R,Bortenschlager L,et al,Bedside placement of small-bowel feeding tubes in the intensive care unit.Crit Care Nurse,2003,23(1):1-23.

3. 欧希龙,孙为豪,曹大中,等.胃镜辅助放置鼻胃管和空肠营养管.世界华人消化杂志,2007,15(6):655-658.

4. 陈淑云,任红霞,陈兰萍,等.新生儿空肠闭锁置入鼻空肠营养管术后并发肠穿孔一例.中华胃肠外科杂志,2014(10):1045.

(游洁玉)

附录一

国家卫生计生委办公厅关于印发《内镜诊疗技术临床应用管理暂行规定》和普通外科等 10 个专业内镜诊疗技术管理规范的通知

各省、自治区、直辖市卫生计生委(卫生厅局),新疆生产建设兵团卫生局:

为加强内镜诊疗技术临床应用管理,规范内镜诊疗技术临床应用行为,促进内镜诊疗适宜技术的普及与推广,保障医疗质量和医疗安全,根据《医疗技术临床应用管理办法》、《医疗机构手术分级管理办法(试行)》,我委组织制定了《内镜诊疗技术临床应用管理暂行规定》(以下简称《暂行规定》)和普通外科、泌尿外科、胸外科、骨科、消化内科、小儿外科、儿科和耳鼻咽喉科 8 个专业内镜诊疗技术管理规范,对已经下发的妇科和呼吸内科 2 个专业内镜诊疗技术管理规范进行了修订,并制定了各专业四级内镜诊疗技术目录和三级内镜诊疗技术参考目录。现一并印发给你们(可在国家卫生计生委网站医政医管栏目下载),请遵照执行。

请各省级卫生计生行政部门按照《暂行规定》和各专业管理规范有关要求,组织开展本行政区域三、四级相关专业内镜诊疗技术准入管理工作,并于 2014 年 5 月 31 日前,将本行政区域准予开展三、四级相关专业内镜诊疗技术的医疗机构名单报我委医政医管局备案。我委将适时组织对各地准入管理工作开展情况的抽查工作。

2009 年印发的《妇科内镜诊疗技术管理规范》和 2012 年印发的《呼吸内镜诊疗技术管理规范(2012 年版)》同时废止。

联系人:医政医管局医疗质量处 李亚、马旭东

联系电话:010-68791875、68791876

国家卫生计生委办公厅

2013 年 12 月 27 日

(信息公开形式:主动公开)

附录二
《内镜诊疗技术临床应用管理暂行规定》

第一章 总 则

第一条 为加强内镜诊疗技术临床应用管理,规范内镜诊疗技术临床应用行为,促进内镜诊疗适宜技术的普及与推广,保障医疗质量和医疗安全,根据《医疗技术临床应用管理办法》、《医疗机构手术分级管理办法(试行)》,制定本规定。

第二条 本规定所称内镜诊疗技术,是指医疗机构及其医务人员通过人体正常腔道或人工建立的通道,使用内镜器械在直视下或辅助设备支持下,对局部病灶进行观察、组织取材、止血、切除、引流、修补或重建通道等,以明确诊断、治愈疾病、缓解症状、改善功能等为目的的诊断、治疗措施。

第三条 内镜诊疗技术临床应用实行分级管理。

第四条 本规定适用于各级各类医疗机构内镜诊疗技术临床应用管理工作。

第五条 医疗机构开展内镜诊疗技术应当与其功能、任务相适应。

第六条 国家卫生计生委负责全国医疗机构内镜诊疗技术临床应用的监督管理。

县级以上地方卫生计生行政部门负责本行政区域内医疗机构内镜诊疗技术临床应用的监督管理。

第二章 分 级 管 理

第七条 按照《医疗机构手术分级管理办法(试行)》,根据风险性和难易程度不同,内镜诊疗技术分四级管理。三、四级内镜诊疗技术按照第二类医疗技术由省级卫生计生行政部门进行管理。

第八条 国家卫生计生委负责制订和发布各专业四级内镜诊疗技术管理目录和三级内镜诊疗技术管理参考目录,并根据内镜诊疗技术管理实际需要适时修订。

第九条 各省级卫生计生行政部门负责制订发布本行政区域各专业三级及以下内镜诊疗技术管理目录,可以根据本行政区域实际,增补三级内镜诊疗技术管理目录。

第十条 未经国家卫生计生委同意,各省级卫生计生行政部门不得向下调整三、四级内镜诊疗技术的管理级别。

第十一条 国家卫生计生委负责制订发布各专业内镜诊疗技术管理规范并组织实施。

第十二条 各省级卫生计生行政部门应当按照《医疗技术临床应用管理办法》和相关内镜诊疗技术管理规范要求,对本行政区域内开展相关内镜诊疗技术的医疗机构和相关人员实施准入管理。

第十三条 各省级卫生计生行政部门应当将本行政区域准予开展三、四级内镜诊疗技术的医疗机构名单按照要求向国家卫生计生委备案。

第十四条 医疗机构应当建立健全内镜诊疗技术分级管理工作制度,指定具体部门负责日常管理工作。

第三章 临床应用管理

第十五条 医疗机构开展内镜诊疗技术,应当具备以下条件:

(一)具有卫生计生行政部门核准登记的与开展相关专业内镜诊疗技术相适应的诊疗科目;

(二)具有与开展相关专业内镜诊疗技术相适应的辅助科室、设备和设施;

(三)具有相关专业内镜诊疗技术临床应用能力的执业医师;

(四)具有经过相关专业内镜诊疗相关知识和技能培训的、与开展内镜诊疗技术相适应的其他专业技术人员;

(五)具有内镜消毒灭菌设施和医院感染管理系统,并严格执行内镜清洗消毒技术相关操作规范和标准;

(六)经过卫生计生行政部门审核取得内镜诊疗技术临床应用资质;

(七)符合相关专业内镜诊疗技术管理规范规定的其他要求;

(八)具有与医疗机构级别相适应的制度管理和质量控制体系;

(九)符合省级以上卫生计生行政部门规定的其他条件。

第十六条 新建的二级以上医院或者新设置与开展相关专业内镜诊疗技术相适应诊疗科目的二级以上医院,拟开展四级内镜诊疗技术的,在符合相关专业内镜诊疗技术管理规范相关的人员、科室、设备、设施等条件的基础上,向省级卫生计生行政部门提出申请,由省级卫生计生行政部门组织临床应用能力评估通过后,可以试运行1年;试运行期满后3个月内,由省级卫生计生行政部门组织复核,复核通过后,方可继续开展相关诊疗工作。复核未通过,不允许开展相关诊疗工作,且2年内不得再次向省级卫生计生行政部门提出试运行申请。

第十七条 医疗机构与开展内镜诊疗技术相关的主要专业技术人员或者关键设备、设施及其他辅助条件发生变化,应当停止相应内镜诊疗技术临床应用,并向核发其《医疗机构执业许可证》的卫生计生行政部门报告。同时向准予其开展相应内镜诊疗技术的卫生计生行政部门申请重新审核,审核通过后方可继续开展。

第十八条 医疗机构应当严格遵守相关专业疾病诊疗规范、内镜诊疗技术操作规范和诊疗指南,严格掌握手术适应证和禁忌证。

第十九条 开展内镜诊疗技术应当由具有相应资质的本院在职医师决定,术者由符合管理规范要求的医师担任。

第二十条 开展内镜诊疗技术前,应当向患者或其法定监护人、代理人告知手术目的、手术风险、术后注意事项、可能发生的并发症及预防措施等,并签署知情同意书。

第二十一条 开展内镜诊疗技术前,应当确定手术方案和预防并发症的措施。术后制订合理的治疗与管理方案。

第二十二条 医疗机构应当建立内镜诊疗器材使用登记制度,器材使用应当符合国家相关规定。

第二十三条 医疗机构应当加强内镜诊疗质量管理,建立健全内镜诊疗后随访制度,并按照规定进行随访、记录。

第二十四条 县级以上地方卫生计生行政部门应当定期组织对行政区域内已经获得开展相关专业内镜诊疗技术资质的医疗机构和医师进行评估,包括病例选择、严重并发症发生率、死亡病例、疗效情况、医疗事故发生情况、术后病人管理、平均住院日、病人生存质量、病人满意度、随访情况和病历质量等。评估不合格的医疗机构或医师,暂停相关技术临床应用资质并责令整改,整改期不少于6个月。整改后评估符合条件者方可继续开展相关技术临床应用;整改不合格或连续2次评估不合格的医疗机构和医师,取消相关专业内镜诊疗技术临床应用资质。

第二十五条 省级卫生计生行政部门应当建立内镜诊疗技术临床应用质量管理与控制制度,依托相关专业质控中心开展质控工作,定期向医疗机构反馈质控结果。

第二十六条 鼓励利用信息化手段加强内镜诊疗技术临床应用质量管理与控制。

第四章 培 训 考 核

第二十七条 拟从事内镜诊疗工作的医师应当接受系统培训并考核合格。

第二十八条 国家卫生计生委负责四级内镜诊疗技术培训工作。指定或组建各专业四级内镜诊疗技术培训基地,统一编制培训大纲和教材,对拟开展四级内镜诊疗技术的医师进行培训。

第二十九条 各省级卫生计生行政部门负责三级内镜诊疗技术培训工作。指定或组建本辖区各专业三级内镜诊疗技术培训基地,按照各专业内镜诊疗技术管理规范要求和本省(区、市)统一编制的培训大纲、培训教材,对拟开展三级内镜诊疗技术的医师进行培训。

第三十条 二级及以下内镜诊疗技术培训工作由各省级卫生计生行政部门自行决定组织方式。

第三十一条 各级内镜诊疗技术培训基地应当制订培训计划,保证接受培训的医师在规定的时间内完成规定培训内容。

第三十二条 各级内镜诊疗技术培训基地应当按照要求对接受培训医师的理论知识掌握水平、实践能力操作水平进行定期测试、评估,保证培训效果。培训期满未能达到临床应用能力要求的,应当延长培训时间。

第三十三条 培训期满的医师应当按照规定参加考核,考核合格的方可申请从事内镜诊疗工作。

第三十四条 各级内镜诊疗技术培训基地应当为每位接受培训的医师建立培训及考核档案。

第三十五条 各省级卫生计生行政部门应当加强对地市级和县级医疗机构医师的培训,促进内镜诊疗适宜技术向基层普及与推广。

第五章 监 督 管 理

第三十六条 县级以上地方卫生计生行政部门应当加强对本行政区域内医疗机构内镜诊疗技术临床应用情况的监督检查。

第三十七条 县级以上地方卫生计生行政部门应当建立医疗机构内镜诊疗技术临床应用安全评估制度,对于存在安全风险的医疗机构,应当立即责令其停止开展。

第三十八条 医疗机构在申请相应级别内镜诊疗技术临床应用过程中弄虚作假的,卫生计生行政部门不得准予其开展相应级别内镜诊疗技术;已经准予开展的,应当立即责令其停止开展。

第三十九条 医疗机构不得擅自开展卫生计生行政部门废除或者禁止开展的内镜诊疗技术,以及应当经卫生计生行政部门批准方能开展的内镜诊疗技术。对于擅自开展的医疗机构,卫生行政部门应当立即责令其改正;造成严重后果的,依法追究医疗机构主要负责人和直接责任人责任。

第六章 附 则

第四十条 本规定由国家卫生计生委负责解释。

第四十一条 本规定自印发之日起施行。

附录三

《内镜诊疗技术临床应用管理暂行规定》解读

近期,国家卫生计生委办公厅印发《内镜诊疗技术临床应用管理暂行规定》(以下简称《暂行规定》)和普通外科等 10 个专业内镜诊疗技术管理规范。现对《暂行规定》和相关管理规范有关要点解读如下:

一、背景情况

以内镜为代表的微创诊疗技术的出现,有效缓解了外科领域出血、疼痛和感染问题,现已成为我国医疗机构众多临床专业日常诊疗工作中不可或缺的重要技术手段,为保障人民群众身体健康和生命安全发挥了重要作用。但内镜诊疗技术涉及到临床诸多专业领域,部分技术专业性很强,操作复杂,风险高、难度大,各地在内镜诊疗技术临床应用水平、内镜医师培养等方面发展不均衡,这给内镜诊疗技术的临床应用和推广带来一定程度上的安全隐患。

为加强内镜诊疗技术临床应用管理,规范内镜诊疗技术临床应用行为,促进内镜诊疗适宜技术的普及与推广,保障医疗质量和医疗安全,我委组织制定了《内镜诊疗技术临床应用管理暂行规定》和普通外科、泌尿外科、胸外科、骨科、消化内科、小儿外科、儿科和耳鼻咽喉科 8 个专业内镜诊疗技术管理规范,对已下发的妇科和呼吸内科 2 个专业内镜诊疗技术管理规范进行了修订,并制定了各专业四级内镜诊疗技术目录和三级内镜诊疗技术参考目录。

二、主要内容

《暂行规定》全文 6 章 41 条,包括总则、分级管理、临床应用管理、培训考核、监督管理和附则。重点规定了以下内容:

(一)将内镜诊疗技术实施分级管理。文件要求,内镜诊疗技术分四级管理,三、四级内镜诊疗技术按照第二类医疗技术由省级卫生计生行政部门进行管理。国家卫生计生委负责制订和发布各专业四级内镜诊疗技术管理目录和三级内镜诊疗技术管理参考目录,并根据内镜诊疗技术管理实际需要适时修订;负责制订和发布各专业内镜诊疗技术管理规范并组织实施。各省级卫生计生行政部门负责制订发布本行政区域各专业三级及以下内镜诊疗技术管理目录,可以根据本行政区域实际,增补三级内镜诊疗技术管理目录。

(二)建立健全内镜诊疗技术准入管理体系。文件明确了拟开展内镜诊疗技术的医疗机构诊疗科目、科室设备、人员、消毒灭菌、质量控制等相关准入条件。各省级卫生计生行政部门应当将本行政区域准予开展三、四级内镜诊疗技术的医疗机构名单按照要求向国家卫生计生委备案。新建的二级以上医院或者新设置与开展相关专业内镜诊疗技术相适应诊疗科目的二级以上医院,拟开展四级内镜诊疗技术的,需向省级卫生计生行政部门提出申请,通过临床应用能力评估和复核方可正式开展相关诊疗工作。

（三）建立完善内镜诊疗技术培训体系。文件要求，拟从事内镜诊疗工作的医师应当接受系统培训并考核合格。国家卫生计生委负责四级内镜诊疗技术培训工作，指定或组建各专业四级内镜诊疗技术培训基地，统一编制培训大纲和教材，对拟开展四级内镜诊疗技术的医师进行培训。各省级卫生计生行政部门负责三级内镜诊疗技术培训工作。二级及以下内镜诊疗技术培训工作由各省级卫生计生行政部门自行决定组织方式。

（四）建立内镜诊疗技术临床应用质量控制体系。省级卫生计生行政部门应当建立内镜诊疗技术临床应用质量管理与控制制度，依托相关专业质控中心开展质控工作，定期向医疗机构反馈质控结果。鼓励利用信息化手段加强内镜诊疗技术临床应用质量管理与控制。

一同印发的管理规范覆盖 10 个专业、13 种类型的内镜诊疗技术，基本涵盖了目前应用内镜诊疗技术的专业领域，在《暂行规定》的基础上，对各专业各类型的内镜诊疗技术管理提出了明确要求。

《暂行规定》和相关管理规范的出台，将对进一步规范内镜诊疗技术临床应用行为，促进内镜诊疗适宜技术的普及与推广发挥重要作用。

附录四
《儿科消化内镜诊疗技术管理规范》
（2013 年版）

为加强儿科消化内镜诊疗技术临床应用与管理,规范儿科消化内镜临床诊疗行为,保证医疗质量和医疗安全,根据《医疗技术临床应用管理办法》,制定本规范。本规范为医疗机构及其医师开展儿科消化内镜诊疗技术的基本要求。

本规范所称的儿科消化内镜诊疗技术主要包括儿科(0~18 岁)胃镜、结肠镜、十二指肠镜、小肠镜、胶囊内镜等诊疗技术。

一、医疗机构基本要求

（一）医疗机构开展儿科消化内镜诊疗技术应当与其功能、任务相适应。

（二）具有卫生计生行政部门核准登记的相关专业诊疗科目,有与开展消化内镜诊疗技术相关的科室和设备,并满足下列要求:

1. 临床科室

二级及以上医院,其中综合性医院设有儿科消化专业组,专科医院(儿童医院或妇儿医院)设有儿科消化科。每年收治消化系统疾病患者不少于 500 例,完成儿科消化内镜诊疗不少于 200 例。

2. 消化内镜工作室

（1）包括术前准备室、内镜诊疗室和术后观察室。

（2）有满足儿科消化内镜诊疗工作需要的内镜设备和相关器械、耗材。

（3）配备心电监护仪(含血氧饱和度监测功能)及必要的急救设备和急救药品。

（三）有经过儿科消化内镜诊疗相关知识和技能培训,具备儿科消化内镜诊疗技术临床应用能力的执业医师和其他专业技术人员。

（四）有内镜消毒灭菌设施,医院感染管理符合要求。

（五）拟开展风险高、过程复杂、难度大,按照四级手术管理的儿科消化内镜诊疗技术(附件 1)的医疗机构,在满足以上基本条件的情况下,还应满足以下要求:

1. 三级甲等医院,开展消化系统疾病诊疗工作 5 年以上,同时具有儿科消化内科专业,近 5 年累计完成儿科消化内镜诊疗病例不少于 2500 例,其中按照四级手术管理的儿科消化内镜诊疗病例不少于 100 例,或按照三级手术管理的儿科消化内镜诊疗(附件 2)病例不少于 400 例。技术水平在本地区处于领先地位。

2. 具备满足危重患者救治要求的重症监护室和外科。

3. 具备满足实施按照四级手术管理的儿科消化内镜诊疗技术需求的临床辅助科室、设备和技术能力。

二、人员基本要求

(一) 医师

1. 开展儿科消化内镜诊疗技术的医师,应当同时具备以下条件:

(1) 取得《医师执业证书》,执业范围为与开展的儿科消化内镜诊疗相适应的临床专业。

(2) 具有5年以上儿科消化系统疾病诊疗工作经验,目前从事儿科消化系统疾病诊疗相关工作,累计完成儿科消化内镜诊疗操作不少于200例。

(3) 经过儿科消化内镜诊疗技术系统培训并考核合格。

2. 拟独立开展按照四级手术管理的儿科消化内镜诊疗技术的医师,在满足上述条件的基础上,还应满足以下条件:

(1) 开展儿科消化系统疾病诊疗工作不少于5年,具有副主任医师以上专业技术职务任职资格。累计独立完成儿科消化内镜诊疗操作不少于250例;其中参与完成按照四级手术管理的儿科消化内镜诊疗不少于30例。

(2) 经国家卫生计生委指定的四级儿科消化内镜诊疗技术培训基地系统培训并考核合格。

3. 本规范实施前,符合省级卫生计生行政部门确定的相关条件和标准的医师,可以不经过培训,但须经儿科消化内镜诊疗技术临床应用能力审核而开展按照三级及以下手术管理的儿科消化内镜诊疗工作。

4. 本规范实施前,具备下列条件的医师,可以不经过培训,但须经儿科消化内镜诊疗技术临床应用能力审核而开展按照四级手术管理的儿科消化内镜诊疗工作。

(1) 具有良好的职业道德,同行专家评议专业技术水平较高,并获得2名以上本专业主任医师推荐,其中至少1名为外院医师。

(2) 在三级甲等医院从事儿科消化内镜诊疗工作8年以上,具有副主任医师以上专业技术职务任职资格。近5年累计完成儿科消化内镜诊疗操作不少于200例,其中独立完成按照四级手术管理的儿科消化内镜诊疗操作不少于50例。

(3) 儿科消化内镜诊疗技术的适应证选择符合要求。近3年内未发生过二级以上与开展儿科消化内镜诊疗相关的负主要责任的医疗事故。

(二) 其他相关卫生专业技术人员

应当经过儿科消化内镜诊疗技术相关专业系统培训并考核合格。

三、技术管理基本要求

(一) 严格遵守儿科消化系统疾病诊疗规范、消化内镜诊疗技术操作规范和诊疗指南,严格掌握儿科消化内镜诊疗技术的适应证和禁忌证。

(二) 儿科消化内镜诊疗技术由具有儿科消化内镜诊疗技术临床应用能力的、具有主治医师以上专业技术职务任职资格的本院在职医师决定,实施按照四级手术管理的儿科消化内镜诊疗技术由具有副主任医师以上专业技术职务任职资格的本院在职医师决定,操作者由符合相关要求的医师担任。操作前应当确定诊疗方案、预防并发症的措施,术后制定合理的治疗与管理方案。

(三) 实施儿科消化内镜诊疗操作前,应当向患儿家长、法定监护人、代理人告知诊疗目的、诊疗风险、术后注意事项、可能发生的并发症及预防措施等,并签署知情同意书。

(四) 加强儿科消化内镜诊疗质量管理,建立健全消化内镜诊疗后随访制度,并按规定进行随访、记录。

(五) 各省级卫生计生行政部门应当将准予开展按照四级手术管理的儿科消化内镜诊疗技术的医疗机构报国家卫生计生委备案。

四、培训

拟从事儿科消化内镜诊疗工作的医师应当接受系统培训并考核合格。其中从事按照三、四级手术管理的儿科消化内镜诊疗工作的医师应当分别接受不少于6个月的系统培训。

（一）培训基地

国家卫生计生委指定四级儿科消化内镜诊疗技术培训基地，各省级卫生计生行政部门指定本辖区三级儿科消化内镜诊疗技术培训基地，并组织开展相应培训工作。

国家四级儿科消化内镜诊疗技术培训基地应当具备以下条件：

1. 三级甲等专科医院或具有儿科消化专科病房的三级甲等综合性医院。

2. 开展儿科消化系统疾病诊疗工作不少于10年，具备相应医疗技术临床应用能力。具有小儿消化内科开放床位不少于30张。

3. 近5年内累计收治儿科消化系统疾病患者不少于4000例，其中，每年完成按照四级手术管理的儿科消化内镜诊疗操作不少于100例。

4. 有不少于2名具备按照四级手术管理的儿科消化内镜诊疗技术临床应用能力的指导医师，其中至少1名具有主任医师专业技术职务任职资格。

5. 有与开展儿科消化内镜诊疗技术培训工作相适应的人员、技术、设备和设施等条件。

6. 近3年举办过全国性的与儿科消化内镜诊疗技术相关的专业学术会议或承担儿科消化内镜诊疗技术相关的国家级继续医学教育项目。

（二）按照四级手术管理的儿科消化内镜诊疗技术医师培训要求

1. 在指导医师指导下，参与完成不少于60例儿科消化内镜诊疗操作，其中，按照四级手术管理的儿科消化内镜诊疗病例不少于20例，并考核合格。

2. 在指导医师指导下，接受培训的医师应参与对患儿全过程的管理，包括术前评价、诊断性检查结果解释、与其他学科共同会诊、消化内镜诊疗操作、消化内镜诊疗操作过程记录、围术期处理、重症监护治疗和手术后随访等。

在境外接受儿科消化内镜诊疗技术培训6个月以上，有境外培训机构的培训证明，并经过国家卫生计生委指定培训基地考核合格后，可以认定达到规定的培训要求。

附件：1. 四级儿科消化内镜诊疗技术目录
　　　 2. 三级儿科消化内镜诊疗技术参考目录

附件1

四级儿科消化内镜诊疗技术目录

一、胃镜诊疗技术
(一) 门脉高压食管胃底静脉曲张的内镜治疗技术
(二) 胃镜下上消化道狭窄扩张或切开术
(三) 经皮内镜下胃(空肠)造口置管术
(四) 胃镜下胃黏膜剥离术
(五) 胃镜下食管支架置入术
(六) 经口内镜下环形肌切开术
(七) 婴儿内镜下取异物技术
二、结肠镜诊疗技术
(一) 婴幼儿结肠镜诊疗术
(二) 结肠镜息肉摘除术(>2cm)
(三) 结肠镜下结肠支架置入术
三、新生儿胃肠镜诊疗技术
四、超声内镜诊疗技术
五、小肠镜诊疗技术
六、十二指肠镜诊疗技术
(一) 内镜下逆行胰胆管造影术
(二) 内镜下乳头括约肌切开术
(三) 内镜下胆管括约肌切开术
(四) 内镜下胰管括约肌切开术
(五) 内镜下壶腹气囊成型术
(六) 内镜下胆管结石取石术
(七) 内镜下胰管结石取石术
(八) 内镜下胆管结石机械碎石术
(九) 内镜下胆管扩张术
(十) 内镜下胰管扩张术
(十一) 内镜下胆管支架植入术
(十二) 内镜下胰管支架植入术
(十三) 内镜下副乳头括约肌切开术
(十四) 内镜下副乳头支架植入术
(十五) 内镜下鼻胆管引流术
七、内镜下钛夹放置术
八、内镜引导下置管技术

附件 2

三级儿科消化内镜诊疗技术参考目录

一、内镜下息肉摘除术（<2cm）

二、胶囊内镜技术

三、婴幼儿（<3 岁）胃镜诊疗技术

四、结肠镜检查技术

五、非静脉曲张消化道出血止血术

六、内镜下取异物技术